许跃远◎著

许跃远

现代脉学精华（一）

——传统脉诊在现代医学诊断中的实践与求索

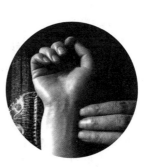

中国中医药出版社

·北京·

U0308839

图书在版编目（CIP）数据

许跃远现代脉学精华（一）——传统脉诊在现代医学诊断中的实践与求索 / 许跃远著 . —北京：中国中医药出版社，2020.1

ISBN 978 – 7 – 5132 – 5566 – 0

Ⅰ . ①脉… Ⅱ . ①许… Ⅲ . ①脉学 Ⅳ . ① R241.1

中国版本图书馆 CIP 数据核字（2019）第 080512 号

中国中医药出版社出版

北京经济技术开发区科创十三街 31 号院二区 8 号楼

邮政编码 100176

传真 010-64405750

三河市同力彩印有限公司印刷

各地新华书店经销

开本 880×1230 1/32 印张 10.25 彩插 0.5 字数 248 千字

2020 年 1 月第 1 版 2020 年 1 月第 1 次印刷

书号 ISBN 978 – 7 – 5132 – 5566 – 0

定价 58.00 元

网址 www.cptcm.com

社 长 热 线 010-64405720

购 书 热 线 010-89535836

维 权 打 假 010-64405753

微信服务号 zgzyycbs

微商城网址 https://kdt.im/LIdUGr

官 方 微 博 http://e.weibo.com/cptcm

天猫旗舰店网址 https://zgzyycbs.tmall.com

如有印装质量问题请与本社出版部联系（010-64405510）

脉学是疾病诊断形而上的学问，是中医人饮上池水的技法。在医学科技高度发展的今天，那些"扁鹊"们通过脉诊内视脏腑，徒手类似仪器，针刺类似手术，彰显出中国上工独有的潜质与神奇。虽然，奖上没有他们的身影，但在中国5000年中医文化积淀中他们才是真正的"阳春白雪"。

许跃远

北京中医药大学

内容简介

本书以探讨"脉中形"和"脉中气"为主要思路，揭示了脉诊知病证的秘密所在。

本书确定了边脉、风脉、浊脉、潮脉、漾脉、奇脉、脉晕、"脉晕点"等脉象，规范兼脉的命名方式，绘制出精准定位的脉象图。按书学习可以做到病、症兼取。本书是《中华脉神》的改版，进一步阐述了作者的诊脉思维及其临床实操技法。

扫一扫上面的二维码图案，加我微信

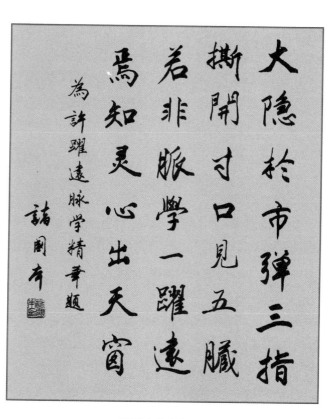

大隐於市弹三指
撕開寸口見五臟
若非脈學一躍遠
焉知灵心出天窗

為許躍遠脈學精華題

諸國本

诸国本为本书题词

序

中医脉诊神秘而玄妙，各门各派灿然大著。《内经》问世之前早有"遍诊法"，该法强调触摸皮表，以络结为病灶，且手法轻盈，是动为病；《史记》记载有战国时期扁鹊的"隔垣内照"；《左传》记载有医缓为晋候诊脉，得见晋候病入膏肓等，由此可见医之治病必以脉诊执律以绳，辨其轻重随证治之。《难经》后，中医脉诊部位演变为独取寸口，强调诊寸口脉动，忽略络结。由于该法省略全身触摸，符合封建社会伦理，迅速为各医家所接受并发扬光大，亦为后世医家所宗。其中《脉经》为该技法的经典，至今流行不辍，更是中医脉诊之圭臬。

经与脉均是中医诊断学关注之重要内容，诊经络辨别络结，梳理标本、根结，完成病证诊断，诊脉动详查细辨体质。因书不尽言，言不尽意，各家均有不刊之秘，后学者难得脉学之真谛，实乃憾事。今见《许跃远现代脉学精华》，萃而聚之，精而择之，独诊寸口以示疾病和证候，着实难得。

该书以"脉气"辨证，"脉形"诊病，破析"脉晕"，并明示"脉晕"就是疾病脉象的"信息熵"。如此不落窠臼，奇思妙得，实为脉学精深之研究。书中关于脉象要素的多重性，兼脉和命名规范性，每有发明，能补诸书之未逮，其阅人万千之临证医案，尤启发读者，为读者学习、参悟脉学打下良好基础，其悟而所得传略，美不胜收，读之忘倦。

2016年世界中医药学会联合会脉象研究专业委员会第六届学术年会在中国浙江召开，机缘巧合，因工作关系，我有幸结缘许老师。之后，无数次亲眼目睹许老师脉法的精准性，其指下成形、心中成像，其"神仙"手眼，潜心钻研，无不令人感慨！今《许跃远现代脉学精华（一）》即将付梓，许老师索序于我，吾自愧之，然念及弘扬祖国医学，乃我中医人之责任，又予人玫瑰，手有余香，推荐该书成为同仁案前肘后的读物，以期每位读者读之受益，是为序。

张光霁己亥年于杭州钱塘江畔

自 序

余承家学，西医科班。许氏四代均为回族名医，家学渊源，衣钵《内》《难》。童叟诣谒，辐辏其门，杵鼓沉疴，周衰可鉴。

天下疾苦，形气可执牛耳。或偏执于形，西学理化，或专注于气，辨证施治。唯脉诊形气，改脉驱疾，针药并举，辨病证治，俞跗、扁鹊之属。

许跃远现代脉学精华，上承岐黄，开启经脉之门。中秉《内》《难》，芳开疑难。下启后学，病证同观。焚膏油以继晷，恒兀兀以穷年，忽一日饮上池甘露，经脉形、气冰鉴，针药游刃于临床。

北京中医药大学
许跃远
戊戌年夏日

目　录

大国医魂

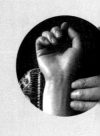

中医经脉诊治起源于上古，是中医临床徒手技能的祖始，她有别于汤液疗法和现代医学而独立门户。由于历史跨越五千年，文献资料散失，言传身教、一脉相承的技法鲜有记录，所以至今仅散落留下少量经脉与经络的传奇。但绚丽多彩的经脉医学内涵，单就《灵枢》包含 70％以上经脉医学内容，其分量也足以佐证经脉医学的重要性。人们羡慕扁鹊经脉医学的神奇，难以抑制激荡的心情与探索欲，特别是上古医学家岐伯、俞跗、扁鹊、仓公、秦缓等传神的医术让作者垂涎，但不管世人怎样的煞费苦心，经脉之谜底依然虚无缥缈，遥不可及。作者研究脉象有数年，在解析出寸口脉象的 18 种要素之后，发现了脉象与物态的量子纠缠，发现了脉象中的疾病语言与病理语言。在对反关脉和斜飞脉的研究当中，原寸口仍然存在着纤细的脉动，作者以循经感传的手法发现它延续到鱼际，终止于少商。鱼际穴与少商穴在指下皆是一种跳动的小脉动。作者素有脉痴之名，至此后真实的潜入到脉象、经脉、经络、穴位的乾坤世界，在那儿似乎听到了岐伯、俞跗、秦越人等先人们的"耳语"，独步在经与脉的时光隧道中。

近代西方医学的东进，中医似乎忘却了昔日先人们的辉煌，望而兴叹西医检查设备洞察人体。自此，上古经脉诊治病证的史料似乎子虚乌有，这种标志着中国人几千年智慧的基因渐渐弱化，一时间在人们的视野中中医失去主角的光环！留下经络循环、针灸技法、汤液疗法的余威，却漫步在当代医学的殿堂而举步艰难。今天随着考古新发掘与研究，特别是《足臂十一脉灸经》《阴阳十一脉灸经》《脉书》及涪水经脉木人等出土史料文物的佐证，经脉医学——这一人类医学时空尘封中的神奇技法被揭下她那神秘面纱的一两根纤维，但浅尝辄止的史料似乎让学术界更加渺茫。

秦越人所论俞跗《韩诗外传》："中蔗子曰：吾闻中古之为医者，曰俞跗，俞跗之为医也，榼木为脑。芷草为躯，吹窍定脑，死者更生。"司马迁《史记·扁鹊仓公列传》："医有俞跗，治病不以汤液醴洒，镵石桥引，案扤毒熨，一拨见病之应，因五脏之输，乃割皮解肌，诀脉结筋，搦髓脑，揲荒爪幕，湔浣肠胃，漱涤五脏，练精易形。"战国时期，俞跗治疗疾病就掌握了经脉诊断与调理的方法，他不仅能"对症下药"，而且已经能够"割皮解肌，洗涤内脏"似乎已经掌握现代外科技术，至少可以说上古医家已经具有破腹疗病的憧憬或构思。然而，两汉以后除"刮骨疗伤"以外，却很少阅读到"割皮解肌，洗涤内脏"的外科内容，《内经》《伤寒论》《脉经》的类似版本却比比皆是，直至今日中医都没有走出经络和五行生克的循环。

中医经脉理论和经络理论是传统中医理论的重要组成部分，中医的阴阳学说、五行学说、藏象理论、卫气营血理论、汤液疗法等均涉及经与脉，后世针灸学也建立在经络理论之上。经脉医学与经络医学是中医几千年徒手诊治的经典。经脉与经络其学术核心是脉象诊断和经络感传的语言，她揭示出脏腑生理、病理功能及其与结构的相互联系；五脏六腑为生命活动提供物质能量，而经脉的作用则是将能量输布到全身并且自动反馈调节脏腑的功能，人们熟知的寒则收敛，热则有汗就是皮表感知寒与热而自主调节机体的生理现象，这种自主调控的整体性和协调性均由经络和体液调控来完成。通过人为方法干预经脉也可以调控人体脏腑功能，这是中国人的发明。至少可以说明人体另外存在着一种调控结构，每当临床运用针刺治愈许多病痛时，中医深信不疑地认为人体存在的另外的结构是经络，它的传导通路和神经传导不是一回事。作者研究认为：经脉或经络不但是气血运行的通道，而且是人体应对外因、内因之气调控生命活动的功能系统，它应对六淫、七情并演绎出人体阴阳表里的生命乐章。可以说，有关经脉与经络医学理论的再研究，对中医理论体系的发展和完善乃至提高中医临床疗效都具有划时代意义。

两汉期间，经脉医学发展并盛行，据史学界对诸多出土史料的考证，尤其对长沙马王堆汉墓出土的《足臂十一经脉》《阴阳十经脉》《脉书》及涪水经脉木人古代经脉医学思维模式的研究，打破了经络医学循环无端的术数模式，再次追忆起经脉、经络的实质性研究和孑遗。中华人民共和国成立以来，国家持续投入资金用以研究经脉这种"古生物"，我们自觉比古人聪明，但这种聪明反而偏离了古代临床医生实操模式下的脉络。近60年的研究五味杂陈，近十年的研究偏离"脉象"过远，因而均没有打开经脉医学的法门。有人甚至认为，经络是部分"高人"的反观内视，又有资深学者将经络定义为古人随意勾勒的线，这些专家的言辞流露出"脉象缺失症"的研究结果。作者研究却发现，古人对经与脉认识的实质很朴实，她就是古代医学诊断学之"遍诊法"，是指尖下的触诊语言。他融合了条索状的经与"动气"中的"气"为一体，循经感传并将其线路标识在物体上或图示在文章中从而形成经脉医学、经络医学的千古之谜。研究古代经脉与经络形成的渊源，史料仅允许我们浅尝辄止的探究，真正的秘密则在手指下，今天我们大动干戈，试图通过各种现代化仪器找到经络那根管子，却忽略了经脉之"形"和"气"的感触。指头下的功夫不到，经脉与经络的核心之围城永远难以突破。我们已经看到不少的学者、大儒包括国外的学者发表了诸多有关经脉医学的研究文章，水平很高，文墨很好，但都有一种共性：渊博的史料，怀疑的眼光，发散的心怀，偏颇的结论。

扁鹊经脉医学和黄帝经络学均是指尖下的语境，均是脉诊的语言实践，而具体的感知方法都是言传身教，拜师传承，鲜有描述。留下来的记录多是精炼的文字与线条的图腾，具体的心法则是师傅留下的底线，非子不传，言听即止，不予记录。扁鹊得到"隔垣内照"的功能，纯粹是地道的民间中医传承方式。长桑君深知该技法，但不是随意授人，也不是金钱可以买到，他观察扁鹊多年，感觉扁鹊是理想中人，愿意倾囊相授。于是长桑君对扁鹊说："吾有禁方，欲传与汝，公毋泄。"扁鹊答曰："敬诺。"按照长桑君的秘法，扁鹊取上池水，服"禁方"一月，开得"天目"，得内照脏腑之功。这里的玄机有上池水的使用方法，禁方的组方，开天目技法。这里也有师父对徒弟的选择，也有徒弟对师父的承诺。脉诊是形而上的学问，唯独坚守师道的人才有缘分。脉诊"隔垣内照"毋庸置疑，但他需要艰苦的习练，有天资再加努力，用一个月时间来习练脉诊在时间上是充裕的。笔者祖母有十个孙子，十个孙女，但祖母最喜欢笔者。孩提时，常常带笔者出诊到很远的地方，出诊之余常常给笔者念叨一些针灸的穴位，"肚腹三里留，腰背委中求，头项寻列缺，面口合谷收"，有时在田间遇到一些草药，老人家总会不厌其烦地说说其性味与主治。笔者大学四年级时（1981年）伯父专门从老家到学校送来《校注图解脉经》一书，嘱咐笔者："学医要从脉象诊断开始。"可见一个家族的医学传承也有选择。

扁鹊脉诊可以触诊皮肤，感知经脉"气"的盈亏大小，并诊断局部或者标与本，根与节的异常。通过循经感传可以找到疾病的病灶，也可以候脉内照脏腑发现病所。作者在广东省中医院疑难病会诊中心带教一个月，发现三例经脉同病的病例。其中一例，患者反复呃逆三年，右寸口脉下 1/3 处可以感应出小结节，另在右寸口桡动脉的内侧感应出手太阴经。手太阴肺经的寸脉端脉流非常湍急（血流加速），立即触诊手太阴肺经到鱼际穴与少商穴，发现鱼际穴到少商穴这段手太阴经脉粗大，搏动有力，刺之血涌，和正常的手太阴经相比搏动明显。据"是动则病"的古脉法，行肺部 CT 扫描发现：右肺结节。此时我们有感"是动则病"的真实性与临床意义。

该病例经一次针刺降肺气，刺鱼际、少商和肺经之血而咳止。经脉医学繁荣于战国，两汉时期伴随扁鹊的被杀其技法遗失在民间，后有"黄帝学派"将散存的史料收录于《黄帝内经》中并以经络的面貌再现。经脉感传与经络循行有路径的差异，又有本质的不同。经脉感传是开放的线条，三阴趋向胸部，三阳趋向背、头部；不但没有穴位的串珠，而且没有统领脏腑，它表达的是上下关系或根节关系。《黄帝内经》经络理论强调体表与内脏的表里关系，强调在生理和病理上的相互影响。经络系统以经为主干，分支为络，经与穴若珍珠项链般链接、首尾相连并且阴升阳降、循环无端。我们应当认为经络的出现就中医理论构架来说是一种进步，她好似一张网把中医的内容都兜在里面，没有说不通的，也没有做不到的，但目前看来其临床价值并没有彰显。作者认为：经脉循经感传之技法对体表的病灶寻找有重大意义，对内脏病变的发现有提示作用，其根与本的联系有临床意义。《内经》对经络的最大贡献是说明了经脉与内脏的联系，穴位统一于经络，经络循环无端但它却是古板的心血管循环。在这一循环连接中，中医针灸可以达到针左而治右，治上而取下，取前而治后，内病而取外治等目的。古脉法有诊病的内容与方法，在经脉医学的循经感传中，经脉的趋向循行改变，导致出现"奇该脉""奇络结"，表示经脉循行趋向病灶。即使在西汉时期仍然有经脉诊病的孑遗。西汉末年通行十二经脉切脉之遍诊法，但道教的遗书中还有关于"分经候脉法"的说法，通过触及十二经脉、奇经八脉，了解疾病在经脉上的脏腑归属与蛛丝马迹。古脉法，有经脉循行与血脉诊断，而后世脉法寸口脉实为桡动脉与手太阴肺经的混合体。在反关脉和斜飞脉的触摸时，我们不难发现，肺经之经"气"与桡动脉血脉之"动"是两回事。《难经》提出寸口脉法，《脉经》将寸口脉法进行系统总结，但并没有将这两种脉气区别分类。在《伤寒论》中我们看到有关"遍诊法"的部分内容，而在《脉经》中却篇幅了了，宋朝《铜人腧穴针灸图经》把经脉就彻底变成了经络。事实上，人体的经脉、经络、经气、穴位真实存在，这根管子在表皮与真皮之间，与桡动脉脉动截然不同，但也是脉动而已。《难经》"十二经皆有动脉，独取寸口以绝五脏六腑之气也"就是定论。上古扁鹊学派都会在触摸经脉、经气、穴位之后，知其本末，再施以针刺与艾灸，并且达到循经感传"一拨见云天"的疗效，扁鹊诊治晋国卿相赵简子、虢太子脉案等就是先例。《黄帝内经》将经脉与血脉融为一体，把扁鹊的经脉医学添上络脉而循环无端，统经穴，归脏腑，前应阴阳五行，后顾阴升阳降。《难经》后，医生们依据经络图实施针灸操作，转而实施以问代指，注重"口给"（问诊）和按图索骥的操作，因此，经脉、经络、经气、穴位的精细触摸技法渐渐遗失。

《难经》提出独取寸口脉法，《脉经》完善了脉诊执简驭繁的历史性变革，乃至今日，中医沿用的脉诊方法也仅是《脉经》"诊寸口脉动"的点滴添补与取舍。《难经》之前的"遍诊法"，常常是病、症统观，但到了《脉经》时期王叔和并没有将手太阴肺经与寸口脉（桡动脉）这两种截然不同的脉气区分清楚，独将诊寸口脉动之"气"作为人体证候的标尺而忽略了经与脉的动气之"形"（结构），于是中国医学自两汉以后偏重于对人体证候的辨证施治而淡化了人体结构（疾病范畴）的研究与疾病诊疗，这与扁鹊经脉医学的暗昧有很大的关系。又见《内经》《难经》时期经络图的出现，按图索骥的郎中们已经不再强调遍诊人体，选择独诊"寸口之气"也是顺理成章的。当然这种顺理成章还与"独尊儒术"有关。皇权身贵，御医们不敢触摸身体，或者有一种贵贱层次的道德约束，那时宫廷御医候脉，常常以尺素掩寸口，当尺素掩寸口后，御医指下仅能感知脉动的压力、搏动的幅度、频率与节律，脉道的粗细、浮沉，寸关尺三关大小差异等有关人体证候的"脉气"成分，而脉中"形"（疾病）的候的判定必须有手指与皮肤的密切接触方能实施，切脉就有这种含义。在宫廷里当医生并不容易，为了迎合权贵们的心理，御医们还练就了悬丝诊脉。悬丝诊脉候及的信息也仅是人体证候，而非疾病。"遍诊法"这种全身都触摸的诊法，自然不方便实施而被废弃。到了两汉时期扁鹊脉法的生存空间基本被黄帝学派挤压干净，留下点滴子遗散失在民间，取而代之的尽是"寸口脉法"。普通百姓也因郎中社会地位低下而拒绝触身，封建社会将人的阶层与职业分为三教九流，郎中（医生）仅是中九流层次，还没有厨师的社会地位高。医生如此的社会地位怎么能让你随意触摸身体呢？自然不可能。

中医人以张仲景为医圣，这是因为张仲景辨证施治的汤液技法符合那个时代的思维模式。事实上，仲景脉法有"遍诊法"与"寸口脉法"两种形式。张仲景是官宦家庭出身，又为老百姓医病，适当的兼用"遍诊法"当属不过，在长期的医疗实践中张仲景六经辨证达到了完美的境界，后世称其为医圣理所当然。

假如时空停留在两汉以前，医生们遍诊法与寸口脉法兼修，在诊经脉之"气"后再诊经脉之"形"，经与脉的体察相当于病和证同观，这也类同于当代的中西医结合（疾病与证候同观）。西医诊断的四诊（视、触、扣、听）中有二诊是要医生触及病人身体的，中医四诊（望、闻、问、切）中唯切诊接触了病人的皮肤，可见中医人的诊断如此大写意。中医经脉诊治颓势两千年，不是经脉医学内涵捕风捉影、子虚乌有，更主要的是经脉技法的民间挖掘、传承与创新及其赋予经脉思维的发散和中西医学的汇通问题，我们痛失扁鹊经脉医学的神奇，近十余年来的考古发掘似乎已唤醒学术界对经脉诊治的认知。

偏见与固执是中国文人的通病，十余年前作者发现脉中"形"是现代医学有关疾病学与病理学内涵，这种徒手诊断类似现代化设备的发明，并没有被学术界认可，相反各种非难接踵而至。近年又见到不少脉诊诊断疾病的书籍，绝大部分是作者的"脉学基因"，一位资深的中医生想突破传统脉诊的可能性不大。作者叹息在推导脉学诊断，使徒手诊病达到类似仪器检测结果经历的十余年来的艰辛，感触中医厚古薄今的惯性与惰性，庆幸遇见国医大师朱良春并得到他老人家的赏识。笔者潜心研究经脉近 40 年后发现：经脉诊治的徒手模式是人类医学形而上技法，她的思维触角汇通中西，运用经脉理念诊治疾病，精准而速效，其临床精准度可以媲美于西医仪器，经脉治疗的临床疗效可以媲美于西医的手术刀，但经脉诊疗的技巧性、灵便性远远超越现代人的诊疗模式。笔者在北京中医药大学国医堂坐诊期间，遇到许多常年经治不效的病例，发现单科思维是根结所在。一例男性精子无活力，遍求名医五年不效，脉诊诊断为精索静脉曲张，左腹股沟韧带卡压。取小刃针松解腹股沟韧带，2分钟操作，精索静脉曲张迅速消失，第二月妻子怀孕。一例全身疼痛乏力的女患者，就诊多年不得诊断，脉诊几分钟认定为甲状腺炎，经检验 TGA、TPOAB 均高而确诊。又见一位肥胖日久用药不效的女子，脉诊发现为脑垂体瘤。

寸口脉分属，并不是脏器之位而是脏腑之气。因而，不管中医如何呕心沥血，指下并不能真切体会出人体脏器的具体位置、形态、疾病，更不能仅将脉象视为临床诊断疾病的工具。李时珍的《濒湖脉学》是现代中医药大学脉诊部分的教学蓝本，但李时珍就寸口脉诊的分属问题说得很直白："两手六脉乃五脏六腑之气也，非五脏六腑所居之处也。"当今，中医通行的脉诊方法基本参考《医宗金鉴》，但该寸口脉法不具备疾病诊断的思维。因而，通行的中医脉诊就诊断意义上来说，仅是有关人体证候的描述，缺乏疾病的诊断思维与作用，与现代医学科技的发展不相适应，和中医的发展不相适应。现代中医依旧偏重于望、问二诊，轻视脉诊甚至不相信脉诊，这种"忤逆"方式也是中医萎靡的根源之一。部分中医用西医的诊断再去辨证，中医理论体系中又没有仪器诊断的兼容性，因而在现代医学模式下工作的中医更具有挑战性和风险性。一是中医理论架构中没有仪器诊断的内容，二是现代人普遍认为：西医的诊断正确。

疾病是证候的源头，没有疾病就没有对应的临床证候，病与证是本与标的关系。事实上，一种疾病在不同的阶段会有不同的症状，也会有不同的脉象表现，在症状层面上去认识人体疾病难免误诊。这恰如一个人头痛，西医用 CT 扫描得知为脑瘤，而中医会说是感受风寒、风热、中风等等。虽然中医辨证施治缓解了头痛，但主流医学会批评你误诊。假如中医长期依赖于西医诊断，则中医存在的必要性会受到质疑。至今中医没有话语权，这与中国的经济发展、大国地位不相适应。一种医学模式在科学上受质疑，规范性受旁待，语境上受费解，后继上被断代，存在的空间被挤压，久而久之将会颓废。假如中医被废弃，中国人五千年文明将断臂，那才是举国之伤痛。

本书所述诊脉方法以徒手媲美仪器，据脉气而辨证，据经脉之形而诊病，据平脉而改造病脉，充分再现了中国人几千年的智慧与灵动。脉诊数分钟：疾病之定位、定性、病程、病机、病因、病理、预后一目了然。随着该技艺的发扬，中医治病的理念将由"辨证施治"向"病证同治"方向发展，新一代的中医名家将是"辨病论治"同时也是经脉诊治的高手。到那时，中医将骄傲而自信地走在西医面前，并让西医羡慕。在重病、疑难病会诊的席位上也会有中医专家的列座和话语权，因为他们"神"技在身。三指有"隔垣之照"，小针有手术刀之功。

中医候寸口脉动，是桡动脉脉气。该脉气的浮、沉、迟、数、有力、无力、粗、细将构成脉象的八纲，指导中医辨证施治。以脉中"形"诊断现代医学疾病，是笔者十多年前提出的。在触及脉中"形"的技法中，医生指下感知的是"脏器之形，疾病之形，病理之形"。通过对"形"与"气"的辨识，中医将演绎徒手诊病与辨证的经脉技法。《脉经》《医宗金鉴》《濒湖脉学》是寸口脉气的规范性蓝本，她们给后世带来了别阴阳、论虚实、明脏腑、理病机、审证求因的临床效应。然而这一脉诊方法在某种意义上来说也是中医不科学的始作俑者之一，因为它将可以徒手诊断疾病的经脉之法蒙上了"气"的单一外衣，还丢掉了《内经》"脉独"的疾病成分，将中国医学的诊断学进一步带入了不知病仅辨证的死胡同，同时也给后世中医学造就了混沌的、渺茫的慢郎中境地。事实上，扁鹊经脉医学的循经感传，《内经》中的"脉独"，《景岳全书》中的"独处藏奸"，《读医随笔》中的"脉晕"都是寸口脉气中有关疾病的脉中形，充分解析"脉独""脉晕"我们可以洞开脉诊诊断现代医学疾病的窗口，达到或类似现代医学诊疗仪器的水准。

疾病有不同的临床证候，疾病的脉象仅是一种脉形，不同的临床证候就有不同的脉象出现。中医独在证候上审证求因难免存在舍病求证之嫌，在瞬息变幻的证候中，医生必须不间断地体察病人，不间断地更改处方，累了医生也麻烦了病人，有时耽误了疾病不说，中医也难以远端干预病人，不能将中医产业做得很大。中医只有到老年才被视为有水平，这也因为这门学问法无定法，横竖的有理无理，一生也难以理清。当然，我们不能卑微地批评自己的先人，那是时代科技水平落后的原因。他们不能诊断疾病，这是因为那时人们尚不能观疾病的病理、生理、生物化学等，也没有各类诊断疾病的仪器设备为参照。辨证施治，整体把握人体在某种意义上来说却是一种智慧。对证处理，整体考虑，注重体质、季节、环境等变化，将疾病离散为症状，这也是一种高智商。然而时代不同了，当代中医在强大西医高科技面前彰显弱势不说，甚至连中医医院西医化也在所难免。假如时光后退200年，中医辨证施治、整体观念的方式方法是先进医学的代表。日本、韩国、东南亚各国乃至西欧都有大批的学者来中国深造医学。时至今日，西医经过了一系列技术创新，研制出大批先进的医疗诊断设备，在先进医学面前中医似乎渐渐处于劣势。但我们也看到西医强调结构却忽略功能，细致的分科将人体过分离散如机器般拆卸零件，还看到各种诊疗设备对人体的医源性损害，因此更看到中医整体观念、辨证施治的某种长处。假如，中医按自己的方式方法完成疾病的诊断，达到与西医媲美的水平且又兼取整体观念、辨证施治则中医将"饮上池之水"，出类拔萃于西医。如果中医也去研究仪器诊断，就传统中医理论体系的构架还难以兼容。

面对强大的西医，部分中医有忽略、视而不见的想法，甚至认为原古中医的东西才是中医。有人过度解析经方，认为经方才是中医的唯一。这种愚昧的宗教思维，与宁走独木桥，不走高速路，宁愿骑毛驴，不愿乘高铁的原宗教思维类似，这种思维一旦泛滥，中医将走向灭亡。张仲景《伤寒杂病论》是《汤液经法》的化石，他代表汤液疗法之经方中医的高境界，但不是世界医学的顶端。笔者认为中国医学应该更先进，应该属于医学之道的层次。中医唯一的出路是与时俱进，坚守原生态研究与对生命的呵护，重启经脉医学之诊治，站在传统医学、现代医学两位巨人的肩膀上，成就中国医学。假如中医步西医之后学习与研究先进仪器或诊断设备，其前景并不乐观，原因是中医理论体系的构架不支持仪器诊断，仪器描述的是脏器结构与图像、疾病的形态与病理等内容，中医理论体系中缺乏识别与接受的内涵。假如我们引进了先进的诊断设备，必须一改"整体观念与辨证施治"转而弥补中医的疾病学、病因学、病理学、诊断学等内容，中医院就是样本。事实上，中医药院校毕业的中医到了硕士、博士的层次已经淡化中医了。

历代脉学专著的寸口分属与人体脏器不相符合，这一《脉经》流弊严重误导了后世中医。寸口之气是人体脏腑之气，三分寸口也就是三分人体，既然是三分人体或者说了解脏腑之气，那么一定是顺应人体的样子，而不是左右、上下的倒置。当代任应秋先生在《脉学研究十讲》中就批评"上不宗内经，下不符科学"，是"凭空臆说"。本书重现经脉循行与传感，细分寸口脉为七分，兼取脉气与脉形，如此分属解决了"落脏"问题和证候的辨识问题，指下直接候及人体脏器，下指即可感应对应脏器的功能态（气的成分），疾病情况（病脏），病灶部位（病位），病灶内部变化（病理），脉动（证候），个案与平脉的差距（预后），干预后凭脉与平脉的近疏（疗效）等。因此，本书描述的经脉就是中医精准医学的靶向系统。当然候脉技法与历代脉学思维大相径庭，她将人体脏器系统显示于指下，甚至精细到人体的五官，乃至眉毛、泪小管、牙齿等。对于疾病的判定却是感知脏器内部的指感形象。例如：脉口中的"独一处"为病脏，脏器内部的脉涩为炎症；又根据肿瘤内部的指下感觉来确定肿瘤的性质、大小、形态、位置等；最后根据寸口脉气的虚实寒热而确立攻补兼施治则治法等，下一步也就是疾病与证候都兼容的处方干预问题。一般，确诊了疾病，而症状多是按疾病的病理发展规律出现相应改变，疾病治愈了，症状也就顺理成章消失了。如果病证兼顾那才是真正意义上的整体观念。

本书以病证同观为视野，荟萃前人的经脉诊治技法，汲取现代医学的科学成分，展现经脉洞察人体的徒手模式，同样具备 CT 和 B 超的功能与精准性。这一经脉诊治技法是时代的产物，也将是中医科学发展的趋势，还是扁鹊经脉医学的现实版。试想一位老百姓爱戴的中医，三指轻抚人体经脉其诊断结果却与现代医学的仪器检查结果类同；大病顽疾迅速判定，病理、病程、预后胸有成竹，小针轻点，病气驱散，那是何等接地气。本书所介绍的脉诊方法作为中医的诊疗特技，将成为中医自信地并肩于西医的必备技能，也是现代中医的标志。

十多年前，作者已经在全国多所中医药大学讲习和举办学习班近百期，学有所成的学生数千人。《中华脉神》《大医脉神》《象脉学》是他们的肘后读物，他们均在各自的岗位上大显现代脉法直接诊断疾病的身手。本书虽然是一种徒手感知经脉直接诊断疾病的脉诊技法，但就中医来说，是一种突破。令人困惑的是，中医的理论体系中缺乏关于疾病诊断与治疗的详细内容，因而不得不进一步研究在经脉诊断后的理法方药问题。

纵观祖国医学，她是一门不断发展，不断丰富的学问。假如我们将中医学理解为中国医学，而近5000年来的中医理法方药仅能称其为"中国医学发展史书中的前页"。那么与时俱进的中医、中国医学之路又在何方？怎样解决中医疾病诊治与理论重构问题？作者认为：传承历代名医的经验，荟萃当代医学的精微，我们才能站得高看得远。中医的辉煌与话语权将来自于中医传承与创新的变革中，而病与证候兼顾就是中医最重要的变革。作者最大的夙愿是中医去混沌化和术数化，转而成为病证同治的科学化中医。再宏观地看经脉诊治问题，那就是徒手无损伤诊治与高消费医疗设备间参差问题。国医大师朱良春50年前就提出"病证同治"，这说明中医老前辈慧眼独具，高瞻远瞩。而我们有责任和能力填补"病证同治"的具体内容。

固然已经有不少的同道参与经脉医学的学习，但是也多见掘宝者。唯北京中医药大学徐安龙校长"海不辞流"，在世界范围内特聘中医临床专家坐诊。首批 48 位特聘专家已进驻北京中医药大学。在科学中医发展的征途中，我们需要喉舌的呐喊与学院派的加推。现北京中医药大学、广东省中医院、海南省中医院均建立起经脉医学流派工作室，"辨病论治"的中医学模式已经初见端倪。本书凝结了笔者对中医五千年经脉医学的理解与研究，经脉兼顾，徒手诊治，病症统观，将集合经脉医学海量信息，带领中医走出时代的困惑，顺应中国医学科学发展的方向。

脉理章

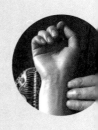

一、脉象要素

脉象是指感脉动的形象。在扬弃遍诊法而独取寸口脉法的今天，脉象多指桡动脉应指的脉气态势。事实上，寸口脉不单是桡动脉，还有经络的存在。选择桡动脉研究脉象一是因为它应手方便，二是因为手是裸露的器官，它同全身各器官一样也都有动脉的供血、静脉的回流。因此，切取桡动脉的脉象就等于切取了全身其他脏器的脉象信息，甚至知悉全身的信息内涵。因而寸口脉象既是某一器官的脉象，也是全身的脉象。它是观察全身乃至各脏器气血变化的窗口。

桡动脉是心脏与手这一脏器的"桥动脉"。就寸口脉象来说，心脏、血管、手、血流及全身九大系统的气血变化都时刻影响着脉象。诸如，心脏有心搏的强弱、频率、节律等变化。血管有粗细、饱满度、位置、长短、管壁张力等改变。血流有流利度、容质与容量的不同。手腕有皮肤粗细，肌张力的不同，腕部的饱满程度等，都是候脉时必须兼顾的因素。手在这里主要视其为终端脏器及微循环，它有通畅度即阻力问题。同时全身九大系统的功能状态又将时刻左右着脉象的变化。了解上述因素对脉象的影响或通过脉象反证人体和各脏器的气血变化都是脉诊的意义。应该说脉象是人的体征形式同时又存在人体疾病的信息熵。因此，掌握脉象变化的规律对人体证候乃至疾病的临床诊断有重要意义，对理解人体生命语言及其规律都有其独到之处。作者在脉象研究中发现：脉动中，漂浮于寸口表皮、皮下、脉管壁、脉道内、脉管底部甚至骨面时，常常会出现异于脉气的各种图腾，它是现代医学人体结构或者说形态学的脉象变化，掌握这些变化，可以徒手诊断，类似仪器设备。

解剖脉象要素，结合对古今脉学文献的理解，可将构成各种脉象的脉素分为脉位、脉力、长短、频率、节律、粗细、流利度、张力、对称度、黏滞度、温度、脉势、脉振幅、脉口饱满度、经脉、独异等18个脉象要素加以认识。

是指桡动脉非解剖意义上的深浅位置变化（不能理解为桡动脉解剖位置的深浅改变。必须明白机体无论什么疾病，桡动脉都不会发生解剖意义上的位置变化）。

脉动表浅的为浮脉，深沉的为沉脉。由此可以了解心搏的力度、血容量的盈亏、人体皮下脂肪的多寡、人体水液的平衡与否等。还可以判断疾病的轻重缓急和病程。笔者发现：人体脏器的血管扩张与充血常常表现为脉象对应部位脉浮。脉的浮与沉，甚至可以延伸为人的性格的急燥与沉稳，对事情认识的敏感与迟钝。就人生的处世哲学来说是积极或者消沉等。

（二）脉力

是指脉搏的强弱。它有两个因素，一是脉充盈度的高低，二是脉管张力的大小。脉力的增强多表示心搏有力，血容量充足，微血管有阻力。脉力弱为心搏无力，血容量不足，微血管阻力小。脉力强多提示机体抵抗力强。疾病状态下有两面性，一是机体抗病力强，一是致病因子的致病力强。脉张力减弱，则人体抵抗力下降并提示疾病的迁延等。危重情况下脉张力是确定血压、机体的应力甚至是判断人体胃气存在与否的一种标志。一般来说，脉力还与人体的体力呈正比例关系。脉力与人的性格和精力也不无关系，脉力强则性格强，精力也旺盛，反之性格弱，精力不足。

（三）张力

多是指脉管壁的收缩力或紧张状态。可以了解血管的弹性阻力变化。脉管壁的张力大小则与气候、内分泌激素的含量、肝脏的代谢功能、管壁的脂质化程度等有关。管壁张力的过大和不足均是疾病状态。脉的张力还与人的性格有联系，脉张力大则人性格刚，假如脉张力高又加细弦则人自私、自立、防御心理、工作认真，甚至有报复心理、记忆仇恨等。脉张力高而纤细，又见数则有紧张、恐惧情绪。

（四）长短

是指脉道或脉气态势的长短。脉长有两种。一是脉道的长；二是脉气态势的长。而脉气短则多是因为脉气态势的短。脉道的长多见：心血管的亢奋状态、高血压、血管壁硬化、微循环阻力大等。脉气短多反之。脉的长短还与人的气势有关，脉长则气盛，脉气短多见气弱等。研究发现：脉的长短与人体上焦或下元气血的盛衰不无关系。

（五）频率

是指心脏搏动的快慢。以每分钟18次呼吸计算，每息脉动4～5至为正常。快或慢均见病态。当然，人的心动频率还可以暴露出人的性格、活跃度、坚守度，甚至坚韧性等。

（六）节律

是指心动的节律性和规律性。例如脉管张力的大小是否一致，间歇是否规律或有变化等。发生脉象节律的变化多见于病态，常与心肌的病变有关。人体具有心动节律的变化，甚至出现性格与情绪的不稳定，长时间的节律异常还可以导致人失去耐心，自信心、自律性向不好方面发展等。

（七）粗细

是指脉管径的宽度。从其能了解人体的机能状态及脏器的供血情况，甚至能了解人体的体能状态。在疾病状态下还能判断人体正邪的消长。许多情况下脉的粗细还可以判断人的善恶，诸如脉宽而缓，提示该人善良、和善、防御心理弱，而脉柔软则此人易于接近等。细而弦的脉象常常表现为自私、胆怯、孤独、不合群等。

（八）流利度

是指脉流的舒畅程度。例如涩脉与浊脉均提示脉的流畅度不高，滑脉则提示脉的高度流畅。脉的流利度在心理分析中还可以隐现出易于沟通与否，办事顺与不顺等衍生情况。

（九）脉的振幅

脉动的振幅常常提示脉管的柔度、脉压差的大小、脑神经以及脊神经的损害、内脏的瘀血等。例如，脑卒中病人双手脉的振幅是不一样的，损伤侧的脉口振幅常常减弱，而没有神经受损侧的肢体振幅正常。当人体中焦瘀阻时，脉象常常出现双关脉的高振幅，有时出现"关动脉"，关脉厥厥动摇的态势。

（十）黏滞度

脉的黏滞度是溶质与容量的比例概念，也就是血液与水成分的多寡问题。与传统脉的实脉主病不是一回事。代表黏滞度高与低的脉象为虚、弱、芤以及浊、实脉等。浊脉是太素脉的一种，但因形容脉黏滞度的高低恰如其分，笔者将其借用。民国时期，国人生活水平下降，老百姓的脉象多为虚、弱脉，此时中医的"补土"盛行。而今，国人生活水平提高，血液黏滞度增高，心血管疾病又成为危害人民的头号杀手，笔者门诊量中这部分病证较多，当然脉浊者更多。在脉诊的指导下，临床早期干预浊脉，疗效好。脉诊对早期心脏冠状动脉粥样硬化有非常精确的诊断，较西医的心血管造影更精准和方便。在治未病诊疗中保持脉的清虚又是预防心血管疾病的好方法。

（十一）对称度

正常人的左关尺脉略弱于右关尺脉，这是人类直立行走以后出现的问题，由于两手的分工不均，多见右臂与手的力量大于左侧而出现这种脉象的微弱区别。双寸口脉气的对称非常重要，一旦发现双寸口脉气明显的不对称，常常提示病人有脑、心血管疾病与脊柱神经的压迫现象。临床上，脑卒中、脑部占位性病变、脑部炎症、脊柱病变、腰椎间盘突出等都会出现寸口脉的不对称。当然脉口的不对称包括的内容不仅是双寸口之间，还包括每部之间、同寸口上下之间等。

（十二）脉势

脉势是脉气的鼓荡趋向，也就是说脉动之气的方向。是上冲还是下陷，是冲指还是横向扩展与收敛。寸口出现脉气态势异常，均提示有不同的临床意义。例如：脉弦细，寸脉脉势向鱼际方向冲撞多见抑郁症脉象。心脉的脉晕趋向鱼际端，脉势趋向鱼际方向，提示该人有芳心或思远等。有时一侧寸口出现二道脉，或上下，或左右，多表示此人有双重性格。在心脏的前端出现斜形的脉势常常表示该人在主业之外另外又有择业等。

（十三）脉的温度

临床上常见寸口的寸脉与尺脉温度有所不同，也见双寸口脉的温度有别。例如，肾阳虚的病人，往往寸脉温度较高，尺脉温度偏低。面部红润伴青春痘出现的病人往往寸脉温度高而尺脉偏寒。脑中风病人的患侧肢体温度与健侧肢体的温度显著不同，健侧肢体的温度偏高，患侧肢体的温度偏低，而寸口脉也有这一现象，健侧寸口的温度明显高于患侧肢体寸口的温度，因此辨别两寸口温度具有临床意义。临床上，尺脉的温度偏低，常常见病人的下腹部或下肢自觉寒凉，若为迟脉，甚至会有月经推迟，有的女性月经颜色暗，有时还有瘀血块等。而寸脉的浮起甚至指下灼热，可见病人面红耳赤，头疼头重，疾病状态下则是六淫之邪侵袭人体等。

（十四）脉口饱满度

在临床实操中，手指不可避免会触及脉外组织，其组织饱满度乃至张力、含水量都有一定临床意义。体态丰满者多有胃气，张力偏大者多见劳动者，组织塌陷者多见水钠不足，个别人的脉道细弦而直，似乎要从塌陷的组织中漂出来，这是精神范畴的孤独性或者说防御心理的存在等。

（十五）脉后管壁

脉后管壁是人体脊柱乃至脊柱筋膜、脊间肌、小脑、口腔、食道、肠间隙、肾脏等组织器官的信息场。当这些组织、器官发生病变时，疾病信息就会在信息场中显现，某种层次上来说，脉诊的及时与准确，甚至不逊色于现代医学仪器设备。

（十六）脉的干湿

手触寸口脉，我们会感知寸口皮肤的干与湿。皮肤微微皱褶，有收敛感，这当然为干，事实上这是表干，并不是里干。里干的脉象是脉管欠充盈，脉管壁有收敛感。寸口皮肤干的病人并没有口渴感，里干而脉率数的病人往往是体液缺失的脉象表现，同时病人也会有口渴感。寸口皮肤湿润，黏黏糊糊的自然为湿，但中医并不以此为然。我们看的是脉道底层有没有黏滞感，指压骨面，在指下与骨面之间有一种黏滞感，中医称之为血瘀，有块状物为血凝。深触脉道外组织到骨面有一种黏滞感，我们称之为体湿。

（十七）独异

是指脉象要素的综合性、特征性改变。脉的独异有三：

其一，整脉之独：脉象的脉位、脉力、张力、长短、频率、节律、管径、流利度的变化。或者兼脉变化，实质上这些均是脉气之独处。

其二，寸口分部之独：即寸关尺各部的独处变化。或一部之独，或二部之独、各部之独、两寸口间的不同、分部及其脉气之位的独等。

其三，"脉晕"之独：指脏器病变时出现的脏的病象。它们之间又与各部之间、脉位及脉象之间的独异变化相组合。作者在《象脉学》中对"脉晕"深入研究，揭示了脏器疾病学脉象的临床诊断意义。

（十八）经脉

经脉是真皮下小动脉的脉动之形、气。触及全身的经脉就是循经感传，这一技法谓"遍诊法"，该技法已经失传，笔者经十余年研究已经找回，并通过"遍诊法"发现经脉上与下、根与节、标与本、病灶与窗口的诊疗模式。寸口经脉是指：桡动脉旁纤细的脉动及其形与气。

古人以 8 大脉素、28 脉来概括脉象，虽然局限但已经将脉象的筋骨带给我们，虽然我们有所发现或者说是丰富了脉学内涵，但这是古人的启迪，脉学研究的香火传承。实践证明，仅了解脉象的八个脉象要素及其相互间（兼脉）变化而否定了脉的独异是不能正确认识脉象的，至少说不能正确理解寸口脉的分属、脏器脉象等。翻开脉象学著作，前人多是看重脉象的整体性而轻视了脉象的独异性。

就对脉诊的认识深度来说：仅认识整体脉象只是脉诊认识的第一层次；认识脉的兼脉为知脉的第二层次；寸口分部之独的认识及"脉晕"的认识为第三层次；脉象、兼脉、寸口分部、"脉晕"及其综合变化为第四层次；指下有"脉人"，经脉循行、经穴触及及其临床运用，为第五层次。在第五层次的基础上，认真掌握疾病的特异症状，做到脉证合参。想达到"不要病家开口，便知疾病八九"这种出神入化的水平，已经是水到渠成了，当然这仅是本书的认识水准。笔者在《象脉学》一书中还提到脉诊的"意象"技法，它的脉诊触角将扩展到与人有关的物象，这方面的进一步研究更适应于脉学专业研究人员参考，是基于量子纠缠理论在脉诊中的运用，相关著作待时间合适时将陆续出版。

二、寸口脉的脏腑定位

（一）旧说寸口分属

古人根据寸口脉气的不同指感将寸口脉分成寸、关、尺三部，将人体的脏器按自己的主观理解定位在寸口。从现代医学的角度来审视这一方法，结合已有的临床资料和临床研究，发现科学与伪科学并存。从临床实战的角度来分析、研究传统脉象的寸口脏腑定位，笔者持否定态度，精准度不足 10%。

2000 多年来，关于人体脏腑在寸口脉上的定位，一直是根据所谓脏腑之脉气在寸口脉上划分区域的，不按脏器的脉气浮中沉划分。表 1 是历代医家关于寸、关、尺脉的脏腑分属。

通观中医几千年脉诊学的寸口脉分属多可归纳于表 1 的规则中。但医学高度发展的今天，特别是现代医学的解剖学教育使医生很难理解与遵循表 1 的寸口分属。张仲景以脉辨证，并不主张将寸口脉分属。明代的张三锡则认为："强分部位，起于王叔和……立论背经，遗害后世。"李时珍在四百多年前对此类寸口分属也掩饰过其不足。其曰："两手六部皆肺经之脉，特取此以候五脏六腑之气耳，非五脏六腑所居之处也。"当代任应秋先生在《脉学研究十讲》中也言，"上不宗内经，下不符科学"，是"凭空臆说"。寸口脉显示人体脏腑之气，它

表 1　历代寸、关、尺脉脏腑分属定位法

出处	作者	左手			右手		
		寸	关	尺	寸	关	尺
《内经》	不详	心、膻中	肝、膈	肾、腹	肺、胸中	脾、胃	胃、腹
《难经》	秦越人	心、小肠	肝、胆	肾、膀胱	肺、胸中	脾、胃	三焦、心包
《脉经》	王叔和	心、小肠	肝、胆	肾、膀胱	肺、大肠	脾、胃	三焦、命门
《脉诀歌诀》	高阳生	心、小肠	肝、胆	肾、膀胱	肺、胸中	脾、胃	三焦、命门
《千金翼方》	孙思邈	心	肝	肾	肺	脾	命
《四言举要》	崔嘉彦	心、小肠	肝、胆	肾、膀胱	肺、大肠	脾、胃	肾、命门
《诊家枢要》	滑寿	心、小肠	肝、胆	肾、膀胱	肺、胸中	脾、胃	三焦、心包
《东垣十书》	李东垣	心、小肠	肝、胆	肾、膀胱	肺、大肠	脾、胃	命门、三焦
《景岳全书》	张介宾	心、心包	肝、胆	膀胱、肾、小肠	肺、膻中	脾、胃	三焦、小肠肾、命门
《濒湖脉学》	李时珍	心、膻中	肝、胆	肾、小肠	肺、胸中	脾、胃	胃、大肠
《医宗必读》	李中梓	心、膻中	肝、胆	膀胱、肾、小肠	肺、胸中	脾、胃	肾、大肠
《医宗金鉴》	吴谦等	心、膻中	肝、胆膈	膀胱、肾、小肠	肺、胸中	脾、胃	肾、大肠
《中医诊断学》	朱文锋	心、头	肝胆膈下脐上、肝胆膈	肾、小腹	肺、头	脾、胃	肾、脐下

既然能候五脏六腑之气，脉气何不按人体内脏的位置顺序分属于寸口，而是左右上下倒置的脉气顺序。脉气的现代医学原理是什么？中医一贯的候脉原则"左候左脉、右候右脉、上候上脉、下候下脉"与寸口分属又存在着明显的矛盾。左寸口既然候的是人体左侧的脏器脉气，那么人体的肝胆不在左侧呀？小肠没有和心脏粘在一起呀？肺与大肠也没有长在一块呀……北京中医药大学颜之亨教授等对古今著名医案进行分析，发现疾病与原寸口脉的分属符合率仅在10%上下。

关于寸口脉分属问题的争论和分歧一直贯穿古今。古脉学的分属依据多宗《内经》"尺主腹中"而把小肠归属于尺脉。宗"肺与大肠相表里，心与小肠相表里"之说而把大肠分属于右寸，把小肠分属于左寸。不管怎样的分属都不能令历代百家满意，最终以李时珍"肺经之脉，非五脏六腑所居"为总结。笔者认为：寸口脉的分属是中医脉学文化的主流，疾病与寸口分属不符合，其主要的错误不在寸口分属这一方法。错误之一主要在于古人对人体脏器的解剖和生理知识理解有误，是"隔皮识货""司外揣内""盲人摸象"的缘由。其二，还在于后人对脉象的曲解。《内经》《难经》《脉经》给后人带来的是临床徒手诊断疾病的方法，后人对其怎样取舍与完善或赋予其科学的内涵则是每一个时代的使命，任何一种偏废都是对脉诊学的亵渎。寸口脉废弃了寸口分属就失去了脉诊的内容和精华，就等于人体没有了内脏。

找到汇通于现代医学的脉气寸口分属，把经验医学科学化，找到有关证据加以证明，并进行大量的临床实践加以论证，使博大精深的中医脉诊与时俱进，这是现代医学的任务。我们已经基本具备用现代方法研究脉学的条件，但脉学的现代化研究进展缓慢，还需要有一个扬弃的过程。今人可以惊喜地看到,《中医诊断学》关于寸口脉的分属已经与历代有所不同,它代表现阶段诸多医学家对脉象寸口分属的新认识。

脉象学是中医的精粹,在中国几千年经久不衰,有其存在的理由,没有生命力的东西是不可能生存至今的。西医学界不能普遍接受它,是因为人们不能够理解脉象学的原理,很大的原因:一是传统脉学被笼罩上了唯心的保护层。五行学说是分析病症时的辨证方法,十二经络、奇经、八脉均是针灸时的寻经线路,将它牵强附会地加在脉象研究上,是流弊与蛇足。二是将脉诊神秘化,只能言传身教而难以自学与普及。三是脉诊形象描述过于会意,取物比拟脉象有牛唇马嘴之别。要使脉象学走向世界,说出科学原理,必须加以整理、归纳,扬弃与汇通。否则就若中药的煎药机器那样仿制或进口国外的技术。

当风脉、边脉、脉晕、浊脉被笔者发现,结合笔者观察将乳房、脾脏、胆囊、子宫等手术切除后的脉象变化及人体的生理、病理、解剖等对脉象的影响,清晰地发现寸口脉的分属已有所不同于表 1 的形式了。需要重新审视寸口脉的分属问题,当然审视方法以现代医学的理念为窗口,仍采取寸口脉法,并经过长达四十多年的反复验证。

(二)寸口分属新探

人体的一切机能活动是在神经及体液控制的基础上进行的,同时又受人体九大系统协调。这是生命现象的重要形式,也是唯一形式。因此脉象的研究乃至寸口脉的分属围绕这一主体思路将使我们的研究富有收获。假如我们将脉学诊断停滞在《内经》《难经》《脉经》的层次,并且奉为经典而一成不变,则中医的科学化、现代化永远仅是憧憬。

人体脏腑的寸口脉定位就是人体脏器在寸口脉上的定位,

它必须是明确的定位，精准的地标。依据躯体神经分布，以血液供应的划区范围来研究寸口定位，并沿用传统脉学命名的习惯是合理的方式，经临床实践的反复验证，经现代化医疗设备的精准验证而确立。笔者研究寸口脉的脏器定位是在 B 超旁，是在 CT 及核磁共振的参照下来完成的。每当脏器的切除其术前术后，笔者总是要反复对比寸口脉的变化才确定本书的寸口脉脏器定位，这一研究成果笔者在临床应用了 10 年。

（三）气血分属寸口

中医认为，人体的气血盛衰是影响脉象的主要因素，并认为血是运行于脉道的水谷精微，气是推动血行的动力，泛指脏器的机能状态。研究脉象的寸、关、尺分属，我们发现与人体诸多脏器的血液供应区域存在着密切联系。

头、颈、胸、上肢及其所属各器官，其血液供应主要来源于主动脉弓的第一级分支，属于中医寸脉的感应分区。其中：

（1）头部的脉象信息在寸脉的远心端。

（2）颈部的脉象信息在寸脉的中部。

（3）胸腔其所含脏器的脉象信息在寸脉的最下部。

人体中腹部脏器，包括：肝、胆、胰、脾、胃、双侧肾脏、肾上腺、部分肠管（结肠的右曲、空肠、回肠、肠系膜）。它们的血液供应基本来源于腹主动脉的分支，并基本呈一个层面，相当于关脉的分属区域：

（1）肝、胆、脾胃的脉象信息在关脉的远心端。

（2）肾、胰腺、肠等脉气在关脉的近心端。

人体盆腔脏器和下肢血液供应由髂内、外动脉提供。它相当于一个层面。包括的脏器有膀胱、前列腺、输尿管、子宫、附件、结肠左曲及直肠、双下肢等，相当于双尺脉的感应区

域。(见彩图1)

既然人体的血液供应分为三个层面,那么触摸人体上下血管,它们的脉压一定是不一样的,血管内外的张力等因素也各不相同,这就产生了脉象上的差异。《内经》记载的"遍诊法"就是用手感应人体上下的血管,感应它们间的差异从而了解各脏器的气血变化,寸口脉法同样具有如此道理。就脉压来说,人的主动脉弓压力最高,中腹部动脉次之,髂动脉脉压较弱。中医把寸、关、尺脉气与人体的整体血液供应相对应。通过手触脉管的感觉来判断它们的改变是有一定道理的。医生候脉,将桡动脉分为远心端(寸脉)、近心端(尺脉)、二者之间(关脉),来感应人体主动脉分属(寸脉)、腹腔动脉分属(关脉)、髂动脉分属(尺脉),感应十八种脉象的异同,从而了解各分属器官的气血差异,即各脏器的功能状态,将起到触管(寸口脉)知病的作用。

就人体发育的先后来说,胚胎发育第四周,上肢开始向外延伸,此时人体的心脏、头、颈、胸各部已经发育。因而我们的寸脉感应区域(上肢芽的前端)为头颈胸部,我们把这种现象称为信息刻录。也就是说,接受主动脉弓血液供应器官的信息在胚胎发育第四周时就已经逐渐记录在寸脉上了(刻录的顺序应当相同于神经系统的发育顺序)。其次随着胚胎的发育,中腹部器官的脉气刻录在关脉,盆腔及下肢的脉气刻录在尺脉。这种刻录事实上是一种气血的共振。

心脏为动脉管的起始端。主动脉上的分支为第一分支,腹腔动脉为第二分支,髂动脉为第三分支。当第一分支所属脏器发生病变时,其脉晕的异常处会出现在脉流的前端,在脉道上感应其脉气也在前端,在寸口脉上感应则属寸部。第二分支所属脏器发生病变时,其脉气异常出现在脉流的中端,在脉道上

感应其脉气在中端，寸口脉上感应则在关脉。同理第三分支疾病脏器的脉气异常点在尺脉。（见彩图2）

我们感叹先人的聪慧。西方医学在尸体上解剖了几千年，而我们的先人两千多年前就知道用三个手指通过桡动脉脉象要素的不同来研究人体的健康状态，这是伟大的发明。

心脏搏出的血流，前端克服脉管的阻力，中端、末端次之，这是因为脉管是有弹性的。就心肌的收缩力来说，心脏的收缩早期肌力最大，收缩的中期肌力次之，收缩的末期肌力较小。这种机能状态也与人体的脉气相匹配。事实上，自心脏搏动出来的血流也带有一定的势能，势能的最前端脉气最强，中、末端渐次之。如此种种势能的差别与匹配将共同组成人体气血的循环。人体血液供应三分属、内脏神经分布的三分属及寸关尺三分属彼此间的有机结合将是中医寸口脉气的本质。桡动脉的血流在进入手部之前，手部动、静脉的通畅情况直接影响到桡动脉管内的压力。测量桡动脉的脉象要素及其改变即可了解手的血液供应情况，同时也可比拟人体和各器官的气血情况。如果把右手桡动脉在鱼际处阻断，则右寸脉反而会增强就是这一道理。这是因为桡动脉前方遇到了阻力。若手部肿瘤，此时桡动脉前端脉动也会增强，寸脉脉动也增强。同理，人体脏器发生了病变会使脏器的血循环异常，而这种异常在寸口脉中可以毫不保留的显现。

人体解剖学让我们知道：人体的右手动脉与右颈总动脉同时开口于主动脉弓，左手动脉与左颈总动脉相邻开口于主动脉弓的左侧。人体左侧脑部出现病变时（如脑部占位性病变、脑梗塞、炎症等），人体左寸脉也会发生异常。同理，人体右侧脑部占位性病变时，右侧寸脉也异常。压迫一侧颈总动脉，同侧寸脉增强。这是因为心脏的收缩力不变，上臂动脉的内压增高而微循环不能及时有效调节，在接近脏器的前端（在手为寸脉部）会出现增强的脉晕。当我们理解了寸口脉与人体的对应关系后，再研究脉象的异常变化并反推疾病的脏器所在，在原理上就会使黑箱理论变成人人皆知的科学。当以手指压迫颈动脉时，受试者的同侧寸脉下降，甚至脉无力或脉弱，而其关脉却会增强。临床上假如有寸脉无力而关脉有力常常是因为颈动脉斑块的原因，当然随着脉诊水平的提高直接感知到颈动脉斑块那就更加可以确诊了。（见彩图3）

反之，一侧寸脉减弱，在排除心脏疾病的前提下，我们有理由认为其同侧脑组织血供不足或微循环的血液供应不足。特别是寸脉的远心端不足，多提示同侧的脑血供不足或微循环的血液供应不足。

关脉可感应中腹部器官，主要是消化系统。这部分脏器在解剖学上都有一个共同的特点：动静脉短粗，血流通过快。除了其自身的生理、生化功能外，可有效地降低动脉内的压力。当关脉弦、紧或出现增强的脉气时，微循环不畅，部分人体的血压可升高，这是因为腹主动脉的脉压升高，主动脉弓及其分支的脉压也增高。临床上一部分肝火旺盛的病人血压升高就是这个道理。事实上这部分病人的血压只是不稳定而并非都是高血压病，充其量也只是继发性高血压。临床上部分病人饱食终日，血压不稳性增高，多与血管的压迫有关。临床上仅泻中焦，即可稳定血压。真正的遗传性高血压为弦而有力之脉，这可能与其支配的神经高度兴奋、血行受阻或肾素血管紧张素系统的应激机制有关。

相对于人体远端脏器，中腹部器官有调节其血压的作用。相对于寸脉，其关脉的血运对它也有很大影响。这种宏观于微观的全息现象也是脉象研究的着眼点。

尺脉主泌尿、生殖、部分肠道及下肢。当血流到达四肢及肠道时，血管内压已经经过近心端脏器的减压，因而了解尺脉18种脉象要素的变化可以比拟人体四肢、泌尿、生殖及肠管的气血状态。尺部脉弱则四肢不温，肠功能不好，甚至影响月经及生育、性功能等。这应是中医"肾虚"的解剖学基础，临床上当感触到人体的手凉可直接诊断肾虚下寒，不无道理。中医强调寸、关、尺脉气的均等，这也寓意人体的气血旺盛，血气平衡，心搏浑厚有力与持久，还说明人体血管的弹性阻力与心脏的功能相匹配。医生诊脉就是通过对脉管的感觉来体验这种区别。反之，如果脉象某部出现了异常，也一定提示人体某部存在问题。

心血管对脏器的供血，是通过血管一级一级进行分支，最后通过微循环完成的。因此，某脏器如果除了血管把其他组织都忽略的话，事实上只是个血球或血管网，而每一个血球或血管网对心脏来说都是一个阻力器官。当心脏做功通过血流对内脏供血时，内脏血管的舒缩和心脏的舒缩相匹配，只有匹配时才能有平脉的出现，关动脉就是心脏与内脏舒缩不相协调的脉象。

研究发现：人从胚胎发育开始到性生理的成熟，脉象才能达到"平脉"的要求，这种"平脉"是相对的，随年龄的增长而变化。小儿寸脉大，而老人尺脉弱，等等。疾病状态下的器官发生了形态、功能、血行的变化，打破了生理性的协调与匹配，这种疾病脉气可以在人体血脉中形成共振，在寸口脉形成疾病脏器独特的脉气形式，出现独一的脉晕。临床上主要有以下九种表现形式：

（1）距离心脏的远近：其共振所形成的"脉晕"在脉管内也会出现远近之别。感应其脉气则头、颈、心、肺为最早，分属在寸部。肝、胆、脾、胃、胰腺、肾、肠次之，分属在关部。肠、泌尿、生殖、下肢等在最后，分属在尺部。这好似心脏搏动叩击在各脏器，寸口部组织按次序接受一共振波，经过日积月累的标识，寸口脉出现了各脏器的脉气信息熵。（见彩图4）

（2）疾病脏器的"脉晕"多伴有疼痛并出现边脉。

（3）体积大的疾病脏器，其共振的脉气较大，"脉晕"也大。

（4）损害范围大、广，如肿瘤等其共振的脉气较大，即"脉晕点"也大。

（5）体积小的脏器脉气小，"脉晕"也小。

（6）实质性脏器或脏器发生实质性病变，其发生共振的力度较大，即"脉晕"的张力强。

（7）脏器的浮、沉其脉晕也浮沉，脏器内"脉晕点"在脏器的空间内位置不变。

（8）脏器的机能减退或手术的切除则对应的脉气减弱，"脉晕"张力也减弱或体积缩小。

（9）中医脉诊的"动脉"事实上就是关脉的"脉晕"脉象。其脉理是因为内脏器官的瘀血导致的。

总之：

①内脏体积大小与"脉晕"的体积大小成正比例关系。即：内脏体积大则"脉晕"大，反之类同。

②脏器的质地、机能与"脉晕"的张力成正比例关系。即：实质性脏器"脉晕"的张力强，空腔脏器"脉晕"的张力弱。

③内脏组织的位置决定"脉晕"的脉口位置。

④脏器病变越严重，"脉晕"越清晰。

⑤ "脉晕点"越清晰，病灶越经久。

（四）从植物神经说寸口分属

寸口脉反映桡动脉的脉象信息。该血管的支配神经是内脏植物神经。植物神经不但支配血管，而且还支配皮肤的汗腺、皮脂腺、立毛肌，也就是中医所指的腠理范畴。植物神经还主要支配内脏的运动与感觉。这种感觉与运动不受人体意识的支配，具有自主性。植物神经对脏器的压迫、膨胀、牵拉最为敏感，这是植物神经的特点。

人体脊髓颈节及第 1～5 胸节段植物神经的侧角节前纤维更换神经元后，其节后纤维支配头、颈、胸部器官组织，如头面颈的血管、皮肤的腠理、心肺、气管、淋巴、甲状腺、食道、纵隔等器官。中医认为："寸脉主头胸。"可以认为：人体脊髓颈节及胸节段 1～5 节段所支配的区域为中医寸脉感应范围。因此当人体头、颈、胸腔的脏器发生疾病时，其信息可以在寸脉上感知。

脊髓 5～12 胸节段侧角细胞的节前纤维更换神经元后，其节后纤维支配上、中腹的血管、皮肤、乳房及腹腔内实质性脏器和结肠左曲以上的消化器官，如肝、胆、脾、胃、胰、双肾、十二指肠、肠系膜、盲肠、升结肠、横结肠、空肠、回肠、肠系膜、淋巴结等。中医认为："关主腹中。"可以认为，此区域相当于关脉的感应范围。即中腹部各脏器疾病状态下的脉象信息在关脉可以感知。

腰上部脊髓节段侧角细胞的节前纤维更换神经元后，其节后纤维支配盆腔脏器，结肠左曲以下的消化管、下肢，例如输尿管、膀胱、子宫、附件、前列腺、乙状结肠、直肠、肚脐以下腹壁等，即中医的尺脉感应范围。肚脐以下各脏器的脉象信

息在尺脉可以感知。（见彩图5）

从植物神经颈、胸、腰节段的不同分布，感应区域的不同来分析，符合中医寸、关、尺脉气的感应区域。当然植物神经的传导最终是通过脊神经来完成的。临床上偏瘫的病人偏瘫侧的脉张力明显弱于健侧，就足以证明脉象的产生与植物神经及脊神经相关联。支配桡动脉的神经来源于颈丛，发生颈椎病、肩周炎时，颈丛神经受到刺激与压迫而敏化，这种刺激可传递到桡动脉壁。内脏的牵涉痛常常反映在体表，并以边脉的形式出现，临床候脉时我们常常能感应到这种特征脉象。这更能说明植物神经与脉象有直接的联系。

1.腹腔脏器的位置在躯体的中部，其投影在寸口的位置为关脉。

（1）肝、胆、脾、胃、胰等脏器投影在关脉的远心端。

（2）胰腺、十二指肠投影在下关脉。

2.脏器的位置在下腹部、盆腔，则其投影在寸口的位置为尺脉。

（1）双肾、输尿管投影在尺脉的上端。

（2）泌尿、生殖器投影在尺脉的下 1/3 段。

（3）脚投影在尺脉的下端。

3.人体的体表皮肤、肌肉等，则投影在脉的边缘。

（1）桡骨侧缘：分属人体侧面及后背体表的软组织脉气。

（2）尺侧缘：分属人体腹前各组织脉气。

4.脏器的质量、质地不同，其脉位、脉张力也不同：

（1）实质性脏器，脉气沉，病变时其脉张力多较强。候及实质性脏器的疾病信息多在皮下组织的深度等。

（2）空腔脏器脉气浮、多虚，在表皮的浅层。

（3）脉气沉、无力或无脉，多提示脏器的功能减弱、体积缩小或手术摘除等。

（4）脉张力的增强、"脉晕"的增大，多提示脏器的体积增大、器官的实变、硬化、炎症、肿瘤的存在。

躯体表面疼痛的信息在脉道的边缘，形态多为线与边的脉感，我们把这一脉感现象称为边脉。这种边脉在脉管上的位置与躯体的病变位置相吻合。边脉产生的原理：一是内脏的病变，其疼痛牵涉到体表时，内脏、体表的传导神经相邻于同一脊髓平面。二是凡胸腔脏器或腹腔脏器、盆腔脏器的病变刺激到胸膜或腹膜的壁层时，病人局部多出现明显的疼痛，这种疼痛的信息将沿着其相应的感觉神经即脊神经传导到中枢神经系统，脉象上出现"脉晕"合并边脉的特征性脉感，这一特征与脏器在寸口脉的分属相吻合。边脉与边脉合并"脉晕"脉象的发现非常重要，它将导引我们通过脉诊确定疾病的脏器，对脉诊的直接诊病有重要意义。

例1，右肩周炎出现右肩胛疼痛，脉道的右寸脉桡骨侧边出现线形脉晕，左寸尺骨侧缘也出现线性脉晕。（见彩图6）

例2，肝脏疾病出现右肩胛下区疼痛，脉道的右关出现肝的脉晕，右关和寸下区出现桡骨侧边脉，肝炎弦脉合并右关脉晕。（见彩图7）

肝部病变的肝区疼痛，出现右关脉肝的图腾，右关脉桡骨侧的脉壁出现边脉，左关脉的尺侧缘也会出现边脉。

例3，人的胰腺发生病变并出现腹中疼痛：胰腺炎出现双关脉"脉晕"合并双关桡骨侧缘和尺侧缘边脉。（见彩图8）

以上三例病变，边脉出现的部位具有提示病变所在的功能，临床上但凡脉道的尺、桡骨边缘出现边脉一定提示该处有对应脏器或者局部组织具有疼痛性病变。寸口这种与内脏分属相对应的有"脉晕"又有边脉的特异脉象是内脏牵涉性疼痛的脉象形式。临床上边脉提供的脏腑定位，"脉晕"合并边脉提供的内脏牵涉痛是脉象学的重大发现。这一发现打破了脉象学的传统识脉方法，同时也为脉象原理的寻求提供了神经学、组织学、病理学依据。

神经被压迫的早期，脉张力可增强，压迫后期则其对应的脏器脉气将减弱，这与神经功能的损伤有关。例如椎间盘突出症脉象就是如此。早期脊神经被压迫，其同侧的关尺脉实，甚至出现关尺脉的厥厥动摇，而后期则厥厥动摇处又出现脉张力减弱现象，多提示椎间盘脱出。

病人脑中风时，瘫痪侧的肢体其关尺脉的明显变化和疾病侧的寸脉特异性改变进一步证明脉象受控于神经与血液供应。特别是风脉的重要发现更确立脉象原理的神经说和血供说。

人体在胚胎时期，心脏与神经是首先发育的。胚胎在第6周时人的皮节即节段已经分辨得很清楚，头、颈、胸、骶各段分辨明显。这一生理现象也说明人体的一切机能皆来源于神经的支配。

人体体表的动脉都会有脉象信息。选择手腕部桡动脉这是因为，桡动脉在手这一器官的前端，了解该动脉气血的变化可以间接了解手的供血、静脉的回流、神经的支配等。事实上脉象的产生是复合性因素，不是某种单一的因素。神经及气血说是诸多因素中的主要因素。例如右侧脑出血并出现左偏瘫的病人，他的脉象将出现右寸脉近鱼际处一枚大如黄豆的"脉晕点"或右寸脉的沉、无力，而右关尺脉象改变不大（如是高血压则右关尺脉张力增强），左寸口脉的脉张力除寸脉以外，关尺脉张力明显减弱甚至无脉。右寸脉独一的"脉晕点"是因为右脑的病变导致右脑组织和血行通过障碍，则同侧颈动脉的脉压增高，右手微循环不能及时调节，出现右手寸脉的独异性。

左寸脉则与其原发疾病的脉象相吻合，左关尺脉则明显减弱。右寸脉的增强或减弱与脑组织的血液供应有关，左寸脉无改变是因为左脑暂无病变，而左关尺脉的明显减弱则是由于支配左半身的中枢神经发生了病变，但左寸脉不改变。这一"X"形交叉的脉象改变也有力地说明人体的脉象受控于神经对心血管系统的调控。（见彩图9）

脉象的存在以人体的机能状态为基础，人体九大系统都具有改变脉象的作用，诸如运动系统可以改变脉象的频率，运动时脉率加快，安静时脉率减缓。内分泌可以改变脉象的频率、管径、大小、脉力等。就连人的精神状态都可引起脉象的改变等。研究脉象仅在于通过脉象逆向判断人体的即时机能状态并发现某些异常。

由于肝胆脾胃胰的血液供应共同来源于腹腔动脉，因此它们的脉气在双寸口位置难以区分左右。又由于支配它们的神经共同隶属于腹腔神经节并左右交叉传导，因此也难分左右。在这两种主要原因作用下，肝、胆、脾、胃、胰的脉象难以通过脉象区别左右，因此，临床上在候肝、脾、胃、胰之脉时应左右手合参。研究发现：将左候肝胆改为右关脉候肝胆，右候脾胃改为左候脾胃，合参左右手候胰腺，更接近于临床诊断。临床上大部分肝胆疾病放射性疼痛在右肩，胰腺疾病疼痛部位在中腹及后腰部。乳房、胆、胃、脾脏、肾切除术后其寸口对应区域的脉张力由强变弱甚至消失就是有力的佐证。边脉的发现可以纠正古脉学寸口脉分属的不足，同时也进一步证明新寸口分属的正确性。

个别情况下脉象的左右脉气相反，考其原因可能与它们的神经传递异常有关。我们提倡右候肝胆左候脾胃，一是提高了临床诊断率，二是有利于中西互通，三是有利于现代人的接

受，四是由其血管、神经所组成的脉气所决定的。（见彩图10）

正常人左尺脉始终弱于右尺脉，考其原因我们发现：这与人体肝脏的血供及神经分布范围有关。右关尺脉分属的脏器是右侧腰肌，肠系膜上动脉分支器官，即空肠、回肠、结肠左曲以上的结肠等。门静脉的血行亦趋右。而左尺脉分属仅是结肠左曲以下的结肠及泌尿、生殖器官。又因为人类直立后，多习惯于右手持重，久而久之右侧肌力多大于左侧，形成右关尺脉张力大于左侧的现象。

研究还发现：关尺脉张力强则此人的性功能强，这是因为人的性器官血液供应是由腹主动脉及髂动脉分支双重供养。关、尺脉减弱都会出现性功能的异常与减退，在不孕症的病案中有一部分病人关脉张力较弱常常提示脾胃气虚，影响怀孕。已经妊娠而关脉沉弱常有流产、乳房无乳汁或量少等。

寸口脉好似胎儿睡在脉道里，一侧寸口脉好像其人的半个身躯。它的头、中腹部稍发达，有四肢，有内脏，四肢与肚脐以下器官相重叠。各脏器基本按现代人体解剖学井然有序地排列在脉道中，而且是三维立体的。因此，候脉就如同"摸脉人"。（见彩图11）

"摸脉人"我们将在"脉气"中寻觅出"脉形"，掌握候脉证又候病的技法升级，以脉诊为桥梁，汇通中西医学。这种候脉技法不同于我们已知的寸口分属，它是脉象学新体系。当然这一新体系同时兼顾疾病与证候的问题。

三、脉　图

婴儿在母腹中的样子是头和肚子大大的，四肢偏弱并屈曲，双手肘部曲置于胸前。脏腑新定位的方法，也是采用婴儿未落地前的姿势。生殖与泌尿系统垂于足面，下肢隐藏于后。左候左侧身，右候右侧身。寸候头颈胸，关候中腹部，尺候肚脐以下。这一姿态的选择是经过反复的临床实践与论证而确立的。《内经》言："寸候头胸之事，关候腹中，尺主下元。"（见彩图12）

图中人体双手桡动脉的位置与方向同人体长轴一致。双寸脉指向头端，双尺脉指向下肢。在空间思维上将寸口脉（桡动脉）打开、放大、立体地投影在人体上。

说明：

1. 寸脉上1/3为头颅及面部的脉位。头颅在寸顶端（寸脉的远心端）。面部各器官均按人头面部器官的分布规律井然有序排列。耳各分于两侧。

2. 寸脉中1/3位置为颈部肌群，浮候甲状腺、扁桃体、淋巴结、咽部。沉候颈部筋膜、颈椎等。

3. 寸脉下1/3处为胸腔、心、肺的脉位。左寸脉下1/3浮候心和左肺。右寸脉下1/3浮与中位以候右肺及其气管为主，沉候颈椎等。

4. 关脉为乳房、肝、胆、胃、脾、胰腺、十二指肠的脉位，脉气重叠。左为脾胃，右为肝胆。

5. 关尺交接处为肠区脉位。右手脉感应结肠右半边及回肠、结肠右曲、阑尾等。

6. 尺上区为双肾脉位，左候左肾，右候右肾，而肾上腺则在关尺交接处。

7. 尺脉下1/3处为盆腔脏器，男女类同。双足在尺脉底部沉位。

脉象图为候脉区分脏器之位的依据。候脉时我们将做到胸中有人，脉中有人，指下有人，人脉相应。

至今为止，人类已经发现了耳相、脸相、结膜相、鼻相、舌相、手和足相等图谱。但它们都只是平面静止的图谱。而脉象之图则是三维立体且呈动态的变化。它完全不同于王叔和的脉图，是脉象学史上的重大发现。

四、三维脉位

仅了解前章中寸口脉象图是不够的，它仅能指导脉诊时下指的部位，因为它仅是一个平面。事实上人体是圆柱体，桡动脉也是圆形管道。相对一个器官来说，它有上下、左右、前后、内外之分，成三维立体的图腾。脉学的先圣早在几千年前就已经在脉象位置上认识到了这一点。三维立体的观察脉象，归纳起来有三点。

（一）脏器在人体内的位置与脉位

人体姿势仍采用标准解剖学平卧位，分别以腋前线、腋中线、腋后线水平平分人体为三部分。（见彩图13）

人体各器官在躯体空间中有位置（脉气位）上的不同，它们有深浅（浮沉）之分、左右位置之分、上下之分、内外之分。就深浅来说，先贤以浮、中、沉三位来衡量。

1. 心、咽、眼、额、乳房、胃、胆、肠、膀胱等空腔脏器在腋前线水平居浮位，故而上述器官应称为"浮位脏器"，其脉位也在浮位，候其脉时可轻举即得。

2. 而腋中浅水平的器官多是些实质性脏器。如肝、脾、胰、双肾、脊柱、前列腺、子宫、卵巢等为"沉位器官"，候其脉气时沉取。

3. 后背组织的脉象在沉位。

　　临床上有种特殊脉象，笔者称其为边脉，常常显示在脉的两侧边缘，多居浮位。因为人体是圆柱形的，相对沉位来说，浮位是它的四周，沉位则是圆的中心。如果我们把脉管放大同于躯干，此时我们一定能够理解各器官在寸口脉上的浮、沉含意。

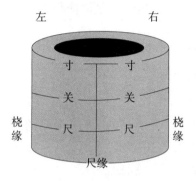

说明：

　　人体的头、颈、胸为上，中腹部为中，肚脐以下为下。

　　左右之分，又有几个侧面：

　　1. 器官的左右之分，如肝、胆在右侧、脾胃在左。

　　2. 左右寸口脉，并于一侧寸口脉上又分尺侧缘和桡骨侧缘。

　　从上图可以理解为：两侧桡动脉的尺侧缘合参可感应人体接近中线位的器官，桡动脉的桡骨侧缘可感应人体两侧和后背的脉气。例如人体背部的软组织、脊柱、神经、筋膜的病变候脉时可在脉的桡骨侧缘触及边脉。而人体中线部位的脏器，候脉时应双手在尺侧缘合参。候脉时，左手为左半身脉气、右手为右半身脉气。脉管的一侧（尺侧缘）候腹前各脏器：桡骨侧缘候人体侧面和背后软组织以及人体牵涉性疼痛性病变之脉气。

（二）寸口脉位

寸口脉道在腕腹部的空间位置也具有中医所指的浮、中、沉性质。在脉象中，脉浮的有浮脉、濡脉、洪脉、革脉、芤脉、散脉、浊脉、实脉等。脉沉的脉象见沉脉、伏脉、牢脉、弱脉等。在传统脉法中，脉之位主要是指脉管在腕腹中的深浅位置。

正常情况下人的气血旺盛，脉道不浮不沉。皮肤腠理充盈饱满，各组织代谢正常。脉管为腕部组织供应了血液，腕部组织充盈托起了脉管。它们之间有相互依存的关系。疾病前或炎症早期，整体机能及抵抗力尚没有严重受损，人体代谢的增强，腕腹的饱满、脉道的充盈与通畅或通透性增加，将脉管托起呈浮脉的脉感。虽然脉浮，但浮而畅通，用力按时则有虚感。所以浮脉轻举即得，但按之不足。久病的情况下，脉管本身充盈度不够，腕腹部组织的缺血缺水，心脏功能状态不佳，皮肤、组织收敛，脉管连同腕部组织干瘪与塌陷。只能沉按方能感觉到脉的搏动，所以沉脉轻取不应，重按始得，也说明病情趋重等。

有时疾病的晚期，脉象出现了虚浮，个别情况下见于回光返照。也有在疾病的早期出现沉脉，多提示病情来势较重。如果在治疗中沉脉转而为浮，浮脉转而为中均说明病情向缓。不论空腔脏器还是实质性脏器，它们的体积缩小、缺如、功能减弱、慢性炎症等都可以造成脉道变细、脉沉、脉张力减弱等。至于肝脏疾病状态下的弦脉，可能是植物神经受刺激过量，肾上腺素或肾素血管紧张素分泌过多，肝脏又不能有效灭活的原因。肾上腺素和血管紧张素有强烈的血管收缩作用，可造成小动脉及微循环的痉挛，脉细而弦。妊娠时的滑脉与经前期的滑脉一样是体内黄体酮、性激素分泌量高的原因。机体在这两种或更多种激素的作用下，血管扩张，微血管舒张，血流加速，形成滑脉等。

（三）脏腑在脉象中的脉位

脏器与心脏之间具有共振－谐振波，在脉道中回荡，于脉管壁的上方可以共振出一种形同脏器的脉团，《中医诊断学》称其为脉晕。一般空腔脏器的脉浮，实质器官脉沉，有时呈豆瓣样脉晕。空腔脏器在炎症早期为浮而涩的管型脉晕，例如在充血期、部分水肿期等。水肿期、增生期、坏死期、脓肿、肿瘤等脉晕，指下如豆状。实质性脏器炎症的早期（充血期），脉浮上且脉张力偏大。若是肿瘤、实变，则出现小豆样"脉晕点"，力搏指下。腰背部肌肉、筋膜、神经的无菌性炎症脉象呈脉道外边脉的脉形，并在浮位。脊柱的骨性脉在沉位。

应当清楚地认识到：本书的候脉技法已经不是历代医家所主张的候脉技法，寸口脉所主脏器也不是历代医家所描述的脏腑寸、关、尺分属，而是囊括了人体，与现代医学的脏器解剖学位置层次极其类似，它就是脉诊的脏器位置图。

五、寸口脉的再分属

上呼吸道感染引起的头痛与鼻窦炎放射性头疼的"脉晕"性质不同位置也不同，一侧乳房胀痛与胃痛的"脉晕"也不同，肝胆疾病时更不同，种种临床现象表明：寸口脉气必须再分属。只有对寸口脉气再分属，临床上才能达到候脉诊断脏器病变和位置的境地。根据人体神经及血管的分部，结合笔者的临床体会，现将寸口脉气再分部，以方便脉诊时使用。为简明

扼要，现仅以寸口脉脏器分部表来表示。（见表2）

一般按上述理念候脉，可候出全身各器官的脉气、脉位。脉诊的方法上则采取上候头颈胸，下候肚脐以下及下肢、前臂及手，中候中脉（关脉候中腹部脏器脉象），左手脉诊左半身，右手脉诊右半身，双手合参候中间脏器（即人体正中线投影的脏器），两手脉的外缘（桡骨侧缘）候人体两侧及后背。如此脉诊既可以候脏器之气，又可以候脏器之位。

表2　寸口脉脏器分属表

<table>
<tr><th colspan="2"></th><th>右</th><th>左</th></tr>
<tr><td rowspan="3">寸</td><td>上</td><td>右前额、右颅脑、右枕部、右小脑、右耳、右鼻、右眼、口腔、右腮腺、牙齿、舌、咽等</td><td>左前额、左颅脑、左枕部、左小脑、左耳、左鼻、左眼、口腔、左腮腺、牙齿、舌、咽等</td></tr>
<tr><td>中</td><td>右颈椎、右颈顶部软组织、甲状腺右侧、气管、右侧扁桃体、淋巴结</td><td>左颈椎、左颈顶部软组织、甲状腺左侧、左侧扁桃体、咽、舌、心、淋巴</td></tr>
<tr><td>下</td><td>右胸肋、肺、食道、纵隔、气管、右肩周肩胛</td><td>左胸肋、心、食道、纵隔、气管、左肩周肩胛、左肺</td></tr>
<tr><td rowspan="2">关</td><td>上</td><td>右乳房、肝、胆、右背部、肩胛下软组织及肋神经、胸椎</td><td>左乳房、肝、胆、左背部肩胛下软组织及肋神经、胸椎</td></tr>
<tr><td>下</td><td>胰头、腰椎、肾上腺、空回肠、升横结肠及肠淋巴、右股骨头、颈</td><td>腰椎左侧、左肾肾上腺、胰尾、结肠左曲、肠淋巴结、右股骨头、颈</td></tr>
<tr><td rowspan="2">尺</td><td>上</td><td>右肾、输尿管，右臀髂部、肠道、右输尿管</td><td>右肾、左臀髂部、肠道、结肠左曲、左输尿管</td></tr>
<tr><td>下</td><td>膀胱、子宫、右卵巢、睾丸、阴道、直肠、前列腺、右下肢、脚</td><td>膀胱、子宫、左卵巢、阴道、前列腺、左下肢、睾丸、直肠、右下肢、脚</td></tr>
</table>

说明：

1. 左代表左寸口脉，右为右寸口脉。

2. 右寸为肺，左寸为心和左肺。

3.肝胆胰在腹之右，脾、胃在左。

4.右关尺脉感应范围最广，月经在右关尺脉感应明显。

六、寸口脉的合候

根据临床反复研究与体会，现将人体寸口脉的合候技法列为下表（见表3）：

表3　人体寸口脉象合候表

右候	双手合参	左候	
右头、右耳、右眼、右面、三叉神经、右侧牙、右上颌窦、右腮腺、鼻咽、右甲状腺、右肩、右肺及气管、右心房、心耳、右胸壁层	全头痛、额、筛窦、食道、咽、膈	左头、左耳、左眼、左面、三叉神经、左边牙、左上颌窦、左腮腺、鼻咽、舌、左甲状腺、左肩、左肺及气管、左心房心室、左胸壁层	寸
右乳房、肝胆、胰腺头部、右输尿管、右腰腰椎、空肠、回肠、结肠左曲以上、盲肠阑尾、股骨头颈	肝胆、胃、胰、十二指肠空、回肠、结肠左曲以上、盲肠阑尾	左乳、脾、淋巴结、胰腺尾部、左肾肾上腺、左输尿管、空回肠、结肠左曲以上、股骨头颈	关
右臀、上下肢、右附件、右睾丸、精索、右输尿管、腹股沟淋巴、韧带、脚	膀胱、子宫、直肠、前列腺	乙状结肠、左输尿管、左臀、上下肢、左睾丸、精索腹股沟淋巴、韧带、脚	尺

表中双手合参的部分，是指在候脉时采取双寸口脉气比较的脉诊形式来候脉，需要双手合参候脉的脏器以空腔脏器为主。这是因为绝大部分内脏的神经与血液供应均是双侧及交叉的形式。候脉应两手比较，寻其独处，独处多病。

七、脉象形成原理的探讨

（一）先贤的认识

《素问·五脏别论》说："气口何以独为五脏主，曰：胃者，水谷之海，六腑之大源也。五味入口，藏于胃，以养五脏气，气口亦太阴也。是以五脏六腑之气味，皆出于胃，变见于气口。"其意是讲：手太阴肺经起于脾胃，气口（脉）与足太阴相通。脾胃是五脏六腑气的来源。所以可借助于寸口来观察脏腑之气。《难经》曰："十二经皆有动脉，独取寸口，以决五脏六腑死生吉凶之法。何谓也？然：寸口者，脉之大会，手太阴之动脉也。"《难经》更进一步明确指出人体十二经脉之气血皆汇集于寸口。故人体脏腑气血的生理和病理变化皆可借助于寸口脉来观察。事实上这是《内经》《难经》对脉的诠释。所谓经络、经脉无不言脉动，无脉动则无以言经、言络。

（二）本位知觉

在漫长的进化过程中，人体机能的调节已经相当复杂，但人体神经与体液的调节起主导作用。而植物神经是人体神经系统的一部分，其功能具有一定自治性，同人体的体神经系统共同完成高级中枢——大脑对人体的支配。

人体自主神经有自己的低级中枢。它们主管人体内脏组织的感觉及运动，与体神经相协调。如人体大量运动时，体神经兴奋，内脏血管收缩，肌肉充血。肌肉运动中产生的热又由植物神经通过皮肤腠理的开放与排汗来调节，而内脏血管的收缩则是植物神经的自调工作并与体神经相适应。

内脏植物神经这种自主调节作用通过反射、传导、反馈来实现。脉象包含在脉管中，全身任何外周动脉上都可出现脉象。寸口仅是桡动脉血管一段较裸露的脉道，它同内脏一样受到植物神经的支配与调节。植物神经的网络遍布全身，各组织又借交通支广泛联系。内脏某部位的持续性病变，刺激支配该部的神经或植物神经持续释放与传导某些化学物质时，其刺激的量与疾病的病种及范围有一定关系。组织部件大、受侵害范围大、病重，则机体相应的改变也大。组织部件小、受侵害范围小，则机体的相应改变也小。早期病变在局部相对异于全身，而在寸口脉上也会出现异于全身的脉象。这就是"脉晕"脉象。如果病变持续、广泛并影响到全身，则出现整体脉象的改变、也就是传统脉象的出现。古人总结的 28 脉，就是整体脉象的 28 个范例。例如上呼吸道感染（简称"上感"），就是综合炎症表现。它包括人的头、眼、鼻、口腔、咽部、气管的广泛性炎症，其相对应的脉象改变是寸脉的数、浮、滑等。若上感加重或继发细菌感染，则出现全身症状。脉象也再现整体的改变，如寸口的浮、滑、沉等。又如前列腺炎与增生，则神经末梢被压迫及刺激，在尺脉的远端可以感应到明显的脉感。它的"脉晕"若绿豆大小，沉候明显，并异于寸口脉。若前列腺炎症进一步发展与扩散则影响到全身，将会出现寸口脉的整体改变。

实践证明，寸口脉是人体由内到外、由上到下各组织器官脉气的叠合体。这一叠合体是一圆柱形，脉诊就是在这一圆柱体内寻找它的独一变化。病脉产生的基础主要是脏器及人体机能状态的改变并通过植物神经的自主性传感而获得。在内脏植物神经的节段以寸、关、尺三部的分配为依据，在寸口脉的独异处"脉晕或脉晕点"是一种疾病性质的谐振波。

（三）气血的势能

气血是人体的生命组成成分，通过候脉可以感应与判断它的表现态势。气血存在形式是什么？古今已有一定的研究。

气血是一种物质性和功能性的合体。它们相互作用与协调并维持人体的正常机能。《灵枢·决气》说："上焦开发，宣五谷味，熏肤、充身、泽毛，若雾露之溉……"

血管内的血流，在心脏的鼓动下，川流不息、循环往复。心脏在动脉及静脉间扮演了血泵的角色。心脏的功能及血管的弹力为气，血管内的血流为血，心脏为动脉加压。血管本身也存在弹性回缩力，在二力的作用下，推动血流前行，血压也维持在一定的水平。单纯心动并不能有效完成心血管循环，脉动必须借助于神经的支配，血液才能自血管的心端射向外周。正所谓"气为血之帅，气行则血行"。人体的器官都在时时刻刻地分流血液借以完成自身的新陈代谢。它们在分流血液的同时对血流也产生一定的阻力。这种阻力与血压相匹配及顺应，我们把这一过程称为共振。这种共振就是一种正常的气血现象，是有机体经过漫长的进化而获得的。人体这种共振从胚胎发育开始到性成熟才能完成。

只有在这种共振条件下，组织、器官才能得到最充分的血液供应，人体或脏器的气血才能旺盛，在脉象上的表现是平脉。如果组织器官发生了病变，这一病变改变了组织器官的血管形态，心搏时脏器的血管收缩和开放与心搏状态不相协调（例如：心脏收缩时，脏器的血管不能有效地舒放，甚至闭合，此时寸口脉的前端会出现膨大的脉晕。若舒放过度则会出现脉的滑动）。这种不协调的脉象形式在寸口脉上以"脉晕"的独一形式出现。

人产生心动的那一刻，是各脏器形成的初始阶段，这种共振就在逐渐形成，它们彼此协调，形成正常的气血现象。由于人体各系统的功能不一，各器官的质地、形态、大小、部位都各不一样，它们产生的气血现象或共振力也有差异，这也是疾病状态下病脉产生的基础。例如寸口脉某部独异的脉象。肺是泡沫样囊性器官，分流血液的阻力相对不大，产生共振的信息分量相对较小、较轻，疾病状态下其寸口脉上常可候及寸脉浮的脉感。而当疾病严重，肺部瘀血、脓疡、纤维化、肿瘤等使肺组织实变时，病灶显示为独一的脉晕，常常出现于右寸脉。中医学认为的右寸候肺、左寸候心是有一定道理的，它的道理就在于人体左胸以心脏为主、以左肺为次，右胸即右肺。肝脏是实质性脏器，体积大、位置深，疾病的早期，如炎症的早期其组织充血，右关脉沉位可感应出这种改变了的脉感。而当疾病加重、肿瘤、硬化，除了右关脉沉位出现较大的肝脏脉晕，寸口脉象还会有整体变化，脉弦似新弓、如刀刃等。

须知正常情况下，寸口脉诸部皆无异常脉象，只有疾病状态下脉象才可出现。而正常脉象的维持必须依靠全身各脏器的气血正常，血液流变学的协调与顺应，彼此共振，达到一定动态平衡。在这种气血平衡与协调状态下，我们在脉管壁上是没有脉象可摸的。另外，脉象是诸多脏器发生疾病时的谐振叠合体。如右关脉，它由右乳房、肝、胆、右肾及肾上腺、胰腺的脉气堆叠而成，在右上腹部出现了疾病，它们间的平衡将被打破，病脉始现。实践证明：实质性脏器体积大、质地重、位置深，其在疾病状态下的脉象沉有力。而空腔脏器，疾病状态下它们的脉象浮而轻飘，只有在炎症、实变、占位等疾病状态下才向实质性脏器的脉象转化。小的实质性脏器肿瘤的脉象早期多呈火柴头样独一。如小的实质性器官发生了炎症，则呈漂浮的米粒状在指下跳动。肌肉、神经、筋膜疾病的脉象应手如线和条索，呈脉管外边的脉感。男人的肩宽、胸肌发达、心肺功能强，因而寸脉强。患乳腺增生疾病的女性，其关脉浮而有力。月经期女性又有其特异的脉象：左寸及右尺脉强而滑动，甚至右关脉也强而滑动。这是因为经前期女性心动加快、心搏血量增加、子宫血流加速、血管扩张。同时，肝脏灭活激素的工作力度及代谢加强，门静脉回流增加。而人体左尺脉弱于右尺脉，其原因是人体肠管的气血左右有明显的差别，结肠左曲以上的肠管、血管、神经都以右势为强，肠道血的回流也是右势，右侧的腰肌也发达。

人体的血供形成三种态势，即主动脉分支系、腹腔动脉系、髂动脉系。而寸口脉也成三种脉势，即寸、关、尺。人体内脏的血供特别是门静脉回流于肝脏造成右大于左的态势，而右关尺脉大于左关尺脉，这也说明脉象的实质是脏器气血状态及神经分属的缩影。临床中，当脾肿大时左关脉气增强，常是黄豆样脉晕点独一。当脾切除术后，左关脉气减弱甚至无脉。这均说明这一道理。有血供的地方就有神经的分布，神经分布的态势也呈区域性集中，这种集中分布与血供分布基本一致。如此，我们得出结论：所谓脉象，其实就是人体血供与神经乃至人体的即时功能状态。当肾脏发生疾病时，肾上腺素代谢的功能降低，导致血管的强烈收缩，以至于出现弦脉。甲状腺功能亢进时，心率加快，出现数脉；甲状腺功能减退时，心率缓慢，出现脉缓、脉迟。心脏窦房结病变、心肌病变均可导致心率和心律的异常，而出现脉象的结、促、代等。这又说明脉象的产生与存在都受到机体九大系统的影响。

（四）信息的互联

在产生生命的瞬间直至其结束，身体各部组织无不保持其遗传基因及有生以来的信息内含。现代科技可以用羊耳的上皮细胞克隆出与供体一样的"多利"羊来，可见人体单细胞亦囊括生命的所有信息。可以这样说："人体细胞就是人体生命的缩影。"中医经过上下几千年的探索，发现人体从头到足，诸如面部、鼻、眼、舌、手、足、指甲皆存在人体脏器的信息。

人体各组织、细胞、器官间都有极其广泛的内在联系。其中神经的、体液的、内分泌的、细胞与细胞间与细胞膜的内外膜电位间的传导，低级神经元与中枢神经间化学物质的传递与反馈，血液与淋巴网络的遍布，中医阐述的十二经络、奇经八脉的互联及近代医学认为的针灸反射学说等，如同互联网一样四通八达，相互交织，相互制约，牵一发而动全身，见一叶而知秋色。寸口脉好似信息平台，某器官发生了病变，如同信息终端发生了障碍，疾病的脉象就会显露。而有经验的中医师就可通过寸口脉这一天然的信息窗口，接收到疾病器官的信息。

（五）脉全息

李莱田教授在《全息医学大全》中用全息论述了脉全息，我们也通过多年的临床脉象研究发现了脉中的脉人。这一发现是对李莱田教授脉全息内容的补充及扩展。

脉中人是该人的缩影，它从身材到体质，从情绪到内涵，基本与人相类似。所谓的候脉，就是摸脉人。

就脏器来说，人手也是一器官。它同全身器官一样都存在着动脉供血、静脉回流。桡动脉进入腕关节后与其他脏器的供血形式一样出现级级分支，最终完成对该器官的血液供应。触摸腕部桡动脉一定能够间接了解手的供血情况。人体任何脏器都只是由一条动脉，一条静脉，一根神经组成。譬如，桡动脉虚、细、弱、濡、沉、微则表示手部的血供不足，同理全身脏器的气血也出现异常。这是脉诊知病的秘密所在。

手腕部皮肤薄的人，腹部皮肤不会太厚。手腕细的人不会很胖。感知脉象便能了解全身气血情况，它提示医生候脉不单纯是摸血管，而应该把手腕部组织躯干化，腕部皮肤对应腹壁，寸口对应脏器的脉位，手腕与躯干对应，脉与人对应，多方思维，诊脉时将寸口人性化。事实上，当手触脉管时，寸口皮肤代表人的皮肤。寸口皮下代表人体皮下。寸口脉管的管壁外层代表人体筋膜，管壁肌肉代表人体肌肉。脉道的空间类似人体胸腹腔，而脉流中的"脉晕"则是疾病脏器的信息熵。

当然，病脉的产生并非上述一种量的改变，疾病是错综复杂的过程。当全身或局部患病，体内植物神经的自主性传感、肝脏的血流改变、脉全息、血液及血管壁、血液质与量、内分泌物、细胞膜电位、心脏等诸多因素异常产生了某种合力，它们共同完成对正常脉象的改变，病脉始出现。同时，脉诊不只是手摸血管就能诊出病来，它需要临床医生丰富的医学知识及临床经验，而掌握一种好的方法则是通达于目标的捷径。

根据全息理论，结合对脉象学的体会，现把人全息与寸口脉象的对应关系列表（见表4），为同道提供临床参考。

人体器官是由各种功能协同的细胞组合而成，排除次要因素，它们的功能代谢都完全依赖于神经及血液的支持。在形态学方面，神经与血管也是脏器的最重要组织形态。将人体等同于桡动脉脉搏的长短，则人体各脏器也仅是一个小点而已，这一小点在脉诊中就是脉晕。

表4　人体全息与寸口脉象的对应关系表

	寸	关	尺
人体	头、颈、胸	中腹部	脐以下及下肢
心脏收缩模式	收缩早期	收缩中期	收缩后期
对应的血液循环	主动脉分支	腹腔动脉分支	髂动脉分支

"脉晕"大小与脏器的体积相对应，在寸口脉的位置与人体脏器在机体的位置相吻合。

运动系统在机体的外表，它的组织学形态是肌肉、神经、血管等，其形态特点是条索样，其脉象是显示在脉道边的边脉。人体躯体表面软组织病变的部位与脉在脉道上的分布呈现相对的态势。

常人一般不会出现脉晕。脉诊时发现了病脉或脉晕，一定是亚健康状态或有疾病。脉气辨别的是人体证候，它相当于人体的体质学，脉中"形"则是人体疾病，疾病是人体结构和形态学异常。中医人同时辨识脉气与脉形，故既能诊断疾病又能辨证施治。临床上诊脉晕的脉象就是脉中"形"，传统脉象辨识的是脉中"气"。形与气的辨识就是现代脉学脉诊知病同时辨证的秘密。

（六）量子纠缠

寸口脉与内脏、人生、爱情、性格、事业、命运、家居、环境、季节、地理、自然等有广泛的信息联系，这不是赶时髦，更不是搞迷信。脉象这种寸口信息其小无内、其大无外，是人类的信息载体。

八、正常脉象

就诊的病人中很少脉象正常，健康人可有病脉，患病的人也可脉象正常。这说明万事万物不是绝无变数的，要因人而异，因时而异，顺应人的生理及自然规律才能真正掌握脉诊。就脉诊而言，脉整体的改变是人体机能的改变，传统脉诊28脉，代表人体机能改变后的28种脉的态势，它是一种人体证候的语言。但在脉气变化的结果基础上西医的仪器会诊断出病灶，是病灶导致人体机能变化才出现病脉。候脉也能检测出病灶，这就是诊脉晕脉象。

事实上，脉象是不断变化的，临床脉诊一般每百人中总有几位病人不适应用脉象诊断疾病。

有胃气、有神、有根的脉象为正常脉象。虽有疾病但不影响生命；少有胃气、无神、无根的脉象为病脉；无救治希望的脉象称死脉。

胃、神、根是历代医家无不关注的脉象要素。程钟龄强调说："脉有要诀，胃、神、根三字而已。"所谓胃、神、根从现代医学的角度来说，主要是指机体的机能状态、正气如何，是否有脏器的器质性损坏或功能性暂时受累。具有胃、神、根的脉象是机体抵抗力高、机能状态佳、正气尚旺盛的象征。少有胃、神、根的脉象可能是脏器的非器质性病变，应称病脉，它包含功能性病变。器质性病变产生的脉象，应称死脉。

古人在病脉与死脉的脉诊技法上没有明确界定：我们把功能性损害而出现的少有胃、神、根的脉象称为异常脉象，即病脉。人有病不等于就死。把器质性损害，无胃、神、根的脉象称为死脉，一般指无救治希望的疾病。

胃气之脉："胃"又称胃气，为人的后天之本，气血生化之源。民以食为天，人没有了正常饮食是不会有好身体的。少有胃气的脉象也说明机体为疾病状态。《素问·平人气象论》指出："人以水谷为本；故人绝水谷则死，脉无胃气亦死。"说明人的脉象必须有胃气，有胃气的脉则代表人的胃肠运化功能良好，气血旺盛，营养状态佳，就是小有疾病也无大碍。反之，则处于疾病状态，甚至是生命垂危。

什么脉象为正常呢？综合历代脉学家及著作的经验，我们认为：

脉的浮、沉（浮、洪、濡、散、芤、革、浊、实或沉、伏、牢、弱），取中位为正常。

没有脉象频率的异常（数、疾、促、动或迟、涩、结、迟缓），取每息4～5至为正常。

没有脉象节律的参差不齐（促、代、奇、潮、十怪脉等），取节律一致为正常。

没有脉气的过极（虚、微、细、散、代、短或弦、洪、紧、革、实、长、滑），取清虚为正常。

没有脉管粗细的不同（洪、实、浊或濡、细、弱），取中等（3～4毫米）为正常。

没有脉象长短的变化（长、实、牢或短、动），按人体身高的协调性比例（1∶35），一般拟在4～5厘米的长度。

没有脉管壁的紧张度异常（弦、紧、革或虚、濡、弱、微），取脉管紧张度适中为正常。

没有脉象流利度的异常（滑或涩、浊），取其适中为优，或以清虚为妙。

病脉中不失脉根，四时兼脉中的不偏极也可以认为是正常脉象的范畴。

没有寸口的独异（"脉晕"或两寸口的差异及边脉的出现），取脉口的平均，双寸口无明显差异为妙。

戴起宗论述有关胃气时曰："意思欣欣，难以名状。"其意是说，具有胃气之脉有时是笔墨难以描述的。健康无病之人的脉象自有胃气，疾病之人其脉胃气自当减少，危重病人自然是没了胃气，而死人定是无脉。近代研究从脉象构成的因素上对胃气剖析，为其脉诊以及表述都拓宽了视野。清朝人周学海在《脉学简摩》中言："人之禀赋各有不同，而脉应之，如血气盛则脉盛，血气衰则脉衰。血气热则脉数，血气寒则脉迟。血气微则脉微，血气平则脉和。人长脉长，人短脉短。性急人脉急，性缓人脉缓。肥人脉沉，瘦人脉浮，寡妇室女脉濡弱，婴儿稚子脉滑数，老人脉弱，壮人脉强，男子寸强尺弱，女子尺强寸弱。又有六脉细小同等，谓之六阴；洪大等同，谓之六阳。至于酒后脉数大，饭后脉洪缓，久饥脉空，远行脉疾，临诊者皆须详察。"所以晋·王叔和《脉经·平脉视人大小长短男女逆顺怯第五》曰："凡诊脉当视其人大小长短及性气缓急，脉之迟速大小长短，皆如其人形性者则吉，反之者则为逆也……"又曰："小儿脉呼吸八至者平，九至者伤，十至者困。"又曰："妇人脉小软。"随着年龄的增长及血气的变化而脉也应之，故《灵枢·天年》曰："人生十岁，五脏始定，血气已通，其气在下，故好走；二十岁，血气始盛，肌肉方长，故好趋；三十岁，五脏大定，肌肉坚固，血脉盛满，故好步；四十岁，五脏六腑十二经脉，皆大盛以平定，腠理始疏，荣华颓落，发颇颁白，平盛不摇，故好坐；五十岁，肝气始衰，肝叶始薄，胆汁始减，目始不明；六十岁，心气始衰，苦忧悲，血气懈惰，故好卧；七十岁，脾气虚，皮肤枯；八十岁，肺气衰，魄离，故言善误；九十岁肾气焦，四脏经脉空虚；百岁五脏皆虚，神气皆去，形骸独居而终矣。"《素问·三部九候论》曰："以候奈何？岐伯曰：必先度其形之肥瘦。"明·张介宾《景岳全书》曰："持脉之道，须明常变。凡众人之脉，有素大素小，素阴素阳者，此其赋自先天，各成一局也。"清代医家董西园《医级》曰："瘦者肌肉薄，其脉轻手可得，应为浮状；肥者肌肉丰，其脉重按乃见，当为沉类。"

体质学说远在我国春秋战国时代即被人们所重视，在《内经·灵枢》里分别叙述了阴阳二十五人和五种禀赋人的差异，人体的差异决定着脉象的差异。

脉位，应没有浮沉差异。脉率不快不慢、从容和缓。脉的节律，脉来应有规律，也不能出现节律伴脉张力的不等。脉管不过宽过细，脉宽要适中，如芤脉宽大而中空、濡脉浮起而柔细均是少有胃气之脉。脉气与脉张力应均等，不能过强过弱。脉管的紧张度不应过紧或过于松弛。如弦、紧、革、牢脉为脉管壁的痉挛。脉管过于松弛见散、微、虚、濡、缓、弱脉。脉来应指流畅度发生了异常，也是少有胃气之脉。例如，滑脉是过于流畅，而流畅度差的脉象有涩脉、浊脉。出现"脉晕"的脉象及双手脉象的不均等也是病脉。

同时，胃气过旺也是无胃气之脉，这是脉的太过。例如：高血脂的浊脉，糖尿病、痛风的脉象等，是过于饮食等原因而出现疾病的脉象。以古人对脉象胃气的认识，浊脉最符合传统脉象"胃气"的要求，但从现代脉象学的要求来说，浊脉仍是病脉。脉气中有许多独一的脉晕，它提示人体相应脏器出现疾病，双手脉道有明显的差异也提示为病脉，脉上有边也是病脉。总之脉象必须均衡清虚，方为正常。

必须强调的是：脉象小有偏差，不能以无胃气相论。人体有一定的代偿力，不能稍有疾病就以死而论。若严格地把35

脉均以无胃气而论，那是没有脉学道理的，也是荒唐的。临床上常常遇到一种现象，病人没有异常感觉但有病脉，这并非是脉诊学的不科学，而是人体无时无刻不在修复自己，一有不适则人的代偿功能即被启动，短时间内机体不会出现大的异常。而脉象则能迅速检测机体内部情况的变化，机体小有异常，脉象立即出现相应改变，脉象先行于病。例如，风脉先行出现于脑中风数月至数年，病人可无任何主观感觉。正常人偶患风寒，脉象浮数。一天不吃饭，脉张力减弱。女人月经期脉象滑数等。此时的脉象不能以无胃气论。脉虽稍有偏差，但从容和缓，胃、神、根自在。另外，胃气之脉在一年四季中也有季节的改变，即春弦、夏洪、秋毛、冬石，这仍然不失胃、神、根。

有根之脉是何指感呢？根：顾名思义，是根茎之意，树无根则死，人脉无根则病。《难经》曰："上部无脉、下部有脉，虽困无能为害。所以然者，脉之有尺，譬如树之有根，枝叶虽枯槁，根本将自生。"根寓意人之正气、人之气血旺盛。正气是生命之根，也是脉根。研究证明：尺脉的脉压与人体的血压接近。人体没有了血压，生命一定垂危。从脉学的角度来说，《难经》此语也有不妥，上部无脉即寸部无脉，寸脉主人之头胸，人无头胸哪有生命。当然《难经》此语的上部无脉是指寸脉的沉、弱、细、虚等脉气的变化，绝非为寸部无脉。事实上，寸脉的脉压也寓意脏器的血液灌注量即微循环血量，对于脏器来说一个也不能少。尺部有脉，关寸二部也会有脉，只是强弱、粗细、浮沉的差别而已。因为尺脉是血的来处，寸脉是血的去处，有来处也有去处，无去处也无来处。

寻脉根时应先按寸、关二部，无名指感应尺脉（左手候脉法），尺脉沉取而有力为有根之脉，它的现代医学原理是血压有没有下降。也可感知其从容和缓，也谓有根之脉。尺脉又寓意人的先天，中医称之为肾气。肾气为先天之本，有了先天之本，生命才可升华。《脉诀》曰："寸口虽无，尺犹不绝，如此之流，何忧隕灭。"若脉无根，则肾气已败，病情危笃。从现代脉学的角度认识脉根，脉根当指人的血压。沉诊寸关尺，不管哪部尚有力即为有脉根。尺脉有力的"力"一定是无过极的力，一定是和缓之力，否则仍然是病脉。

"神"是指有胃气的脉。《灵枢·平人绝谷》曰："故神者，水谷之精气也。"水谷之精气，是指胃气。"补土派"的代表人物李杲曰："脉中有力，即有神矣。"当然这种力并不是病脉的力，而是和缓从容之力。即如李杲所曰："无病之脉，不求其神，而神无不在也。"中医认为心主血而藏神，只有气血充盈，心神健旺，百脉从容和缓，脉象方为有神。有神之脉忌太过、忌太极，按之脉张力适中。脉象中只要脉张力从容和缓，就是尚有脉神，太素脉的清脉应是脉神的标准，也是正常脉象的标准。

在正常脉象的陈述中，我们多次讲到脉的清虚，此语出自《太素脉法》。清代医家张璐对太素脉法有相当的研究，他认为："清脉者轻清缓滑，流利有神，似小弱而非微细之形，不似虚脉之不胜寻按，微脉之软弱依稀，缓脉之阿阿迟纵，弱脉之沉细软弱也。清为气血平调之候，经云：受气者清。平人脉清虚和缓，生无险阻之虞……"古代研究清脉是出于占卜的需要，但清脉应是正常脉的标准。

总之，人体脉的胃、神、根是三位一体、互为因果的。首先必有胃气，有了胃气脉才能有根。脉有胃气、有根则必有神。神是正常脉象的标志。临床上，人有神，脉有神；人已无神，脉神何来。脉已见死，人则生命垂危。

另外，脉象的胃、神、根，在男、女、小儿之间也有一定区别。《四诊抉微》中说："诊男者先左，诊妇者先右，男以气成胎则气为之主，妇夹血成胎则以血为主。男子病右脉充于左者，为胃气也，病虽重可治，反此者虚之甚也。"根据古训，男病人右脉充盈和缓从容为有胃气。临床上虽然男病人出现了危重病情，但只要右脉充盈，不失胃、神、根，可视为有治。女病人以左脉充盈和缓为有胃气。虽然女病人病情危重，但只要左脉有胃气，也应视为有治。男病人右脉、女病人左脉胃气的有无，可视之为病情危重的判断指标。当然这只是古人的视脉识病经验。对于今人来说，判断人的生死是有严格的理化指标可供参考，更何况现代医院 ICU 的条件又那么先进。当然男右、女左的气血变化也是理化指标变化在寸口脉上的反映，在一定程度上借鉴古人的经验是有裨益于临床的。女子在妊娠时观察左寸脉、右尺脉有特殊临床意义（见后章）。一般男子以体力劳动为多，心肺的功能非常重要。观察右手可衡量男人的肺活量与食量。其脉正常，其人肺活量必正常。临床上肺源性心脏病患者右寸脉多不正常。

小儿的脉多是寸脉凸起，尺脉沉弱、脉数，短于成人。这是小儿生理发育所特有的脉象，不应以病脉论。小儿的神经系统发育较快，身体的发育顺序为头、胸、腹、下肢，因此脉象出现寸脉为大，其次为关、尺的现象。老人的脉象特点也是寸脉的凸起、尺脉的减弱，而老人的机能衰退首先从下肢、肠道开始。

正常脉象到底是什么样的呢？难以言状，现拟定一个模式如下：

健康人（以身高 1.75 米计）；

体重 70 千克；

脉长可舒服地容纳三指；

脉粗在 4 毫米左右；

脉诊有清虚之应；

没有 18 种脉象要素的改变。

事实上，将脉象规定在一种模式的做法是不妥的。脉气求有胃气，有神。有之则为正常范围，无之则属病脉，人也处于疾病状态。

九、构成脉象的因素

清代医学家周学海在《脉简补义·诊法直解》中说："盖求明脉理者，须将位、数、形、势四字讲得真切。便于百脉无所不赅，不必立二十八脉可也。"他告诫人们，观脉重在明确脉理，应以不同的角度观察与研究脉象，不必刻板于模式。近代医学研究认为，构成脉象的主要因素为八个方面：其一，脉位，多是指脉管在腕部的深浅位置变化，借此可以判断与了解病情的轻重，对疾病的预后具有一定意义。其二，对脉率的研究，了解心脏跳动的次数及人体代谢的快慢，甚至通过该项研究识别寒热证候。其三，对脉张力强弱的研究，并通过对脉张力强弱的感知了解人体体质、体力、病程及疾病病势的强弱等。其四，研究脉象及脉管的粗细，以了解病人的气血状态、脉口的宽窄、组织的供血、脉的阴阳等改变。其五，通过研究脉象的长短也可了解人体气血状态，用于脉象的虚实辨证。其六，了解脉的节律，借以了解心脏的搏动节律。对于研究心脏的传导、心脏乃至心肌的病变等有重要意义。其七，通过对脉管紧张度的研究，来了解心血管的功能状态，脉管口径的改变及脉管管壁的硬化程度等。其八，对脉象流利程度的研究，即指血流的流速及流畅度。通过上述脉象的八个不同角度，争取较全面地了解人体气血及其功能状态。如果要全面研究脉象，观脉还应该强调：第一，血液质的不同，指血液成分的改变。第二，"脉晕"的出现与否，以及"脉晕"与脉象之间存在的辩证关系。第三，对神经系统脉象的研究，如风脉、边脉等，可望全面了解脉象。

1.脉象的浮、沉变化　通过对脉象浮、沉的研究，辨别疾病的病势轻重、病程的长短、预后的佳与不良，并提示不浮不沉之脉为正常脉。在28脉中，浮脉有浮脉、洪脉、濡脉、芤脉、革脉等，沉脉有沉脉、伏脉、牢脉、弱脉等。绝大部分人的左尺脉弱于右尺脉，特别是女性。40岁后大多数人尺脉偏沉，这也应属正常脉象。一般情况下，寸脉的沉、关脉的沉、尺脉的浮多为病脉。必须指出的是，脉位只是腕部软组织及其脉道的充盈情况，并不是脉道发生了解剖学意义上的改变。详见脉位表（见表5）：

表5　脉位表

浮位——浮、虚、散、濡、芤、革	实、	大
中位——迟、缓、数、潮、风、滑、涩、击、奇、细、微、弦、紧、漾、代、结、促、动、长、短、边	洪、浊	脉类
沉——沉、牢、伏、弱		

2. 心跳的频率　正常人一息脉4～5至。快于5至、少于4至均为病脉。在脉象中，快于5至的脉象有数脉、促脉、疾脉、动脉等，少于4至的脉象有迟脉、迟缓脉、涩脉、结脉等。一般体格健壮的年轻人及中年人脉象稍缓，例如运动员、体力劳动者等；而女性，特别是女性在月经期和妊娠期脉象可滑数；小儿脉象多数，这均为正常生理状态。脉率也常

受到季节、环境、心理、情感等多方面的影响，候脉时应加注意。

3. 节律 节律是指脉搏跳动的规律性，其异常应当包括两种概念：一是节律不齐，例如促脉、结脉、代脉；二是脉力、形态的不同，例如涩脉、散脉、奇脉、潮脉、代脉、十怪脉、"脉晕"脉象。个别情况下，由于情绪紧张、恐惧过度也会出现脉跳的加速，不应视其为病脉。有时青年人在呼吸时出现个别早搏，或呼气时脉的搏动弱、吸气时脉搏增强，也应属正常的生理差异，不应视为病脉。

4. 脉管的粗细 即脉管的应指宽度。平脉应指不宽不细。脉应指宽大是病脉，例如洪脉、实脉、浊脉等。应指细小之脉也是病脉，如濡脉、微脉、弱脉、细脉等。一般体力劳动者、体格健壮者、个头大者，脉象多应宽大。而脑力劳动或女性、小个和小儿，脉象多偏细。若劳动者脉细，则其人必定四肢无力；文人脉粗，则多见血脂增高。诊脉不应形而上学，要因人而异。

5. 脉势 指脉搏应指的强弱，应指有力、无力皆为病脉，例如实脉、洪脉、长脉、浊脉、弦脉、紧脉、动脉应指有力。而濡脉、弱脉、漾脉、微脉应指无力而软。应指浮大中空、无根和应指有力为脉气强，应指无力、脉气弱也是病脉，如虚脉、散脉、芤脉、革脉或实脉、虚脉等。一般体力劳动者、体育工作者、身高体壮的人脉多有力而实。脑力劳动者、妇女、儿童脉气多偏弱。儿童脉象的最大特点是寸脉大，尺脉沉而脉数。

6. 脉的长短 寸口脉道的长度或长或短。如果是平脉，应当寸、关、尺三部皆有脉。寸口脉道过长者为脉长，例如弦脉、长脉、牢脉、洪脉、实脉（浊脉也有脉长的特征）。脉短者为不及寸尺，或寸短，或尺短，或寸、尺短。正常情况下个头大则脉长，个头小或女性脉多偏短，此脉亦应三分。

7. 脉的紧张度 即指脉道的舒缩状态或管壁的弹性。脉的紧张度过高、过低均是病脉。紧张度过高的脉，如弦脉、紧脉、牢脉、革脉、边脉，也往往是脉管的痉挛及脉管管壁的硬化等。脉管张力过于弛缓，如散脉、微脉、虚脉、濡脉、弱脉等也都是病脉。

8. 流利度 即脉流应指的流畅程度。过于流畅，例如滑脉、动脉、洪脉等；脉失流畅，如涩脉、浊脉等，二者均属病脉。浊脉是血液有形成分的改变，使血液流利度发生变化，微血管通过受阻而出现的特异脉象。血液黏稠度的增加，多伴有红细胞的增多，血浆脂蛋白的增多或缺水、缺氧，会出现脉位、管径、脉张力的改变。这是现代人高脂血症的特异脉象。劳动者的脉道宽大洪盛，脉动增强，腾涌满指。《太素脉法》中的浊脉与本书浊脉不同。严格说来，浊脉属于脉象流利度异常的单因素。

9. 脉晕 脉道中出现"脉晕"是一种欠均质现象。其中有脉位、脉势、脉宽、脉张力等综合改变。例如，动脉就是典型的"脉晕"脉象，它的出现往往是多枚互动，常常是两枚及两枚以上形成共振关系。"脉晕"多伴行于病脉的产生，有时多枚病脉点与多种病脉同时出现在脉口，形成复杂的共振关系。研究"脉晕"的脉诊有助于引导脉象学趋向于一病一脉的新的脉学理念。

10. 其他 通过对风脉、边脉、潮脉、奇脉、漾脉、击脉、十怪脉等脉的研究，使临床候脉互动于现代医学，在传统脉象学的基础上拨开束缚，拓展思维空间，促进脉象学的现代化。风脉、边脉、潮脉、奇脉、击脉、漾脉的存在也告诉医务工作者：脉象要素的组成随时随地制约于神经、心血管系统的功能状态。

十、脉象的差异

生活中正常人多于有病的人，在临床工作中异常脉象多于正常脉象。这种差异，使我们质疑脉象学。事实上，脉象与机体的机能状态、生理变化和环境的改变、季节的更易、体位等因素有广泛的内外联系。一方面我们肯定脉象在诊断疾病过程中的准确性及重要性。但另一方面不可否认的是，脉象在诊病过程中存在着这样与那样的差异。古人在脉象研究中，提出了"顺逆从舍、四时兼象"等重要理论，时至今日仍然是判断与研究脉象的重要工具和解决脉象差异的有效方法。如果把正常脉象规定在有胃、神、根的范畴，那么稍偏离这一轨道应视为基本正常，偏离过远则为病脉、死脉。只有客观地理解脉象，方能真正知脉、懂脉。

在脉象的阴阳分类中，阳性脉的过极、太过，阴性脉的不及为病脉或死脉。而阴性及阳性脉中存在有胃、神、根的脉象为异常脉象，即病脉。脉象中浮、洪、芤、革、数、滑、动、促、疾、实、紧、弦、长、浊、边、击、风脉等脉的过极和太过，多是危重脉象。而阴性脉的不及和太过，例如虚、短、弱、代、迟、结、沉、漾、奇、潮、风脉的关尺脉等，多见于重要脏器的严重缺血、凝血或功能受损。就脉气的浮沉来说，如果把人的正常脉象规定为以水平面为正常的话，在水平面上或在水平面下均为不正常。

（一）阳性脉不可太过和过极

浮脉：脑力劳动者寸脉多浮。神经衰弱的早期寸脉多浮。妇女左寸、右尺脉多浮滑。一般疾病的早期脉象多浮，疾病的恢复期其脉多浮滑。若浮脉出现了浮而有力或浮而无力，则说明病人的病情多见危重，此为浮脉太过或不及。

洪脉：正常情况下，健康老人尺部脉洪，正常人饮酒后脉洪，夏日在阳光下活动脉洪，这是正常生理现象，不能以病脉、死脉论之。而脉洪有力，波涛似洪水四溢，则有内热、血涌，有邪盛之危。若久病而脉洪或新病脉洪无力皆为正气衰竭而出现的危象。

芤脉：芤脉主血少，多见于失血。但该脉在高血压病人用降压药过量、血瘀、营养不良性贫血、再障性贫血、高热导致的体液消耗、剧烈呕吐、泄泻、大汗或慢性消耗性疾病的体液不足等情况下，均可出现。

革脉：该脉为弦急而中空，轻取弦急的脉势。主失血、失精、半产、漏下之重症脉象。但临床中也偶见于肋间神经痛、腰酸痛、遗精、早泄、食欲减退、消化不良等疾病，不应全以危重脉象的角度审视之。

数脉：主虚、主热。如见数而有力或无力而数，均为危重脉象。临床上也见于咽炎、喉炎、声带炎、鼻炎、鼻窦炎、鼻衄、结肠炎、贫血、神经衰弱、浅表性胃炎、神经衰弱性失眠、维生素 B_1 缺乏症、脚气感染、前列腺炎、老年性骨质疏松症、女性内分泌失调、坏血病、癔病、大脑皮层功能紊乱、过度消瘦、骨蒸、过度疲劳、精神紧张、植物神经功能紊乱、长期低热、慢性消耗性疾病以及药物或酒烟无度等情况。但此脉之数，大多数情况下，不失其胃、神、根，不应以死脉统观。一般来说，滑数、风数、洪数、实数为数脉的太过。虚数、芤数、细数、濡数等为数脉的不及。

滑脉：主实热、痰饮、宿食。若脉滑有力则为滑实脉，多见于各种心脏疾病、糖尿病、甲亢及各种胃肠肿瘤等重病。脉见滑而急，应预防脑中风。脉滑无力、脉虚而滑，多见于呼吸疾病、心脏病、妊娠流产、先兆子痫、宫外妊娠等重病。而滑脉中存在有胃、神、根者多为营卫冲和的正常脉象。女性在月经前期、中期、后期、排卵期及午休后多有滑脉。这是正常的生理现象。

滑脉还见于消化不良、胃神经官能症、浅表性胃炎、神经性呕吐、眩晕症、胃肠型感冒、肋间神经痛、食道痉挛及女子内分泌失调、神经衰弱、盆腔炎、附件炎、外阴炎、子宫内膜炎，以及慢性咽炎、中耳炎、咽鼓管炎、鼓膜增厚、骨迷路炎、晕车晕船、上呼吸道感染、低血糖等。一般此等病情多无生命危险，脉滑但不失胃、神、根，不应以死脉称之。

动脉：主痛与惊，为气血冲动所致。若动而有力或尺部无根，则见于重患，如脑血管疾病、血液病、结缔组织病、结核病、肿瘤、肝硬化、妇科出血等。该脉胃、神、根尚存，则不应以病脉、死脉论，例如植物神经紊乱（中医阴虚自汗）、阴虚阳亢之遗精、性欲亢进等。临床上还见于腰肌劳损、骨质增生、神经性呕吐、神经衰弱、精囊炎、前列腺炎、月经不规则等疾病。

促脉：主实热、元气虚衰、痰饮、宿食等。促洪脉常见于流行性传染性疾病、重症感染、癌症后期、精神分裂症等重患。促而动之脉，多见于脑血栓形成、脑缺氧、外周循环衰竭、中毒性心肌炎等重病，多为死脉之属。而促脉中尚存胃、神、根者，例如嗳腐、反酸、腹痛腹泻、慢性咽炎、癔病、更年期综合征、风湿、尿路感染、维生素缺乏症、胃炎、溃疡、息肉、前列腺增生等，不应以死脉论之。

实脉：三部脉宽大而长，为正邪之气皆盛。若实而弦，多见于危重疾病。例如各种严重感染、菌血症、白血病、破伤风、脑膜炎、菌痢、脑炎、脑性疟疾、内脏肿瘤及传染性疾病（如猩红热、斑疹伤寒、流行性出血热、肺炎）等。实脉中若尚存胃、神、根者，如心热烦躁、咽喉肿瘤、各种口炎、口腔溃疡、头痛头晕、大便秘结、小便赤涩、下肢肿痛、咳嗽胸闷、经闭、白带增多等，多为异常脉范畴。

紧脉：主实寒、剧痛、宿食。其脉绷急弹手，来往有力。临床见于破伤风、癫痫病、哮喘、慢性支气管炎、肺气肿、胸膜炎、生殖系统结核、风湿病等。而不失胃、神、根之紧脉，多见于头痛、胸腹痛、胁胀、小便不利、男女不孕症、上呼吸道感染、流感、胃炎、胃神经官能症等。

弦脉：弦而弹手，如按琴弦。若劲急如新弓、如刀刃则为死脉。病见肝胆系统疾病，如肝硬化腹水、肝癌、慢性肝病和内脏肿瘤、恶性疟疾、先兆流产、子宫出血、异位妊娠、血液疾病、高血压、甲亢等重病。脉弦缓却是有胃气之脉或见于春暖之日，多见于贫血性头痛、癔病、偏头痛、盗汗、神经衰弱、胃炎、小儿维生素 D 缺乏症、不孕症等。乳汁缺乏症、内分泌失调、甲状腺肿、肾上腺皮质功能不全、肋间神经痛等也常见弦脉，但此脉弦而缓，不失胃、神、根。

长脉：主实热。若脉长而有力者为邪热，临床上肝病、胆及胆道感染、高血压、脑血管病、感染性疾病的中后期和部分精神分裂症、血液病（如白血病），多有此脉。脉长而缓且四时兼象，则为平脉。咽炎、身体虚弱、自汗、神经官能症等，虽脉长但不失胃、神、根。

风脉：若寸脉增强，多见于脑部血管的梗阻、出血、炎症、肿瘤，静脉的瘀血等。寸脉的脉力过强，则疾病多属危重。

（二）阴性脉的不足与不及

阴性脉中，虚、短、弱、微、代、迟、结、沉、风脉的关尺脉气不足或不及，失胃、神、根的脉象多见生命危急。

虚脉：主气血两虚。脉宽大浮软，按之空虚。过虚无力则失去胃、神、根。例如，晚期肿瘤的慢性耗竭、慢性胃肠疾病导致的消化吸收障碍、慢性炎性疾病及寄生虫的侵害、肺萎缩、肺不张、心脏供血不良、风湿性心脏病、冠心病、营养不良及贫血性心脏病、慢性失血、胎盘残留、肝及胰腺的慢性炎症等均有危及生命的危险。脉象上多可呈现太过的虚脉。若虚脉中存有胃、神、根的脉气，多为可治愈之病症，例如某些脏器或人体机能的下降、免疫力的减低、部分贫血、纳差、无力、失眠、多梦、神经衰弱、慢性胃肠疾病、月经失调、骨关节疾病、肌纤维病变、神经炎、筋膜炎等均可经过治疗而康复。

短脉：寸口短缩不满三指所部，主气郁气虚。短有张力则气郁，无力则气虚。临床上再生障碍性贫血、肿瘤、脓疡、慢性肝胆疾病、脑血管疾病、休克、心力衰竭、循环衰竭、哮喘等多见该脉象。脉短缓，不失胃、神、根，则临床上多以气虚为常见，如酒后、神经衰弱、消化功能障碍、缺铁性贫血、营养不良性贫血、肾虚、下肢功能减弱、心肺功能不佳、记忆力下降、听力减退等。

弱脉：气血不足，脉道失于充盈而有此脉。脉过于弱则成死脉。临床上见于心脑血管疾病，如脑血栓形成，也见于食道肿瘤、贲门痉挛、重症结核、胆管疾病、破伤风、肺气肿、肺心病、渗出性胸膜炎、产后出血等疾病。若脉虽弱，但胃、神、根尚在，则多无生命之危，例如神经衰弱、贲门痉挛、食道失弛缓综合征、癔病、肋间神经痛、内分泌紊乱、食欲不振、维生素缺乏症、经期水肿、阳虚遗尿等。医者临诊，应辨病于轻重缓急，以脉辨病，区别对待。

微脉：脉细而软，似有似无。主气血阴阳皆虚甚。微脉的取名有生命将微的寓意。微脉见新病阳气暴脱，久病正气将绝，例如各种休克、风湿性心脏病、贫血性心脏病、老慢支（慢性支气管炎）肺心病、肾病综合征、糖尿病、各种感染性疾病的后期。若微脉尚存胃、神、根，则亦无生命之危，例如上呼吸道感染、肋间神经炎及疼痛、阳痿、早泄、性功能减退、遗精等。当然如长期持有此脉，人体机能不能发挥，生命的质量也不会太高。

代脉：有定数止歇，主脏气衰微。该脉多见于重症之心肌损害，如心力衰竭、冠心病、心瓣膜病变、心源性休克、心肌梗死、肺源性心脏病、脑血管疾病（例如脑血栓形成、蛛网膜下腔出血）、肠道传染病（例如菌痢、霍乱、副霍乱、急性胃肠炎）、胸膜炎症、肾性水肿等，多有生命危险。当然，代脉若胃、神、根不失，也见于营养不良、消化机能不佳、植物神经紊乱、神经官能症、跌打损伤、各种疼痛、紧张、惊吓及个别妊娠妇女。有时短暂出现的代脉，多无生死之忧。对于经久而有临床症状的代脉，多是厝火积薪之危。"结生代死"之古训还是要牢记。

迟缓脉：脉来怠慢，为脾胃虚弱，湿病之脉。过缓无力则多见于贫血、慢性消耗性疾病、肝胆系统疾病、凝血机制障碍、子宫出血、胎盘剥离不全、胎盘残留、食道占位、食道狭窄、食道痉挛、肠结核等。若脉缓而从容平和、不疾不躁、顺应四时之兼象，为正常脉象。另外，临床上也可见宽大而缓之脉，例如浊脉，也是病脉。脉濡而缓可见于末梢神经炎、维生素缺乏症、脚气病，脉弱缓见于肠炎、便秘、肠道功能紊乱、泌尿生殖系统炎症，脉浮缓见于上呼吸道感染、神经衰弱、风湿热、肠伤寒，脉细而缓见于胃部慢性炎症、胃下垂、胃潴留等，常是有胃、神、根之缓脉，临诊时应区别对待。

迟脉：脉一息三至，主寒。有力为实寒，无力为虚寒。见于脑外伤综合征、脑溢血、颅内压增高、冠心病、动脉粥样硬化性心脏病、消化道肿瘤、风湿性关节炎、类风湿关节炎、心肌炎、慢性肝胆疾病、肠结核、胃及十二指肠病变等，还见于各种贫血，例如溶血性贫血、巨细胞性贫血、再生障碍性贫血及妊娠、肿瘤等。若脉迟而不失胃、神、根，则可见于经久参加体育锻炼的健康者，也见于健康人午夜沉睡时、植物神经紊乱、内分泌失调、迷走神经兴奋性增高、慢性肠炎、曲张性静脉炎、血栓性脉管炎、高热汗出后热退时、甲状腺功能减退等。临诊应审证得法，才能用药得当。若轻重不辨，乱施汤丸则必医患纠纷比肩接踵。

结脉：脉缓时止，止无定数，主虚。重病见于元气衰微。临床上见于严重的心脏病、呼吸系统疾病、消化系统恶性肿瘤、肝胆系统疾病等。若脉结，不失胃、神、根，则可见于精神病、消化系统炎症、贫血、肾炎、气管炎、咽炎等病患。正常人迷走神经兴奋性增高、过度疲劳、极度精神紧张也可出现此脉，这是人体的正常机能状态，不应与有病的迟脉混为一谈。医者应圆机活法，不可蹈常袭故。

沉脉：脉深在，重按始得。多见实邪内郁或阳虚气陷，临床见于严重感染，如菌血症、败血症，心肺疾病，泌尿系结石、炎症、肿瘤，各种原因引起的水肿，风湿病、骨质增生，心脑血管疾病，肝、胆、胰腺的慢性炎症，糖尿病等疾病。若新病脉沉则实邪内盛，必见于重病。若久病脉沉则阳气已陷，机体无力抵抗疾病，病情必见重。沉脉也可见于正常人，例如冬天气温低，成年人尺脉与肥胖人脉多趋沉。还可见于慢性肠道炎症、骨骼病变、神经衰弱、贫血、慢性泌尿系统及生殖系统炎症等。

潮脉：见于心肌严重受损，潮脉合并代脉则是危症。

风脉：关尺脉过弱多提示瘫痪侧肢体功能严重受损。根据其脉力还能判断瘫痪侧肢体功能的受损程度。

总之，阳性脉太过则脏器损害，阴性脉不及则脏器失其功能，均是病势危重的脉象。一方面，疾病的轻重、脉间的变化与其相顺应；另一方面，正常脉、异常脉在一定条件下相互转化，与疾病互成因果。作为医生应殚思竭虑、措置裕如，方能应对疾病与人体瞬息万变的局面，稍大意则失之毫厘缪之千里。脉象的过极和不足，临证之工应当审证施法。于医者而言，人命关天，成败乃一念之间，不逊色于两军对垒，需审证求因，胆大心细，力挽狂澜；若惊慌失措，乱了方寸，或蜗行牛步，错失良机，皆为草菅人命。

十一、妇女、儿童的脉象特点

男性、女性、儿童脉象各有其特点，如果把男性脉象视为一种脉象模式的话，女子、儿童的脉象总有与之不同的地方。

（一）女性脉象的特点

宏观上，女子一生中有未经期、经期、绝经期之分。而具有生育年龄（月经的建立）的妇女在一月中脉象又有经前期、经期、经后期、排卵期之别，另有妊娠、分娩、哺乳等生理上的改变，因此脉象也会发生与其相适应的变化。

女子在月经初潮以前，她们的脉象与男孩没有什么区别。要说细微的区别也只有脉象稍细数的不同了。女子在青春期前，尺脉、关脉偏沉，偏弱，一般在 12 ～ 14 岁月经建立后进入青春期时，尺脉、关脉渐渐转强。月经建立后，其脉象于经期前、后、中期，左寸脉、右尺脉、右关脉的脉多浮，脉张力增强而滑数。排卵期的脉象基本相同于月经期的脉象，只是滑而偏有张力而已。绝经期女性尺脉转弱。体质好的女性 50 岁后关脉强，体质弱的女性，关脉偏弱，而双寸脉趋浮。

女子在生育年龄，右尺、左寸脉稍强的原因可能与其内分泌的调节及其自身的理化代谢有关。经期女子在雌激素、孕激素、促性腺激素的作用下，微血管开放，血流加速，同时水钠潴留，心脏的活动增强。体内的各种代谢也加强，因而出现滑数的脉象。又由于子宫供血增加，宫体充血，内膜剥脱，右尺脉必浮强。胃肠的充血、门静脉回流的增加、肝脏代谢的增强等综合因素导致右关脉增强。代谢的增加必然导致心搏出量的增加而出现左寸脉张力增强而滑数的脉象。而月经后期，体内激素水平下降，失血、血黏稠度降低，则脉象会出现脉张力减弱、滑数改变。此时若观察女子的末梢循环，如睑结膜的血管网、甲床、口唇，会发现有轻度贫血症状。医生可以通过脉滑及末梢血供区别月经前后或经期或排卵期。

正常情况下，女子在月经初潮直至绝经期前或妊娠、哺乳早期，关脉会增强，这与关脉脉气的组成成分有关。前章中我们陈述过关脉由乳房、肝、胆、脾、胃、肾、胰的脉气堆叠而成。经前期及妊娠时女人的食量，钠、水摄入和代谢增加，乳房胀满，而妊娠及哺乳期更是如此。个别女性妊娠出现消化道反应，关脉可减弱；而早孕反应后，关脉的增强与滑数是主要的。若哺乳期女性关脉偏弱，则乳汁分泌多困难，有时见缺乳。

另外，女性在两次月经的中期（排卵期）脉象多滑数，这可能与排卵期内分泌变化有关。女性排卵期体内促性腺激素达到峰值，子宫充血，又由于孕激素短期大量分泌，子宫内膜血供为其受精卵着床做准备，同时女性的性冲动也增加（在动物表现为外阴充血，求偶动作出现）。人体各脏器在激素作用下代谢增强，微血管通畅，因而出现脉象滑数。

总之，女子受其自身生理因素的影响而出现与男子不同的脉象。当我们了解了女性生理特征，就能理解其独特的脉象表现形式。一般情况如下：

1. 经前 10 天，脉象开始滑，双关脉浮，脉张力渐增。

2. 月经前 1～2 天，脉象滑数明显，左寸、双关、右尺脉张力增强明显，末梢血供红润，如甲床、睑结膜红润等。

3. 月经期同上，但脉张力减弱趋缓，末梢血供不见红润。

4. 月经期后，仍滑，但左寸、双关、右尺脉浮力趋弱，同时见末梢贫血貌。

5. 两次月经之间，脉滑明显，左寸、右关、右尺脉，浮滑数，但晨起体温相对低，可见滑迟脉，多为排卵的体征。

6. 脉洪大、滑、数，月经提前，量多。

7. 脉沉、细、弱、迟，月经后期、量少、色暗。

8. 脉沉、细、弱、虚、涩、弦，月经量少或推迟，可见于不孕症。

9. 脉细、弱、迟，月经延期，见红不止，同时有贫血貌，也可见于不孕症。

10. 脉芤无力，血崩不止。

11. 左寸脉调和，尺脉沉弱，月经多不调。

12. 脉沉、沉涩，月经不调或闭经。

13. 双关脉张力增强，左寸、右尺脉见滑动，多见于乳腺增生。

14. 月经前双关脉浮有力，见于乳腺增生。

15. 脉虚、细涩，体虚闭经。

16. 左尺脉滑，脉晕点出现，脉张力增强，均提示该女性有妇科疾病，因为正常情况下左尺脉偏弱。

17. 妊娠，停经，脉滑数有力，一般左寸、右尺脉滑数超过关位。妊娠月份越大，关脉张力越强，乃至尺部脉滑。

18. 妊娠时尺脉沉、弱、虚、涩、细，有先兆流产的可能。

19. 关脉的脉晕点滑数，触及乳房结节，左寸中下 1/3 处出现淋巴结脉晕，有乳腺癌的可能。

20. 妊娠期，脉洪，胎儿发育正常。若双尺、左寸脉洪大，可能是双胞胎。

21. 临产，脉滑而紧，宫颈结中虚。

22. 左寸脉浮滑，右尺脉弦、沉，有时可见于妊娠。

23. 双寸口脉弦滑有力，见于妊娠期高血压。

24. 男性胎儿，左寸心脉和关脉浮大、滑、实数，且强于右寸关脉，反之则可能是女胎。

25. 尺脉弱，多见于月经不正常、肠道功能不佳（腹泻或便秘）、腰酸、下肢关节病变、天冷四肢寒、下肢脱钙、小便自解等。两关尺脉张力不等，脉张力强的一侧多为腰肌张力过大，关尺脉张力弱且脉弦的一侧为受累侧，例如腰椎间盘突出症就是如此。

26. 双尺脉弦细无力，于子宫内膜炎、月经淋沥不尽等。

27. 关脉细、弱，多见于缺乳、消瘦、心情不舒畅、肠胃功能不佳等。

28. 关脉强，生理情况下，乳房大、乳量大、胃口好、体胖、人的性格豪爽。病理情况下，可见于肝脾肿大、脂肪肝、眼结膜充血与不适、易怒等。

（二）小儿脉特点

小儿由于正处于发育期，许多组织器官尚未成熟，有别于成人，因而脉象也有其特点。首先是寸脉接近成人化，这是相对于关、尺脉，这说明小儿的脑部活动已经很接近成人了。关、尺脉特别是尺脉偏弱，也说明小儿肾气弱、四肢及内脏尚待发育。所以候小儿脉时一指总候三部即可。一般中候有张力即为肾气充沛、发育正常。5～6岁小儿一息六至为正常，八九至为数，四五至为迟，3岁以下小儿脉率八至为平。小儿脉无需细辨脉感，只需了解浮沉、迟数、缓急、强弱等脉之大意即可。习惯三指候小儿脉，需密布指，多能得到正确诊断。

小儿的脉象多为寸脉明显，关、尺合一。由于小儿多不能正确陈诉病史，所以掌握他们的脉象规律对于小儿临床诊断有一定意义。一般情况如下：

1. 浮数为阳，沉迟为阴。

2. 强弱表示虚实，缓急测试正邪。

3. 脉数为热，脉迟为寒。

4. 脉沉滑为宿食。

5. 脉沉而弦多见腹痛。

6. 双关尺侧缘边脉，见上腹部疼痛。

7. 关脉尺侧缘边脉，见对侧上腹部疼痛。

8. 双尺脉尺侧缘边脉，见小腹疼痛。

9. 一侧尺脉尺侧缘边脉，见对侧小腹疼痛或疝气。

10. 尺脉桡骨侧缘边脉，多见下肢外侧疼痛。

11. 一侧尺脉尺侧缘边脉，见于同侧下肢内侧疼痛。

12. 脉浮弦为痰饮。

13. 脉浮滑为风痰。

14. 双寸脉中有豆点样"脉晕点"，左关脉强或伴有脉滑数，多见于扁桃体炎。14 岁后人体免疫功能健全，有此脉象应检查血象，排除血液系统疾病、淋巴系统疾病等，特别在虚、虚滑、虚数脉中求此三点"脉晕"多有临床意义。

15. 脉紧多主寒，弦紧见于风寒。

16. 脉缓见于湿。

17. 脉虚涩为惊吓。

18. 单纯左关脉强，多见于淋巴结肿大或脾脏的肿大等。

19. 左关脉张力强并伴双尺脉芝麻样病脉点、脉数洪应排除肠系膜淋巴结炎。

十二、空杯思维

脉象信息如此复杂，尤其初学者更是雾露障眼。据笔者脉学研究经验，建立自己的识脉系统非常必要，这一识脉系统就是空杯思维。要求将自己的思想淡化为零，以零对照病人的脉象，比较 18 种脉象要素，没有脉素，也就是说归零者为正常。

十三、脉诊与辨证

中医的八纲辨证是辨证的总纲，在临床工作中具有提纲挈领、归类共性的作用。八纲，即阴、阳、表、里、寒、热、虚、实。八纲中，阴、阳是总纲，表、热、实属阳，里、寒、虚属阴。而脉诊又是八纲辨证的主要依据。

（一）脉诊与阴阳

阴脉范畴：沉、牢、伏、细、迟、涩、结、虚、短、弱、微、代、漾、潮。

阳脉范畴：浮、洪、芤、濡、革、散、数、滑、动、促、实、紧、弦、长、浊、奇、边、风、击。

（二）脉诊与表里

浮脉主表证（浮而有力为表实，浮而无力为表虚）；

沉脉主里证（有力为里实，无力为里虚）。

（三）脉诊与寒热

迟脉、紧脉主寒（紧而有力为实寒，紧而沉迟无力为虚寒）；

数脉主热（数而有力为实热，数而无力为虚热）。

（四）脉诊与虚实

虚脉主虚（脉虚也可泛指各种无力之脉，如微、细、濡、弱、漾、短等）；

实脉主实（实脉也可泛指各种有力脉象，如实、滑、洪、长、浊、击等）。

（五）脉的对举

浮–沉，迟–数，虚–实，滑–涩，洪–细，长–短，紧–散。

十四、脉象的兼脉及其命名原则

凡由两种或两种以上的单一脉象要素复合而成的脉象称相兼脉或复合脉。这是因为疾病是一个复杂的病理过程，有时多种致病因素互为因果，机体在与疾病斗争时会出现不同的即时状态，脉象也会出现不同的即时变化，常常形成复合脉。例如二合脉、三合脉、四合脉，甚至五合脉，就是分别由2种、3种、4种、5种脉象要素复合而成。在28脉中有许多脉象本身就是复合脉，例如濡脉、弱脉、牢脉、实脉等（见病脉章）。

当翻开脉学史册长页，我们发现许多脉学著作中有关脉象的兼脉及兼脉的命名存在着这样或那样的不同，缺乏统一性，我们已经不可能改变先人的表达方式，但可以从现在做起拟订一种方案来解决这一问题。尽管这一问题比较棘手。

（一）脉象兼脉的基本原则

1. 有关脉位问题的兼脉

（1）浮脉类可以同中位脉兼脉，例如浮紧脉等。

（2）中位脉可以同沉位脉兼脉，例如沉迟脉等。

（3）浮位脉不能同沉脉类兼脉，例如浮沉脉。

（4）浮、中、沉三类脉可以同时兼脉，例如实、浊、洪脉等。

（5）中位脉与中位脉可以兼脉，例如滑数脉等。

（6）浮脉之间不兼脉，例如浮芤脉。

（7）沉脉之间不兼脉，例如沉牢脉等。

总之，具有脉位性质的脉，对举脉可共存但不兼脉。

2. 与具有频率性的脉相兼

（1）原则上不兼脉。

（2）特别情况下，迟缓脉可以兼脉（迟缓脉是指脉动在每分钟 45～63 次范围的脉）。

总之，具有频率性质的对举脉多不兼脉。

3. 与具有节律性质的脉的兼脉　原则上不兼脉，但可先后出现在同一寸口，如结代脉的先后间断出现。

4. 与具有脉张力性质的脉的兼脉　对举脉不兼脉，例如虚实脉。

5. 与长、短脉素性质的脉的兼脉　不兼脉，例如长短脉。但双寸口可以分别出现。

6. 与反应脉管紧张度的脉的兼脉　不兼脉，例如紧脉与缓脉不兼脉。

7. 与反应脉流利度的脉的兼脉　不兼脉，例如滑、涩脉。

8. 与相似脉多不兼脉

（1）沉、伏、牢脉。

（2）虚、芤、散脉。

（3）细、濡、弱、微脉。

（4）动、短脉。

（5）弦、紧脉不兼脉，但可以和长脉兼脉。

（6）实、洪脉。

（7）芤、革脉。

（8）促、结脉均不应兼脉。

9. 寄生脉必须兼脉　寄生脉指风脉、边脉、动脉、脉晕点脉，如边脉、风脉、动脉、脉晕点脉象等。因为它们必须以兼脉的形式存在。

总之，对举脉不兼脉，相似脉不应兼脉，脉的基本要素间可以兼脉，寄生脉必须以兼脉的形式出现。

兼脉时以基本脉素为依据，兼脉在各脉素间进行，但不是脉素间的排列组合。现推荐以脉素为依据的分类法：

脉位：浮、沉、伏。

幅度：洪、细、漾。

力度：虚、芤、濡、弱、微。

流利度：滑、涩、浊、击。

频率：数、迟、促、结。

节律：促、结、代、十怪脉。

形状：弦、紧、实、长、短、革、牢、动、散、奇、潮。

寄生脉：边、风、脉晕点。

（二）兼脉的命名原则

提倡脉位命名法。

1. 具有浮脉脉素的兼脉命名　脉名第一字以浮脉类为首字，第二位为中位脉，如浮脉与滑脉的兼脉，称浮滑脉。

2. 具有沉脉脉素的兼脉命名　脉名第一字以沉脉为首字，第二位为中位脉，如沉滑脉。

3. 大脉类的兼脉命名　大脉类为脉名的首字，如洪数脉。

4. 中位脉间兼脉的命名　以前后顺序为列，前一字为脉名的首字。中位脉的排列顺序为：动、弦、长、微、细、紧、短、潮、奇、漾、结、代、促、风、边、滑、涩、击、数、迟。

说明：按上面的顺序，凡中位脉间的兼脉，其脉名以左为脉名的首字，如弦长脉而不应称之为长弦脉，或脉细而弦改为脉弦细。

5. 浮、沉脉类同大脉类的兼脉方式　兼脉名的第一字是浮、沉，多起到侧重脉位成分的作用。脉理上一般不主张它们之间兼脉，但古代脉学著作则常见。脉既称大则必满三位，侧重脉素的成分也有一定意义，完全偏废又乱了古法。

上述脉象的命名法虽尚不完全具有规范性与科学性，但在脉象的名称这一棘手问题没有得到彻底解决以前，该命名法则又有汇同古今的生命力。事实上，已经存在的脉象名是形象性、会意性命名。采用脉象要素的命名法则，扬弃部分已有的脉名，来一次大的变革，这将是一个系统工程。没有百家共鸣，达成共识，只凭笔者的只言片语，其力量还是薄弱的。以上仅供参考。

十五、脉证顺逆、从舍、合参

（一）脉证顺逆、从舍

所谓脉证顺、逆，是指疾病与脉象的相应性。一般，脉与证是相顺应的，但有时脉证也会出现不相顺应的情况，甚至还会出现相反的特殊现象。

一般功能不足的疾病，会出现阴性脉，如沉、细、弱、微、濡、结、涩、短、迟、缓等脉象。功能亢进的疾病会出现阳性脉，如浮、洪、数、大、长、宽、浊、实等脉象。功能亢进的疾病出现阳性脉象，功能不足的疾病出现阴性脉象，这是脉证相顺。功能不足的疾病出现阳性脉象，功能亢进的疾病出现阴性脉象，均为脉证不相顺应，甚至是脉证相逆。根据临床经验，脉证相逆的脉象是存在临床风险的脉象，是病脉、死脉。例如，上呼吸道感染早期病人出现发热、怕冷、头痛、鼻涕、咽痛、咳嗽，脉见浮数，是以寸脉为主的浮数脉，这说明脉证相顺。虽然邪盛而正气未衰，预后尚良好。若脉沉、细、虚、弱为脉证不相顺，多是病进、久病、重病、难医之病。又例如，慢性胰腺炎患者，脉象出现沉、细、虚、弱为脉证相顺，它提示由于疾病的慢性折磨，病程趋于缓慢，人体的机能下降，但短期内无生命危险。若脉洪、数、浮、实，则脉证相逆，表示正气已竭而邪更盛，多是慢性胰腺炎的急性发作，或并发其他疾病，也预示生命危险的来临。

再如，大叶性肺炎早、中期或流行性疾病的早、中期，脉象出现浮、洪、数、实为顺，说明疾病来势凶猛，而机体抵抗力也强，正邪相搏，脉洪实，这是脉证相顺，多能给临床医生提供正确的参考意见，处理起来手段也较单一明确。若脉沉、弱、细、微则说明病情危重，机体抵抗力低下，病邪的力量压倒了人体正气而出现不良后果。这是脉症相逆之象，临床上多会出现风险，处理起来也多棘手。

若脉有余而证不足，若证有余而脉张力不足皆为相逆；轻者疾病迁延，重者病情沉笃或为不治之症。

一般情况下：

1. 功能不足的疾病出现阴性脉，如沉、细、弱、微、漾、结、涩、短、迟、缓等脉象，这是脉与证相顺的情况。

2. 功能亢进的疾病出现阳性脉，如浮、洪、数、大、长、宽、浊、实等脉象，为脉证相顺。

3. 功能不足的疾病，出现了阳性脉象，为脉证不相顺应。

4. 功能亢进的疾病，出现了阴性脉象，也是脉证不顺。

5. 浮脉转沉脉，新病见重、病进。久病则病情迁延、难治。

6. 沉脉转浮脉，病趋向于愈合，或久病加重或出现并发症。

7. 迟脉转缓脉，病接近痊愈或为亚临床状态（新病见脉迟，为病迁延，久病相顺，但病亦可迁延）。

8. 数脉转缓脉，感染性疾病早期见病重、病进或积极治疗后，病向愈。

9. 紧脉转缓脉，病向愈。

10. 紧脉转弦脉，病情加重。

11. 短浮转细弱脉，新病见重、病进。久病则病情迁延、难治。

12. 实脉转新病为顺，有治，久病见之危象（数、洪、长、滑类同）。

13. 虚脉转见有胃气，为病愈。

14. 虚脉转见芤脉为病进。

15. 击脉转滑脉，病向愈。

16. 浊脉转清虚脉，病向愈。

17. 代脉转结脉，病向愈。

18. 代脉转潮脉，病进。

脉证的顺逆，只是针对一般情况而言的，少数情况下也见脉证相顺但病人病情危重现象。这说明临床工作中脉证的顺逆是相对的，并非绝对不变。脉与证的顺应不等于疾病轻，容易治疗，预后良好，有时反而病情危重。这里的脉证顺逆多表示该病的病机较明确，辨证较明了，易于临床对症处理而已。例如，部分久病卧床的病人，慢性消耗性疾病晚期其脉象出现沉、细、微、弱脉象为顺。如果病人出现末梢循环衰竭，慢性血管内凝血，脉道也是沉、细、微、弱，脉象与病程相顺应，如果此时误把此脉理解为脉证相顺、有治，则有失去快速抢救机会的误判。同理，脉证相逆并不都是病性危重、预后不良的征兆，而只是病机较复杂，一时难以辨证，难以肯定地对病下药而已。

脉证的顺逆，有时尚须考虑许多脉外因素，例如季节、地理、环境、男女老弱等情况，毕竟脉象是一种动态的存在形式，古人关于脉象的"四时兼象"也是出于这种考虑。

既然临床上脉证有顺逆，作为医生，是决定取脉舍证，还是取证舍脉，这是候脉诊病常见问题。对脉证的判断上必须从疾病的本质下手，抓住本质、舍弃假象。

就病的本质来说，一种疾病有其自身存在的规律。中医讲病机，西医言病理。疾病的病机、病理过程就是脉证出现的基础与本质。医生不但应了解疾病的不同阶段出现不同的脉象形式，还应了解它的正常脉象（相顺脉象）应当什么样，只有知道正常才能体察不正常。

拿休克来说，休克的不同阶段为：血压下降（缺血期）期，微血管障碍（凝血期）期，弥漫性血管内凝血期，器官衰竭期。

早期血压下降期，从临床症状上看，病人只是面色发白、头昏、自汗、手凉、反应不敏感，而脉象为虚数、细、微、弱等。脉象与临床症状不相顺，表现在脉的先行，而临床症状滞后。此时虽然脉证相逆但病情易治。在血压下降期后，会出现代偿期表现，血压回升，面色红润，手脚转而有了热度，病人自觉症状缓解，但脉象仍然沉、数、细、弱等，还是脉证相逆，也预示疾病风险的到来。

症状上我们一时看不出病人此阶段的休克是机体内部的代偿表现。事实上此阶段是机体内部应激功能起作用，是机体减少了次要脏器的血液供应而保障了生命器官的血液供应。虽然临床症状上看不出疾病的严重性，但是脉象上已现危重。此时如果我们认真观察，会发现：寸脉温而关尺脉凉，向心性热而离心性凉。舍证取脉，抓紧时间应对休克，此时应当是好治的阶段。例如采取血管活性药物调理和液体的补充，病人会很快康复。例如四逆汤加红参拌米糊等调理（笔者经验方）。但是，如果我们采取的方式是舍脉取证，则休克很快进入第二期，即凝血期。

凝血期是休克的失代偿阶段，为病进的标志。此期病人的临床症状是表情淡漠，面色青紫，四肢湿冷青紫，心跳快而弱，血压下降明显，甚至测不出，尿量少。脉象出现微、弱、散、涩等，为脉证相顺状态。此时虽然脉证相顺但已经是难治阶段，千万不能以脉证相顺而低估了治疗难度。虽然先进的现代医学对于凝血期休克采取输液、纠正酸中毒、活血化瘀，使用血管活性药物等手段，病情有治愈的可能，但是，潜在的风险不可低估。

凝血期虽然脉证相顺，但不易治疗。医生若知道病情的危重性，弃脉取证，及早采取应对措施，临床风险就可大大降低。如果此时被脉证相顺误导，将会延误积极抢救的机会，病情向危重发展。凝血期机体重要脏器，例如脑、心、肾、肝、等内脏微血管广泛性凝血，血管通透性增加，出血现象严重，临床治疗增加了困难。此时病人的临床症状为昏迷、皮肤青紫、广泛出血、血压测不出，生命体征出现了危象，重要脏器功能衰竭，甚至临床死亡。此时就是脉证顺应也是回天无术了。当人们认识了休克的机理并借助于现代医学手段，在抢救凝血期重要脏器的衰竭时，一方面积极抗休克，一方面采取支持疗法，及时进行人工复苏、透析，尚有把部分病人从重度休克的死亡线上拯救回来的可能。

所谓舍脉从证或舍证从脉，是在脉证不相顺、疾病的机理复杂不易掌握的情况下，医生经过综合分析所采取的取舍而已。临床工作中的舍取是相对的，往往是二者结合，舍中有取，取中有舍，是疾病发展不同阶段而采取不同的辨证侧重方法。在一定程度上它还取决于临床医生的诊断水平及临床经验。古人提出脉证合参，就是告诫我们诊病辨证要综合分析病情，脉与证要互参，要去伪存真，治病求本，圆机活法。

脉证取舍的具体方法，可以借鉴张景岳的精辟论述：

"盖证有真假，脉亦有真假，凡见脉证有不相合者，则必有一真一假隐乎其中矣。故有以阳证见阴脉者，有以阴证见阳脉者，有以虚证见实脉者，有以实证见虚脉者，此阴彼阳，此虚彼实，将何从乎？

病而遇此，最难下手，最易差错，不有真见，必致杀人。矧今人只知见在，不识隐微，凡遇证之实而脉之虚者，必直攻其证，而忘其脉之真虚也；或遇脉之弦大而证之虚者，亦必直攻其脉，而忘其证之无实也。此其故，正以似虚似实，疑本难明，当舍当从，孰知其要。医有迷途，莫此为甚，余尝熟察之矣，大都证实脉虚者，必其证为假实也；脉实证虚者，必其脉为假实也。

何以见之？如外虽烦热，而脉见微弱者，必火虚也；腹虽胀满，而脉见微弱者，必胃虚也，虚火虚胀，其堪攻乎？此宜从脉之虚，不从证之实也。其有本无烦热，而脉见洪数者，非火邪也；本无胀滞，而脉见弦强者，非内实也，无热无胀，其堪泻乎？此宜从证之虚，不从脉之实也。凡此之类，但言假实，不言假虚，果何意也？

盖实有假实，虚无假虚。

假实者，病多变幻，此其所以有假也；假虚者，亏损既露，此其所以无假也。大凡脉证不合者，中必有奸，必先察其虚以求根本，庶乎无误，此诚不易之要法也。真实假虚之候，非曰必无，如寒邪内伤，或食停气滞，而心腹急痛，以致脉道沉伏，或促或结一证，此以邪闭经络而然，脉虽若虚，而必有痛胀等证可据者，是诚假虚之脉，本非虚也。

又若四肢厥逆，或恶风怯寒，而脉见滑数一证，此由热极生寒，外虽若虚，而内有烦热便结等证可据者，是诚假虚之病，本非虚也。大抵假虚之证，只此二条，若有是实脉，而无是实证，即假实脉也；有是实证，而无是实脉，即假实证也。知假知真，即知所从舍矣。近见有治伤寒者，每以阴脉作伏脉，不知伏脉之体，虽细虽微，亦必隐隐有力，亦必明明有证，岂容任意胡猜，以草菅人命哉！仁者必不然也。

又有从脉从证之法，乃以病有轻重为言也。

如病本轻浅，别无危候者，但因见在以治其标，自无不可，此从证也。若病关脏气，稍见疑难，则必须详辨虚实，凭脉下药，方为切当。所以轻者从证，十唯一二；重者从脉，十当八九，此脉之关系非浅也。虽曰脉有真假，而实由人见之不真耳，脉亦何从假哉！"

（二）脉证合参

1. 合参有利于区分病、证

症状是机体病理变化的外在表现，是证候的基本要素。抓住这一要素对区别病、证有重要意义。脉诊是"四诊"的主诊，是内窥人体的潜望镜。脉、证的有机结合将对病、证的鉴别与诊断有主导作用。

例如，某病人的症状是头痛：头痛伴形寒肢冷，得温而减，遇寒加重，头部紧束，脉象浮紧或寸脉浮紧则可诊断为风寒性头痛。在这里头痛是主证，得温而减为寒重，头紧束为兼证，风寒性头痛是一种证型，并通过脉浮紧而诊断。一般因寒冷、受凉而导致的上呼吸道感染或机体抵抗力不足而导致的感冒多见上述症状及脉象。如果仅以头痛、得温而减为寒重，以头紧束或仅以脉浮紧而定为风寒性感冒那就过于草率了。例如女人经期也可出现头痛并且得温而减。不过，其脉象可见左寸脉浮滑、右尺脉滑数等。过敏性鼻炎、过敏性咽鼓管炎、慢性咽炎等也可出现寸脉的浮紧，但它们的临床症状与头痛不同。头痛而胀，面红目赤，遇热加重，发热怕风，咽喉肿痛，口渴欲饮，舌尖红，脉象浮数，为风热性头痛。上呼吸道感染、急性咽炎、扁桃体炎导致的发热，常见上述证候。症状上我们很难把它们区别开来，但脉象上咽炎、上呼吸道感染、扁桃体炎是可以区别的。脉象浮数是一种感染脉象，寸脉的浮数常是上呼吸道感染，急性咽炎的脉象常是左寸脉浮数，双寸尺侧缘为明显。扁桃体炎的脉象常是脉象浮数，左关脉、双寸脉中段出现特定的脉晕点。

症状出现在不同的部位，脉象也有特定的指向，对病、证的鉴别有重要意义。例如甲状腺功能亢进、颈淋巴结炎，症状都是颈部包块，体征也是颈部包块，脉象滑数是它们的共同特点。但事实上甲状腺功能亢进的脉象特点是脉滑数、双寸脉中段沉位出现两枚滑动的脉晕点，尺脉沉而无力，颈淋巴结炎的脉象特点是脉滑数，左关脉、双寸脉中段各出现数枚芝麻样脉晕点。通过脉、证的合参我们可以很快将病、证区别开来。

2. 合参有利于认识疾病的机理

中医认为，疾病是人体内部阴阳失去平衡的一系列反应。疾病的过程是正邪交争的过程。疾病的机理贯穿着疾病的病程始终并不停变化，它是一种不断变化的量。在临床诊治工作中，如果我们不能寻找到疾病某种内窥的窗口或外露的蛛丝马迹就不可能正确地加以认识。就认识疾病的深度而言，疾病的机理较证候更深刻。同时，症状、脉诊、疾病机理间又存在着广泛的深层次的辨证关系。脉证的合参可以视其外而知其内，知其表而揣其里，这是医家惯用的知病途径。正如《灵枢·本脏篇》所说："视其外应，以知其内脏，则知所病矣。"

一些情况下，疾病的机理、症状、脉诊间存在着一种顺应的关系，它们所反映的机制内含都较直接和明显，对于疾病的诊断大都有直接的意义。例如病人畏寒，怕冷，无汗，头身疼痛，鼻塞流涕，脉浮紧。我们很容易诊断为外感风寒。疾病的机理是风寒袭表、卫阳被郁所致。现代医学的特异性症状就是疾病的机制与症状相顺应的关系，我们可以通过诸多特异性症状对疾病诊断，这也说明特异性症状的机制明了。若特异性症状与特异性脉象相结合对疾病的诊断则更具有明确诊断的作用。例如：尿频症状，将其分为膀胱湿热尿频、肾阴亏虚尿频、肾气不固尿频、脾肺气虚尿频等。膀胱湿热尿频症状：小便频数，尿急尿痛，尿道灼热、刺痛，小便短黄，腹胀、大便干，也见发热；舌红咽干，苔黄腻；脉象滑数或双尺脉浮数并在尺脉近端出现憋尿样脉晕点。现代医学认为，泌尿系统病原微生物感染而出现的膀胱刺激症状与膀胱湿热尿频证候相似。膀胱湿热尿频与肾阴亏虚尿频均为泌尿系统感染症状，前者为实证，后者为虚证。肾阴亏虚尿频症状见尿频而短黄，口咽干燥，面红唇赤，眩晕耳鸣，五心烦热，骨蒸劳热，盗汗，大便硬结，舌红苔少，脉细而数或双尺脉细数及憋尿样脉晕点。肾阴亏虚证候相当于现代医学的泌尿系统结核性感染等。肾气不固尿频症状：见尿频清长，憋不住小便，活动、大笑时小便自下。患者头昏目眩，耳鸣耳聋，气短虚喘，面色萎白，腰膝酸软，四肢不温，舌体胖而色淡，苔薄白，脉沉细弱，或双尺脉沉，或双尺脉沉细加憋尿样脉晕点。现代医学的精神性多尿与肾阴亏虚尿频证候相似，多见绝经期妇女及长期不锻炼的中老年人等。脾肺气虚尿频：尿频清长，也见尿失禁或遗尿，头晕气短，咳吐痰涎，纳减便溏，舌淡苔白，脉虚弱或双尺脉虚、弱。该证候与现代医学的慢性胃肠疾病、慢性肺部疾病等导致的慢性营养不良、神经性尿频相似。通过特异症状及特异脉象的互参，我们很容易认识疾病的机理，同时对疾病诊断也具有极大的帮助。

事实上，许多症状及疾病的机理都是多元化的，并没有明显的单一模式。非特异症状就具有广泛性或普遍性，症状与症状之间并没有明显的区别标志，它们错综复杂、相互交织，症状与机理间的关系也更复杂，甚至相互矛盾不易揣摩。在发现脉晕点脉象后这些问题迎刃而解，甚至理清病灶与病理。

当我们从症状与四诊的综合判断上找出某种具有代表性的要素即"典型症状"或"典型脉象"并把它们有机地结合起来，就能识别复杂的疾病现象，剖析疾病的机理，明辨疾病的证候。不过，在纷纭变幻的临床实践中，医者自身水平的提高和经验的不断积累始终是重要的。

3. 合参有利于认识病理

人类大多数疾病都有较明显的形态与结构变化，机能和代谢的异常，它们之间的变化是密切相关和不可分割的。我们在研究疾病病理时，必须借助某些深入疾病内部的工具，方能对疾病病理加以认识。症状仅是疾病最确切的外在表现，而脉诊是揣测疾病内部形态结构的变化、机能及代谢异常的有力武器。症状与脉诊的互参，认识疾病及其病理，有内外互揣、由表及里、表里结合的作用。例如，休克病人的症状是血压下降；当脉象细微、涩或脉细微合并寸脉出现脉晕点时（当微血管痉挛时，寸脉的前端血流受阻，会出现脉晕点），即可诊断为微血管痉挛期。在休克的早期认识上，人们普遍认为是小血管的扩张而导致的血压下降。事实上休克的最终认识是微血管的痉挛，如果脉证合参，则休克的病理早期应该被正确认识。再例如，外伤性大出血，心输出量减少和动脉血压下降，脉象为芤脉。这是因为血液突然丧失过多，血管来不及收缩的原因，此时的临床症状只是血压下降，心跳加快等。而当血压进一步下降，反射性地会使交感神经兴奋，皮肤、内脏的微动脉和小静脉收缩，此时的脉象是脉细、微。初病的脏器也可在寸口脉上投影出病脏的脉晕点。但当血压进一步下降，四肢变凉，意识模糊时疾病将进一步发展，组织由于缺血、缺氧，毛细血管大量开放，大量血液淤积在毛细血管及微静脉中，其结果是回心血量锐减，心输出量进一步减少，动脉压进一步降低，组织缺血、缺氧更严重，这样可造成生命危险。此时的脉象则出现微涩或无脉的"死脉"，而临床症状可见四肢冰凉，血压测不出，意识丧失等。

临床上，急、慢性腰椎间盘突出症，脉象的诊断标准是突出侧的关尺脉脉张力下降，脉的振幅变平坦，对侧关尺脉张力大。而当患者素有腰椎间盘突出症，双关尺脉张力无明显差异或下降或细或出现脉振动幅减弱时，有腰椎间盘突出的可能。但此时脉象并不是腰椎间盘突出症的特异脉象，当进行踇趾背伸试验时，其阳性者即可诊断为慢性腰椎间盘突出症。这是因为神经干被脱出的组织长期压迫，神经脱髓鞘，其支配的下肢出现了功能性障碍，因而踇趾背伸肌张力下降。这都是脉证合参来认识病理的范例。

4. 合参有利于疾病的诊断

脉象是捕获体征的一种方式方法，而症状与体征的有机结合则是医生诊病的有力武器。

以咳血为例：咳血是一种临床症状，单以此症难以定夺是呼吸系统哪种疾病，而脉症的合参可以以极快的方式诊断。①痰血、寸脉浮数可诊断为外感咳血。②痰血、奇脉可诊断为肺动脉瓣狭窄。③粉红泡沫痰、潮脉，可诊断为心衰。④干咳少痰或咯鲜红血、午后低热、夜间盗汗、双寸脉细数可诊断为肺结核。

以呕吐为例：①呕吐、双寸脉浮而滑，可诊断为晕车、船。②喷射性呕吐、风脉则多为脑中风。③呕吐、双寸脉豆样脉晕点出现可诊断为头痛。④腹痛、呕吐、大便闭、双尺脉尺侧缘边滑脉可诊断为肠梗阻。

十六、脉诊的作用及意义

中医就人体脉象的研究长达几千年历史，其中不乏大量仁人志士的呕心沥血，把仅容三指的桡动脉研究得淋漓尽致。通过脉诊可以了解人体气血之虚实，阴阳之盛衰；可以了解脏器的功能强弱和正邪力量的消长，对疾病的治疗、预后都有十分重要的意义。归纳起来，脉诊有辨别病情、判断证候、定位病脏、判断病情的功能，有阐述病机、指导临床治疗、用药及推断预后的功能，部分还有替代现代理化检测手段的功能。

（一）辨别病情，判断证候

脉诊一定程度上能反映出疾病和其病理特点，例如：数脉主体内有热，迟脉表示身寒、代谢低下，细脉表示人体机能低下，脉滑、脉宽、脉实为实证，脉小为虚证，脉之结代、脉促表示严重的心律失常，浮脉主表、沉脉主里等。糖尿病的脉象为动脉加左尺脉浮位出现涩脉，临床上根据左尺脉涩的程度，基本可以推断糖尿病病人血糖指标的高低，还可以判断临床用药治疗效果等。痛风病的脉象相似于糖尿病脉象，根据左关脉脉晕点及脉力的大小，基本可以判断痛风病的尿酸指标和用药治疗效果。在排除心脏疾病的情况下，了解脉动次数可以推判体温的高低。根据脉搏的力度，也基本可以准确推断血压的高低，有时其结果与血压表测量相差不多于 5mmHg（当然候脉测血压有时是有难度的，特别是遗传性高血压的弦脉）。也可根据浊脉的程度了解血脂的高低。因此，通过脉象可部分替代检验仪器与繁琐的抽血等。

（二）脉诊与病脏定位

通过对人体植物神经和血供分属的脉诊研究，重新认识寸口脉脏器的分属，发现脉诊的感应范围涉及全身。按新寸口分属候脉可准确感应出疾病脏器的所在，病灶在脏器的位置、大小、形态、病理性质等。在一定程度上不逊色于 X 线摄片、B超、CT、磁共振等。

例如：脉浊、右关脉沉，指下出现小肝样脉晕为脂肪肝。脉弦、左右关脉沉，指下出现小肝样脉晕并有一种纱布纹的感觉，为肝硬化。一侧关尺脉的独实有力，为同侧肌张力过强而导致的腰椎间盘突出症。双寸脉中下部位出现边脉，为颈筋膜性颈椎病，出现条索为肌痉挛性颈椎病等。单侧寸脉中下 1/3位置出现边脉，为同侧肩周炎等。临床上，脉象有替代现代化诊疗仪器的作用，但就方便程度来说，候脉内窥人体，感应人体的上下、左右、前后、内外疾病与证候的灵便性，是现代化仪器难以比肩的。

（三）阐述病机

通过对脉象的推断可以了解疾病的病机，例如《伤寒紧，浮为风，紧为寒，风则伤卫，寒则伤荣，荣卫俱病，骨节烦疼。"即是通过脉象浮紧原理来反证骨节烦疼的病机，提出骨关节的疼痛是由风邪袭表，导致上呼吸道、扁桃体炎症，直至荣卫俱病、免疫紊乱而致病。

（四）指导治疗

中医诊病用药，脉象起决定性作用，特别是在临床症状一时难以清楚的情况下，以脉诊病非常重要，脉证合参更是前贤所倡导的方法。通过脉证合参，我们能明辨病机，确立治疗原则，选择合适有效的方剂和药物，达到最大疗效。例如张景岳所言："如外虽烦热而脉见微弱也，必大虚也；腹部虽胀满而脉微弱者，必胃虚也。表面上病人外观烦热，这是表面现象，而真正病因在于虚；表面上病人腹部胀满并烦躁不安，但从脉上分析，是消化不良，是人体脾胃运转机制不强，为脾虚证候，通过温补脾胃则二病皆得有效调治，而现代医学的"肠型感冒"与此类似。

有时我们可根据新寸口脉脏器定位，一步到位做出诊断，迅速把药物用到病人体内，使病人得到更快速的治疗。例如：脉数、双寸脉出现滑动的脉晕点，左关脉强，为扁桃体炎，临诊时迅速以清热解毒调治，病情立刻缓解。如脉滑数，左关脉如黄豆，多见淋巴结炎，可进一步检查及治疗。再如甲状腺亢进疾病，病人多有心慌、易怒、易饿症状，一时许多医生难以诊断。通过候脉，病人出现双寸脉中段甲状腺脉晕点，可立即做出甲状腺功能亢进的诊断，给予抗甲亢药物治疗。当双寸脉晕点减弱或消失提示病情好转或病愈，而整体脉的由快变缓只是临床证候的缓解。

（五）脉诊与脏腑病理

一般来说，脏器有充血、初期炎症，脉象为浮。脏器有水肿、纤维化、肿瘤、坏死，脉象为沉而有力。空腔脏器脉位居浮，实质性脏器脉位居沉。脏器的体积变大，脉晕点趋大。脏器缩小，功能减退，其相应的脉晕点变小，脉象也趋细弱。如果脏器缺如或手术切除，则其对应的寸口脉位沉而无力甚至无脉。结石的脉象为沙粒样无脉动的小颗粒，肿瘤为小豆样有包膜或无包膜的涩脉团。有部分小脏器，例如小脑其指下的感觉也是涩脉团。

（六）推断预后

《景岳全书·脉神章》曰："欲察病之吉凶者，但当比胃气为主。察脉之法，如今日尚和缓，明日更弦急，知邪气之愈进，邪愈进，则病愈甚矣。今日之弦急，明日稍和缓，知胃气之渐至，胃气至，则病渐轻矣。即如顿刻之间，初急后缓者，胃气之来也。初缓后急者，胃气之去也。此察邪正进退之法也。"

通过脉象能判断疾病的轻重、吉凶并能观察治疗的效果。如新病脉浮；滑转缓为病渐愈；久病脉张力渐缓和是胃气渐至，病退而自愈；若新病脉沉或脉虚数为病进；若久病脉虚，浮大则多为正衰邪盛，病情向危重的方向发展。

当然，关于疾病的预后尚应脉证结合，综合参考，方能正确推断预后。而且，随着现代医学的发展，对一种疾病生理、生化、病理的研究，将逐渐认识其规律性及必然性，采取脉象与临床症状互参，更具有意义。

《医宗金鉴·四诊心法》将病脉的顺逆编成四言歌诀，较有影响。选择如下供临床参考。

脉之主病，有宜不宜；阴阳顺逆，吉凶可推。

中风之脉，却喜浮迟；坚大急疾，其凶可知。

伤寒热病，脉喜洪浮；沉微涩小，证反必凶。

汗后脉静，身凉则安；汗后脉躁，势盛必难。

阳证见阴；命必危殆；阴证见阳，虽困无害。

劳倦伤脾，脉当虚弱，自汗脉躁，死不可却。

疟脉自弦，弦迟多寒，弦数多热，代散多难。

泄泻下痢，沉小滑弱；实大浮数，发热则恶。

呕吐反胃，浮滑则昌；沉数细涩，结代者亡。

霍乱之候，脉代勿讶；舌卷囊收，厥伏可嗟。

咳急抬肩，浮滑是顺；沉涩肢寒，切为逆证。

火热之证，洪数为宜；微弱无神，根本脱离。

骨蒸发热，脉数而虚；热而涩小，必损其躯。

劳极诸虚，浮软微弱；土败双弦，火炎细数。

失血诸症，脉必见芤；缓小可喜，数大堪忧。

蓄血在中，牢大却宜；沉涩而微，速愈者稀。

三消之脉，数大者生；细微短涩，应手堪惊。

小便淋闭，鼻色必黄；实大可疗，涩小知亡。

癫乃重阴，狂乃重阳；浮洪吉象，沉急凶殃。

痫宜浮缓，沉小急实；但弦无胃，必死不失。

心腹之痛，其类有九；细迟速愈，浮大延久。

疝属肝病，脉必弦急；牢急者生，弱急者死。

黄疸湿热，洪数便宜；不妨浮大，微涩难医。

肿胀之脉，浮大洪实；细而沉浮，岐黄无术。

五脏为积，六腑为聚；实强可生，沉细难愈。

中恶腹胀，紧细乃生；浮大为何？邪气已深。

痈疽未溃，洪大脉宜；及其已溃，洪大最忌。

肺痈已成，寸数而实；肺痿之症，数而无力。

痈痿色白，脉宜短涩；数大相逢，气损血失。

肠痈实热，滑数相宜；沉细无根，其死可期。

妇人有子，阴搏阳别；少阴动甚，其胎已结。

滑疾而散，胎必三月；按之不散，五月可别。

十七、怎样诊脉

历代医学家对于怎样诊脉多有不同见解。耳听记问之年常是聆听师长的教诲，但通过长期的学习和临床实践，每个人都会渐渐形成自己的诊脉风格和方法。不管何法，只要是适合、正确的诊脉就是好的方法。但掌握必要的规范和技巧还是需要的，一种好的风格可以增加候脉的敏感性，并有效地排除脉外干扰。

候脉并不是简单地把手指放在脉管上就可以把疾病感应出来，它需要医生经过艰苦的训练、反复的体会才能有所感知。要做到心手相应、运用自如，实践证明至少需要 5 年的潜心钻研。著名医学家李东垣言："夫诊候之道，医者之难精也，若非灯下苦辛，勤于记诵，参师访友，昼夜不遑，造次颠沛，癫寐俯仰，存心于此，安能知神圣之妙哉。"有些脉象，门诊一时难以见到，经常到病房去诊一些危重病人的脉象可以迅速提高候脉技艺。如果能经常与同仁们相互切磋、交流与学习，快速进步是必然的。

（一）排除脉外干扰

1. 温度对脉象的干扰 人生活在自然界，人的生命运动与自然环境的改变有着密切的关联。一年四季的季节变化，必定会对人体产生一定影响，促使人体不断进行自身调节来适应外部环境的变化，脉象也自然受到影响。

低等动物及冷血生物以蛰伏应对寒冷。人体则通过收缩毛孔、皮肤、汗腺、外加保暖衣服来御寒。天热时人体皮肤腠理开放，出汗，心跳加快，借此来散热。由于外界环境的改变，影响到人体的生理，因此脉象也会发生变化。观察疾病必须排除这些干扰，才能真正理解脉象对生命的内照。

季节的变化主要以气温的高低为形式，外界温度高，人体体温相应也增高；外界温度低，人体体温也相对降低。一般体温每升高 1℃ 则心跳增加 10 次，脉象自然也趋数，反之脉跳趋缓。古人经过长期的临床经验总结提出，脉象变化紧随四时，顺应四季的变化而变化。春弦、夏洪、秋毛、冬石的脉象兼象是人体适应四时的脉象准则，也是正常脉象的一种存在形式。现在由于长期居于室内的人越来越多，这部分人的脉象理当别论；同时随着全球气候的变暖，脉象也会顺应其变化而发生相应改变，这些都是候脉时应该兼顾的。

2. 地理环境的影响　在不同地理环境生活的人其脉象多不一样。我国江南地区的人和大西北地区的人脉象就有差异。江南人的脉象稍微细软，这是由于江南的平均气温高，气压低，空气湿润，人体皮肤腠理舒缓。西北地区人的肌肤腠理紧缩，脉沉而关脉突出，这是因为西北地区高寒、空气干燥，同时北方人普遍食量大，脾胃功能强，爱食辛辣等。同理，地处赤道的国家天气炎热，那里的居民脉宽稍数洪；冰岛人地处寒冷，脉多实沉。人的突然迁居、行距过远，由于地球磁场等差异也会给人体造成一定的影响，脉象也会发生相应的变化。例如，平原地区的人突然到青藏高原，会出现头昏、心慌、胸闷、脉数等症状。人种的不同，脉象也有变化。例如，俄罗斯中年妇女的脉象与上海姑娘的脉象一定区别很大。这是因为俄罗斯中年妇女多发胖，乳房也大，所以脉较沉而关脉强，上海姑娘多节食而体型纤细，关脉多弱，脉道轻弦。

3. 体格的差异　人种有别，同种人又有高矮胖瘦、体质强弱之分，脉象均不相同。就体高来说，脉道（手腕部的桡动脉）的长短与人体的高矮成正比。人高脉亦长，人矮脉亦短。黄种人脉象相对白种人为短、细、弱，而白种人的脉象相对为沉、长、宽、软、大。黑种人的脉长、浮而有力，这是因为黑种人的皮下脂肪少，肌肉及体质强壮，血红蛋白多，气血旺盛，因而脉象充实有力。

从体质上讲，体质强、气血旺盛的人脉象充盈有力；而贫血、体质弱、久病、非体力劳动者脉象趋弱无力。胖人皮下脂肪多而脉多沉实；瘦人肌肤薄而脉多浮长。肌肉丰满的人和腹大腰圆的人关脉强。乳房大的女性及产乳期女性，关脉也强。瘦高个人脉长而浮，关脉偏弱。个小而体胖的人脉沉而短。

4. 劳逸差别　体力劳动者脉象强于非体力劳动者，尺脉及关脉也强。脑力劳动者寸脉强于非脑力劳动者。经常劳作及体育锻炼的人脉象常奔涌，安静时为宽缓。而非体力劳动者脉象多濡弱或稍数。

人在昼夜之间脉象也有改变，早晨脉象沉弦，夜间脉象宽缓，白天脉象强于夜间。急速运动后脉见疾促。大量运动后脉见洪涌。午休后脉见宽滑。饭后关脉强、脉道宽缓，节食时关脉弱。

5. 年龄不同　年龄不同，气血盛衰不同，脉象也不一样。小儿寸脉大而滑数，尺脉偏弱。年龄越小脉搏越快，婴儿的脉跳可达 120～140 次／分，5～6 岁的幼儿脉跳 97～110 次／分，年龄越长脉象越缓。青少年脉多滑，寸脉多强。壮年脉多充盈有力，关尺脉偏强。老人若尺脉洪滑多见长寿，老年男性见尺脉豆粒状脉晕点则多见前列腺增生。

6. 性别不同　成年女性的脉象较成年男性脉象为弱且稍快。体型个小的女性有时脉象难容三指。因此，凡一般身高在155cm以下的女性不容三指的脉，也应三等分部。应分出寸、关、尺脉而不应以尺脉弱或尺脉短论之。有生育能力的妇女，左寸脉和右尺脉多见浮滑。特别是在月经前后、排卵期或妊娠时。稍胖、双乳房大的女性，双尺脉趋沉而双关脉浮强。男子脉稍缓，70次/分左右，而脉张力稍强，同时脉道亦宽大，尺脉多沉。

7. 脉与情志　一过性精神刺激、激动、大怒、惊吓、恐惧等都会引起脉象的短暂改变。例如过度恐惧，心跳加快，冷汗出，脉可数、弦、细等，应视为生理性反应而不应视为病脉。长期的忧伤、生闷气则关脉可细沉，眼睛也干涩。长期思考问题，用脑过多的人，如作家、教师、会计、医生、文秘等，他们的寸脉常较关尺脉为膨大而浮，尺脉却偏沉。抑郁症或长期失眠的病人更是寸脉上冲到鱼际，甚至关脉的脉气减弱等。

古人观察脉象常常与人的情志相关联。例如《医学入门》说："喜伤心脉虚，甚则心脏反沉。思伤脾脉结，甚则脾脉反弦。忧伤肺脉涩，甚则肺脉反洪。恐伤肾脉沉，甚则肾脉反濡。"另外尚有"惊则气乱而脉动"，"怒则伤肝而脉多弦"，"喜则伤心而脉缓"等说法。

8. 饮食有别　人在饥饿时脉稍缓而无力，特别是左关脉，饭后脉稍数而宽有力，酒后脉洪数。假如饮啤酒后，关脉会触及到气泡在指下不断冒出。长期饮食厚腻的人脉宽而浊，甚者宽浊而有力。双关脉有力宽大而实的人多见食欲旺盛，口味好，消化好，吸收也好。有些高血压患者服降压药过量或服扩血管药物过量，脉宽大而芤。

有时病人可因食入的食物不同而出现不同脉象的改变。例如过食冷饮脉弦，过食热食寸脉浮宽。长期吸烟的人右脉浮。长期食辛辣左寸脉浮。长期便秘的年轻人左尺脉实。老年人左尺脉短、沉、细等多见肠道功能的紊乱。减肥的女性，关脉多弱，同时脉张力也弱。

9. 寸口不等 双寸口脉常不相同，在脉宽上，右手脉宽于左手脉；在脉张力上右手脉大于左手脉。这是因为上肢动脉在主动脉分支时的角度大小不一样而导致的，左手脉压力因腋动脉分支角度小，动脉内压力小于右脉。正常情况下，右脉压大于左脉压 10mmHg。一般左寸脉强于右寸脉，右关尺脉强于左关尺脉，研究发现这与两侧腰肌的肌张力不同有关，右侧腰肌张力常常大于左侧。

有时一侧上肢动脉脉道上出现病变，则该侧脉力明显改变。例如左腋动脉瘤、脉管炎可导致左寸口脉减弱和消失，我们称其为无脉症。有人桡动脉分支早可以出现双寸脉。也有人的桡动脉长在寸口背面为反关脉，有时还见肢体过长等。这都是正常的解剖变异，不应以病脉视之。

（二）树良好脉风

养成良好的候脉风格，一是可以体现医生的素质和修养，二是可以增加病人对医生的敬仰和信任。候脉时应态度认真、静心静虑，视精神、察五色、听声音、按寸尺、问所苦。通过望诊及切诊，门诊绝大部分病人可获得满意的诊断。若医生切脉所获的资料不满意，可通过问诊与病人交流。交流的语句应言简意赅，干脆利落。医生应认真听取病人与其疾病有关的陈述，引导及顺应病人，道出其疾苦。笔者仅以候脉来判断病证，不用其他三诊，这是因为笔者研究脉象多年。

对病人做出诊断应深思熟虑，不可轻言论病。更不能口若悬河，夸夸其谈，唾沫飞溅，甚至七上八下前后不能照应。应安详处置，忠言详告，举止大雅端庄。对于一时难以明断的疾病，语言要留有余地，争取病人按医生的要求去行进一步的理化检查。那种诊脉操作时衣帽不整，袖口及指甲漆黑，与病人交谈时左顾右盼、挤鼻弄眼或叼烟嚼食，心猿意马或油头滑脑，动作轻浮等，皆有游医之嫌，皆为庸医之属。李东垣言："轻谈言笑，乱说是非，左右瞻望，举止忽略，此庸医也。"

如望诊和脉诊仍对疾病不得明了时，可再行体格检查。体格检查可借鉴触、叩、听诊之法。采用望、切、问、触、叩、听六诊的相互参考，取长补短，补偏救弊，借以完成正确的诊断任务是我们提倡的。当然在六诊中，切脉是首要的方法。

（三）候脉方法

1. 注意事项　一般在清晨未进食和活动前候脉为最佳。因为此时病人的内环境没有受到干扰。如无此条件可让来诊病人休息 3～5 分钟再候脉，如果有的病人剧烈运动或紧张，可让病人多休息一段时间方可候脉。寒冷及危重病人可卧床，待保暖后或安静时候脉。诊脉时室内要安静，避免对病人心理影响及分散医生的注意力。当然在特殊条件下医生应不拘泥于条件的限制去候脉，如病人休克、外伤及其他紧急状态。

2. 具体方法　如果采取坐位候脉，医患之间均应端坐。病人的上肢外展大于 60 度为佳。手放的高度与心脏平齐。手背放在脉枕上要自然，腕腹部不要绷紧（绷紧后将增加对濡脉及虚、细脉等的候诊难度）。肩关节不能内收，上肢应舒展、放松，总之上肢动脉不能受到压迫为好。如果采取卧位，上臂应外展，自然放松，病人面朝上，手腕下可放松软的脉枕。医生也可以右手端起病人左手进行候脉。

3. 强调左手候脉 笔者的诊脉方法是左手候脉，不用脉枕，右手写字做事。养成一手候脉的习惯还是应当提倡的，经常训练一只手候脉，可专一地找出那种感觉，增加敏感性。比如医生如果养成左手候脉，右手写病历、开处方是较合理的安排。左手平时做事比较少，皮肤细腻，敏感性也强。笔者在《象脉学》一书中介绍了候脉的象思维，而左手诊脉更具有优势。

4. 布指 医生的布指也是有讲究的。指目切脉法最敏感，诊脉应当把指目接触在脉管上。笔者习惯将食指和中指夹住高骨，也就是说将食指放在桡骨茎突上为寸脉。（见彩图 14）

紧接着中指诊关脉，无名指候尺脉。医者三指的指端应平齐，同在一个水平面上。布指的密度应根据病人的高矮适当调整手指的间距，病人高大则疏布指，病人矮小应密布指。笔者的习惯是将食指与中指夹住高骨，是有意避免脉道的不平，避免中指放在高骨使关脉高的弊端，将大拇指触及手腕更为稳定不移。（见彩图 15）

拇指应自然放于病人手腕的背侧，感知脉位时不是用三指直接下按，而是食、中、无名指与拇指的对指，这种按法较直接下按为准确，特别是感应脉张力非常重要，因为脉枕是柔软的，容易造成误诊。（见彩图 16）

三指与拇指同时对指称总按。三指分别与拇指对指为单按。总按、单按各有意义：总按可感应人体气血的总体状态，可感应出寸、关、尺三部的脉力，脉位之差，还能感应脉的节律、紧张度、均匀度、脉位、脉率、脉力、节律、宽度，并可行三部的比较。单按可独视人体各脏器并比较、推断疾病脏器之所在。单按是对总按的进一步求证，单按更适用于脉晕点脉法。

候脉五法即：举、按、寻、推、抠。举、按、寻是前人的教诲，是元代医学家滑寿的主张。举为轻循之法或轻按而后抬指，借以感应脉管对手指的浮力，举也可称轻取。按：重手下按，亦称重取。不轻不重而取之为寻，亦称中取。举、按、寻基本可候出脉的各大脉素，即脉势、节律、脉率、脉位、粗细、脉紧张度、脉的长短、脉流利度和血液的成分改变、脉晕点及双手脉的异同等。当然上述脉法只是脉的顺向脉感。脉道横向诊脉可通过抠、推二法得之，如果是边脉更应掌握抠、推二法。推：即医生用手指把脉管前推，以感应脉的外越力量及脉管的纵向抗力。抠：是用手指把脉管向医生方拉回，也可感应脉管的外越力。推、抠手法对诊断弦脉、芤脉、紧脉、边脉有一定的意义，特别是边脉及芤脉的感应更需要此二法。

若重点体会某部的脉感，可用一指单按某部，同时将注意力集中到指下，其他二指不用抬起，但在注意力上要淡忘其他2指。例如双寸脉与关脉的感应。若尺脉沉，可同时将寸脉、关脉按下，然后无名指才下按。临床上候脉时需要各指的相互配合，总按、单按、总寻、单寻、总举、单举、总抠、单抠、总推、单推，各法相互切换，灵活使用。若诊小儿寸口脉，可一指总揽三关，不必赘分。有时小儿的脉象也同成人一样丰富多彩，三分脉体，极有临床意义。

候脉应坚持一定的时间，一般 1～3 分钟，古人称 50 动。要求医生心中一定要数脉搏 50 次，最好 60 次以上。诊脉时间过短可导致许多脉象的漏诊，例如代、结、促脉及十怪脉常因候脉时间短而漏诊。候脉时间略长也可免去草率从事之嫌。

5. 意候与微候 中国山水画有大写意与工笔之分。候脉其实也是一门艺术。怎样候脉？这是历代医家普遍求索的难题，意候、微候事实上也还是脉诊的常见方法。

（1）意候：这里的意思是大意、舍意，整体候脉之意。传统脉法28脉，主要是意候。取脉道及脉势之大体，了解脉象整体的变化，来应对人体整体气血及生理改变。该法对研究人体疾病的体质、判断证候、阐述病机、疾病的预后有重要意义。但它也存在着一定的不足。例如，指病泛泛不能具体到病种，一种脉象对应多种疾病；几种疾病一种脉感，传统脉法诊断病证与现代医学的语言也需要汇通，等等。事实上，历代候脉名家及名医都认为将脉象抽象到某一病及某一证是对脉象的曲解，但翻开历代医学著作，每一位医家都在尝试这方面的工作。意候特用于诊脉之动气，气更深的层次是人体的即时体质，它是指人体的机能状态。

当然传统脉法临床应用几千年，传遍世界各地，肯定有其自身的生命力，笔者这点脉技也得之于该学。如果没有传统脉学这一母学，也不可能演化出本书。传统脉法虽取大意，但她是我们学脉的基础。只有打好这个基础，诊脉才能有更深的创意。28脉如同英语字母，没有A、B、C就难有西方语言文明。同理，没有传统脉学这一母学，我们就难找到脉中的"小人"。

意候的方法，也就是传统脉法的候脉方法，除28脉、十怪脉之外，也加边脉、浊脉、击脉、风脉、奇脉、漾脉、潮脉等。

（2）微候：微候应包括四个部分。第一部分是改三分脉道为七分脉道。第二部分是研究七分脉道的脉法及其脏器分布。第三部分是研究各脏器内部病灶的种类。第四是研究各种脏器疾病与脉象之间的关系，也就是说辨病与辨证相汇通的问题。

微候脉法是笔者 2005 年首次提出的技法，并且引领一代中医人由传统的候脉知证方法转变为病证同时诊断的候脉技法。

笔者研究认为：诊脉仅强调脉"气"，这是传统脉学关于人体证候的脉诊学问。而脉气中存在着"形"，这是中医人所忽略的大系统问题。脉"形"是关于人体形态学、结构学的脉诊内容，它相当于西医的 B 超和 CT 的诊断结果，几千年来被中医人认为是脉外干扰因素而被扬弃。

①七分脉道：一段桡动脉，长不过 5cm，粗不足 5mm，要分成七分是不是过于繁琐？事实上，寸脉三分，关脉二分，尺脉二分即可。三个手指的分工是：食指候寸脉，在主观上将指腹三分。关脉二分，中指分候。尺脉二分，无名指来候。只要我们经常锻炼，不断提高，就可熟能生巧，举一反三，触类旁通。

②脉道脏器分布：七分脉道的意义在于微候脉技法中将人体脏器从头到足的排列，经过艰苦的习练，把人体脏器记忆在手指的不同部位，待将来我们仅将手指随意放在身体任何部位，都能有各脏器的信息感应于指下。特别是将人体脏器的脉诊图记忆在指下，下指即知道什么脏器有了问题，什么问题，怎么办等。

③脏器病种：彩图 12 提供的是脏器的寸口位置，候脉时相应部位出现异常，也提示对应脏器出现了异常。例如，右肺尖部对应脉位出现了轻刀刮竹的涩脉，我们可以诊断为右肺的癌症，而此处出现颗粒状的小结节时常常提示该病人曾经患过肺结核空洞或肺尖部脓疡等钙化样病变等。（见彩图 17）

④病证合参：当通过脉诊知道了疾病的所在脏器，再根据

脉"气"来判断目前该病人的临床症状，我们就完成了病与症状的系统诊断，这是中西医学汇通的思维模式。例如：当指下感应出胆总管内有小砂粒状颗粒时，我们诊断该病人胆总管有结石，胆总管管壁出现双层脉感，管内有涩脉，我们会诊断为胆总管结石伴胆管炎。此时脉"气"出现滑数脉或洪数脉这却是机体的发热反应，甚至是病情严重的昭示，当然临床应对的处理方案也会有明显的区别。

微候脉法形象点来说是把脉中的"小人"从头到四肢，从腹前到后背，从内脏到外表，三维立体触摸，这也是脉晕诊脉法则。在脉晕诊脉法中整体脉作为人体大环境并加以辨证，脉晕作为寻找疾病脏腑的标志，脉晕点作为脏内病灶的脉形态。如此，诊脉既能立即诊断出什么脏器有疾病，有什么病，同时又能了解这一脏器的疾病对全身有什么影响，这就是意候与微候的精髓。把浮位看成是圆的边，候脉时在脉的边缘了解机体的体表和浮位器官以及疾病的初级阶段。把沉位看成是圆心，在沉位寻觅实质性脏器和疾病的严重状态。把中位看成是疾病的恢复期或亚临床状态。

实践证明，这种脉法一般情况下都能准确地指出疾病的脏器所在，能具体说出什么病，在什么位置，属哪一脏器。如果是多种疾病同时出现，尚可分出疾病的主次，也能立即识别疾病对全身的影响，当然这需要长期的诊脉经验。

⑤具体方法：心中有图。脉道的上下、前后、内外均要触及，每一位置均与表6相对应，不要忽略方位，特别是独一的地方。（见彩图18）

把寸口脉脏器对应表牢记在心中，方可清楚寸口脉上各脏器的具体位置。候脉时当指触到各脏器的脉位感觉出现了与整体脉象的不同，例如，脉力的增强、减弱，脉管的粗细不等，脉位的沉浮有别，脉的紧张度异常，脉的流利度有异等皆为相应脏器有疾病的可能。

表6　寸口脉脏器对应表

额面	前额、五官、鼻咽、眼、三叉神经、牙周、舌、副鼻窦、印堂穴区、人中区
颅内	耳、颅中、耳大神经、腮腺、头维穴及运动区
枕后	小脑、头皮、风池穴区
颈中	甲状腺、扁桃体、咽部、喉、声带、颈前淋巴结、甲状旁腺、主动脉窦、气管、扶突穴区
项后	颈部软组织区、颈椎、肩周、肩井穴区
前胸	左咽、右气管、左心、肺、纵膈、食道
腋胸	右肺、左心、心包、胸膜、腋淋巴结
后背	肩周、肩胛区、颈椎、后背肌肉筋膜
上腹部（浮）	左：胃、胆、左乳房、左胸肌、腹肌 右：胆、胆道、胃、右乳房、右胸肌、腹肌
右上腹内（沉）	肝、肝内胆管、淋巴、胸右侧肋神经、胰头部、门静脉、右侧6～12胸椎、右肾、肾上腺
左上腹内（沉）	脾、脾门、淋巴、肝左叶、左侧6～12胸椎、肾上腺、肾
右后胸区	右侧腋胸后背部肌肉、腱膜及神经无菌性炎症
左后胸区	左侧腋胸后背部肌肉、腱膜及神经无菌性炎症
右腹前（浮）	胃小弯、胰腺、十二指肠、肠
右中腹内（沉）	升结肠、回盲部、肠系膜淋巴结、结肠右曲、横结肠、右肾、右肾上腺及腰椎
左中腹内（沉）	乙状结肠、肛门、盆腔、左肾及左肾上腺腰椎、左输尿管
右腰	右侧腰背部肌肉腱膜及神经无菌性炎症
左腰	左侧腰背部肌肉腱膜及神经无菌性炎症
小腹会阴	泌尿道、膀胱、肠
髂部	髂、臀部病变
上下肢远端	上下肢、足、手病变、直肠、生殖、附件

说明（1）

A. 表中为人体正面投影区域。其脉感在双寸口脉的尺侧缘。如面部、颈前、胸前、肺、心、乳房、胆囊、胃、肠道、膀胱等均在此层，其脉位见浮，感应此脉，轻手即得。

B. 左右寸口脉的中位是人体内部器官的脉气。如颅内、鼻窦、甲状腺、肺部肿块、肝、脾、胰、子宫、前列腺及肠道脉气病变，脉位沉，感应时应按而得之。

C. 人体侧面及后背软组织病变，其脉形显示在脉道的桡骨侧缘感应其脉感时应轻手即得并需双手合参。

寸口脉脏器对应表是对寸口脉的进一步分区，看上去复杂，如果此表人格化，记忆起来并不困难。

说明（2）

A. 一般左颈中及胸前区同时脉浮数，多为咽部疾病，右颈中及胸前同时浮起为气管病变。

B. 心区，一般指下形较大并覆盖左颈中、颈、胸前、腋窝前。

C. 胆及胃部病变应左右手合参。

D. 肝位于右上腹，脾居左上腹，其脉的浮位则是两则乳房。

E. 左尺脉下为肛门、直肠、泌尿系疾患，右尺脉下为生殖系统病变。

F. 边脉、浮为软组织病变，沉为脊柱病变；弦紧、弦若刀刃则病重，细弦、弦虚病多轻。发生在一侧为同侧发生病变，两侧同时出现为颈椎、脊柱发生病变。发生在一侧尺侧缘及另一侧桡骨侧缘的边脉多为桡骨侧缘同侧的病变。若单侧尺骨侧缘出现边脉也见于锁骨、胸骨柄区神经及腹部软组织病变。

G. 下肢与尺脉为同区。尺脉上区为上下肢近端、尺下区为上下肢远端。笔者认为：尺脉虽然是近心端也是血来之处，就脉气来说，是人体脉气的远端。人心脏的射血力量来自于心肌收缩力，当心肌初始收缩时的力量最大，它顺应主动脉及其分支的血供信息，只有这种功能状态，血流克服脉管阻力，疏通微循环。心肌收缩中间阶段顺应人体的腹腔动脉供血区域的脉气。

H. 一指多候。人的手指以中指最敏感，而指目最敏感。诊脉时应把食指、中指、无名指的指目对准寸、关、尺脉相应部位的中间。三个指头除指目派上用场以外，指目的远、近端二指的侧边都能派上用场。例如食指目的颈中区，食指候寸顶端的额面区。食指的远心端诊右脉的尺侧缘，左脉的桡骨侧缘。食指的中指侧候前胸、腋区。中指、无名指类推。

候脉时一指多用，敏感区应对敏感区。左手诊脉只是笔者的建议，因为左脑具有形象思维，何况左手分工较少，长时间训练有利于精细信息的采集。自 2005 年传此诊脉方法以来，已经有大量的学者、学员采取左手候脉。

初用此法候脉时，有时会有脉象并非像寸口器官分区表那样明显对号入座的情况。例如上呼吸道感染一病：表现为双寸关脉浮数，但若经过长期的细致感应，慢慢地就会分辨出头、鼻、咽、气管的脉气了。比如说，上感是双寸脉浮，合并有头痛时是双寸脉浮的基础上寸脉的远端出现两枚豆样搏动的脉晕点，而项部牵引样疼痛时寸脉中段桡骨侧缘出现弦脉，若一侧寸脉远端出现该脉晕点则是同侧偏头痛。合并鼻窦炎时与偏头痛的脉象不易区分，但多伴脉滑数，细心感知还会发现在寸脉中上 1/3 交界处的沉位出现一枚浑浊有力的脉晕。咽炎的脉象多见双寸脉浮而有力，但慢性咽炎常常出现右寸脉的中下部位稍浮而有力。气管炎的病人出现咳痰时，可以在寸脉的下 1/3 处候及倒树枝样气管的影像，在这一图腾中会有一种灼手的涩脉。

I. 点脉结合。点脉结合，是指通过对脉晕的感知了解病脏，脉晕点的感知了解脏器内部的病灶，再结合 35 脉来完成对疾病的最后辨证。点脉结合可以让医者明确疾病脏器和全身症状，而传统脉有定病性、病机、病理、病程、预后等描述，但在不知病灶、病脏和全身症状的情况下谈病性、病机、病理、病程、预后似乎有盲人摸象的弊端。例如：

左耳区、脉晕点减弱，并出现耳形脉晕，寸脉细、虚、涩、迟，可诊断为听力下降、耳鸣、耳聋、鼓膜内陷、中耳炎等。

左耳区、脉晕点无脉，出现耳形晕，脉涩、虚，诊断为耳聋。

左耳区、脉晕点增强，脉象细、弱、虚、濡，诊断为耳鸣。若脉晕点有力，出现涩晕，应排除脑肿瘤。

双前额面区、脉晕点增强，脉象细、弱、虚、濡、细弦等诊断为神经衰弱，休息不佳，失眠多梦等。

双前额面区、脉晕点增强，脉象促、涩，左寸桡骨边脉，诊断为上感、左偏头痛等。脉弦、弦细，寸脉顶端脉势上冲应排除精神性疾病。

一侧额面区、脉晕点沉而混沌，寸脉滑或正常见于偏头痛、鼻窦炎、眼炎，也见同侧牙龈炎。

双额颞区、脉晕点增强，脉浊、弦、紧，诊断为高血压头昏，脉硬如木棍的老人常见心脑血管动脉硬化、脑供血不足。

双寸脉下 1/3 处出现浮起的脉管，管中有斑块，可以诊断为颈动脉斑块，若脉浊、脉弦有力更支持诊断。

双额颞区、脉晕点增强，双寸脉浮、滑，诊断为晕车、晕船、呕吐，严重者关尺脉细弱。

左寸脉下 1/3 处、心晕的尺侧缘出现斑状或点状脉晕点合有尺侧缘边脉，脉见弦、紧、结、代、促、涩、漾，可诊断为心肌梗死等。

左寸脉下 1/3 处、心晕的表面出现肌肉状脉感，尺侧缘出现边脉，脉象出现浊、弦、紧，可以诊断为冠心病、心肌缺血或心肌坏死等。

左寸脉下 1/3 心晕的右心房处有硬性结节，而脉象迟缓，可以诊断为心房心室传导阻滞，右心房心肌供血下降。心电图 S-T 延长，T 波改变等。心晕的中间出现击脉为先天性心脏病，如室间隔缺损等，若病人出现杵状指可以明确诊断。

左寸脉下 1/3 心晕沉弱遥远似有膜状物包裹，脉象涩、促、奇，诊断心包炎，心包积液。

双寸脉上 1/3 脉短，脉气沉弱，脉结、涩、浊，诊断为脑供血不足、记忆力下降、耳鸣等。参考病脉点歌诀，这里限于篇幅不赘述。须知，点脉结合诊断疾病，尚需大量的临床研究与探索，笔者的工作只是抛砖引玉，唤起后学。

J. 剥葱皮与开抽屉。候脉应心脉相照，脉与人结合。脉象既然从寸脉到尺脉分成若干区域，在候脉时也应采取相应的手法。如从头区到尺下区平面共分为 7 个脉晕区域，应对这些区域采取开抽屉的手法，从头到足一个一个触及。在浮沉位又可以将脉道分为 6 层脉位，候脉时又好似剥葱皮，一层一层从浮位到沉位的下压手指，感应脉道中不同层面的脉波，分辨与呈现出脏器的图腾以及脏内病灶的图腾影像。一般寸脉仅分浮、沉二脉位即可比较头、面、颈部的病患，而关尺脉，则应分浮、中、沉三位。

例如关脉：在女性脉浮位候乳房、胃、胆、肠，脉沉位候肝、脾、肾、脊柱。出现关脉上的边脉为胸、腰部病变导致人体侧面出现牵涉性疼痛为多。关边脉为浮则表示为腰背部软组织病变（背部皮肤的、肌肉的、筋膜的、神经的）；若脉为沉边脉则是脊柱的增生性病变，肌肉、肌筋膜等疼痛信息。

尺脉：尺脉在浮位可候及腹壁、肠管、膀胱等病变。在沉位可候出腹腔肿瘤、生殖炎症，还可感知人体下肢的功能状态。

脉象还需从左到右或从外侧到内侧进行候脉。例如边脉出现在左寸桡侧，为左肩周炎，而出现在尺侧缘多是胸部软骨的病变与损伤或心脏疾病引发的疼痛等。边脉出现在两寸脉的桡骨侧为颈椎病。边脉出现在左寸脉的桡骨侧，同时右寸脉的尺侧缘也出现边脉，则提示患者左后背软组织病变。若单纯是寸脉一侧尺骨侧缘的边脉则是胸前、上腹壁软组织或对侧肩部病变。一般脉象的桡骨侧缘为人体后背及躯干两侧组织脉气，有时内脏的牵涉性疼痛也在该区域。尺骨侧缘为人体胸、腹前脏器的脉气区域。

总之，剥葱皮、开抽屉候脉法只是浮沉及纵向剖析脉象的方法，候脉应立体思维，诊寸口脉指下切的就是立体思维。

K. 脉与人合参，脉病合参，脉证合参，双手合参。正常情况下，候脉除脉证合参以外，在获取脉象的方法上双手合参非常重要。一般说来，人体左、右寸口脉力、脉位等18种脉象要素基本相同（其解剖学上的脉力、管径差异为右大于左，但这点差异临床上可忽略不计，视为均等）。而病脉往往就存在于脉象要素的差异中。

一般双手合参，主要应了解两寸口（寸口脉器官分区表）

的差异，寸、关、尺各部间的差异。差异的内容为18种脉象素的异同。

双手合参尺侧缘脉：脉象的尺侧缘是指两手脉的内侧（脉管的尺骨侧）部分，不是指尺脉。脉象的双尺脉缘主要感应人体额面、颈面、胸前、腹前及泌尿、生殖等诸多脏器，也就是人体空腔脏器的脉气为多，特别是居中的单一的脏器。关脉尺侧缘多为上、中腹部脏器的脉气所在。尺脉尺侧缘为小腹、会阴、下肢内侧组织的脉气所在。

咽炎与气管炎，肺部肿瘤与心脏、颈淋巴结、甲亢、甲减、扁桃体炎症的鉴别，通过脉晕点出现的位置，脉象的脉力、脉宽、脉势等不同进行鉴别。一般寸脉的脉位仅限于浮沉。如浮、沉或二手不等，脉力过强、过弱，两寸不等脉、脉道不等宽，流利度不等，紧张度不同，长短不一等均为寸脉对应器官发生疾病脉象。例如，左寸脉的尺缘脉浮于右寸尺缘，或两寸尺侧缘均浮起，多见以咽炎为主。若脉数见于急性咽炎，若右寸尺缘脉浮多为气管炎。

关脉，双手合参尺缘脉更为重要。借双手合参可以区别腹部空腔脏器的疾病所在（实质性脏器的脉象较易区别，而空腔脏器的脉象较难鉴别）。例如胆囊、胃二脏器，脉位在浮，部位在左、右关；它们相互为邻，其临床症状相仿，有时两个脏器的病变相互影响，互为因果，慢性胆囊炎可导致慢性胃炎，慢性胃炎也可影响胆的功能。合参双手之脉，要求我们从脉象的要素上鉴别出两脉与整体脉象的异同，若明显差异者即为病脏所在。另外，长期研究各脏器的指下感觉，并积淀到一定程度，对每一脏器的指感形态了如指掌，就会轻松地用脏器图腾的像思维区别它们。慢性功能性减弱性病变如老胃病，左关沉陷明显异于整条脉管，左关脉中段的尺侧缘有片状涩脉多是胃炎。若是右关脉张力减弱，出现胆囊形的小囊袋，且囊袋的指感质地不均匀，或内壁粗糙，多为胆囊病变，合并有右关脉边脉，对胆囊疾病的诊断有特异意义。这里还应该特别注意的是女性，双关脉浮多应考虑为乳房疾病，特别是月经前。

就尺脉来说，尺脉的尺侧缘多为大肠、膀胱、子宫、前列腺、直肠的脉气之位。若急性炎症表现为脉的浮起，若慢性增生、肿瘤、水肿则脉张力多增强，若出现脏器的图腾多为病脏。正常情况下，男女左尺脉均偏沉、弱。若左尺脉的脉气特异均应行左腰、左腹、乙状结肠、直肠、左臀、附件、盆腔等部位的详细检查，而女性常见左附件牵引性疼痛，或妇科病为多见。若左尺脉滑并局部脉涩多见妇科炎症或泌尿系炎症等。

关于寸、关、尺部的脉象差异。事实上古人对此种差异的研究已经比较透彻，只是在脏腑的分属上与笔者的经验脉法有异。候脉时将寸口脉理解为一个小人睡在脉道里，再去分析寸、关、尺对应各脏腑并去分析各种脉气的实质。

关于双手合参候桡骨侧缘。脉的桡骨侧缘是人体两侧面各组织的脉气。比较两手桡骨侧缘的异同对鉴别后背组织的病变所在和人体侧面组织的病变所在以及内脏牵涉性疼痛性病变有十分重要的意义，甚至有立断疾病所在的效果。

关于合参双寸口脉的内容：

①脉力：通过对双手脉张力的比较，寻找疾病的所在，是较简单的候脉手法。就脉张力来说，双手脉道有明显区别时，脉张力过小与过大为病变所在。例如，一侧脑部占位、出血导致一侧肢体的功能障碍（半瘫），脉象会出现患肢侧的脉张力明显减弱，脉的振幅减弱更明显，而其患肢寸脉的顶端脉张力与振幅却相对正常。

必须说明的是：人类直立后，右侧持重力是习惯，右侧各种肌肉都受到长时间的锻炼，右肩低，右侧骨盆上抬，右腿短是人类的通病。右侧寸口脉张力常会较左侧增强。

例如：左腰椎间盘突出症的脉象表现为：左关尺脉的脉张力明显弱于右侧（同时，左蹬趾背伸的力量减弱），这是神经受压迫后神经的功能减弱，支配组织的功能与代谢均下降的表现。又例如：右寸脉桡骨侧缘的脉力弱，诊断为右耳听力下降、耳聋耳鸣、耳膜内陷等。多提示由于双手脉张力的不同而出现对应部位所属组织疾病的存在等。

总之，双手脉各部的脉张力最强或最弱处为疾病之所在，这也证明《内经》"独一"论的正确。

②脉位：通过双寸口脉位的异同寻找疾病之所在。若一侧脉位过浮、过沉或寸、关、尺某部脉的浮、沉异常均提示疾病之所在。

例1，右关脉沉于左关脉，指下有混沌有力的肝的脉晕，同时整体脉象浊实，可诊断为脂肪肝。假如，男性的右关脉浮而有力，整体脉象虚，可以诊断为肝的虚火，病人多有眼睑充血，眼分泌物多的现象。关脉沉多为肝瘀，此人多出现情绪抑郁，少言寡语，甚至眼睛干涩等。

例2，妇女右关脉浮于左关脉，这是因为女性右乳一般均大于左乳，这与其解剖学或哺乳的习惯有关。一般女性多见右侧哺乳。月经前期可诊断为右乳腺增生，而月经期的脉象又为右尺脉的浮滑。

例3，左尺脉的沉、弱，有慢性肠胃炎或大便不规律等临床表现，还见于左膝关节功能的不足。右寸脉的明显沉、弱，有慢性支气管炎、支气管哮喘、慢性肺功能减退疾病的可能，甚至有右耳听力下降、耳鸣、耳聋等存在，而左寸脉沉常有胸闷、心气不足等临床表现。

③脉势：双侧脉势的不同，异处为病。有时脉的来势或脉的去势不同也提示疾病存在。

例如，右尺脉独洪或浮洪，提示泌尿系炎症；左寸脉去势中有条索状枪击感，为左侧头部血管性头痛，古时又称"寸上击"；而双寸的击脉应排除颈部大血管狭窄的可能。

④双脉合参比较脉道的管径粗细：正常情况下双手脉道是基本等同的，若独粗、独细、独膨大均为疾病所在。

左寸脉上 1/3 脉晕大于脉道，为左额偏头痛，若左寸脉下 1/3 部心的形状出现则尚应考虑有心脏病。左关脉独细为慢性胃炎、免疫力低下等。左尺脉桡骨侧缘边脉为左下肢酸软、麻木无力，多见坐骨神经病变，出现膝盖骨形状为髌骨退行性病变。一般两只手脉管管径粗细的比较方法为：双寸口比，比较两寸口脉管的粗细，过粗、过细为病侧。双寸口比，应按部来比较：寸比寸脉、关比关脉、尺比尺脉或寸关脉比对侧寸关脉等。

⑤双手合参比较长短：正常情况下双手脉象是等长的，若一侧脉象独长、独短处即为病脉所在。或左寸长，或右寸长，或左寸短，或右寸短，或左尺长，或左尺短，或右尺长，或短右尺脉等，均是病脉所在。脉长为热、为实，短脉为虚、为郁、为不足。长短殊于何处，何处有病，何脏有病。如左寸脉短，多见心供血不足，左耳听力下降，若合并右关尺脉的明显减弱则多见右偏瘫之风脉。

⑥双手脉合参比较紧张度：正常情况下，两寸口脉的紧张度基本相同，异常情况下双寸口脉有明显差异。如左关紧，有因肝脏疾病导致的胃肠功能障碍、消化机能减退、呕吐纳差等症状，也见胃肠本身的病变。又如右尺脉的细、弱、濡、虚等低张力脉，在女性多有月经不调、卵巢机能减退、性功能障

碍、慢性妇科疾病、不孕症等疾病。

⑦双寸口脉合参寻独异：正常情况下双手脉象18个脉象要素基本相同，若一侧脉象发生了特殊的改变，均提示相对应部位出现疾病。例如，右关脉芝麻点样"脉晕点"或出现该点伴右关桡骨边脉或左关尺边脉，右关脉桡骨边脉或出现该点伴左关尺边脉，此几种脉象都应排除胆石症。关尺脉交界处出现芝麻点样"脉晕点"提示肾输尿管有结石，有时这种异常的搏动点带有"彗尾"更是结石的特异性脉感。右寸尺侧缘及左寸尺侧缘出现边脉提示前胸软组织或肋神经、软骨、胸骨疼痛。右尺脉的独洪，当排除泌尿、生殖系炎症及肿瘤等，均为脉象中出现异于正常脉象的特殊脉感。

总之，双手合参两侧脉管也是候脉诊病的重要方法，我们不仅要注重对人体脉象的感应，还应三维立体全面地分析脉象的变化，扩大对脉象研究的视野角度，力争捕捉到更多的脉象信息。

⑧诊脉的几点经验手法。当我们手触脉管时，脉象上有无限的信息，怎样从纷纭变化的信息中辨别出我们所需要的资料呢？又怎样在脉象中挑选最主要的疾病去加以诊治呢？这是徒手诊病面临的重要课题。古人提出28脉，十怪脉。就是说病脉有28种，这28种脉象是古人从纷纭变化的脉象信息中提炼出来的脉象精华，只要你触到此种脉象，就等于找到了病脉。

在阳性脉中抓寸关的太过：阳性脉，即浮、洪、浊、芤、濡、革、散、数、滑、动、促、疾、实、紧、弦、长、击、风等脉中，应重点在寸关二脉上寻找突出的晕脉和"脉晕点"，明显强于或弱于整条脉管的脉晕，均应视为病脉所在。这是因为阳性脉多为脏器早期炎症性病变的脉象。头面、颈、胸、上腹部皆为人体器官，当脏器发生疾病时出现了阳性脉，多是严重状态。例如：双寸脉浮，寸脉上中段出现膨大如黄豆的脉晕点，可诊断为上呼吸道感染，头痛或头部病患出现了发热。此时尺部脉象虽然相对为沉，但可作为次要脉象弃之，这是因为寸关脉的浮起相对的情况下尺沉。有时病人的尺脉及关脉沉细而寸脉却独浮可诊断为胃肠型感染，这是因为关尺脉的沉细脉素明显。

例如，病人脉浊，左寸脉沉，右关脉沉及右尺脉沉细，诊断为高脂血症、冠心病、脂肪肝、脑中风前兆、性功能减退、右下肢功能减弱、麻木症状等。

阴性脉重点关注关尺之不足：在阴性脉中应重点关注尺脉及关脉的不足。这是因为关、尺二部为脉之胃气，为脉之根。阴性脉多主人体机能的低下，在各器官功能不足的病变中再没脉根；没有了胃气，多预示有发生疾病的风险。在阴性脉中对脉晕点的无力、太沉、太弱、太虚、太细等皆为病患所在。

多枚脉晕点共振求其大：许多脉晕点同时存在时，应注意较大的脉晕点，而舍弃体积较小的脉晕点。例如病人的双关脉中都出现了脉晕点，右关的脉晕点为大，应检查肝、胆、胰病患；若左关的脉晕点为大，应检查脾脏的大小、胃部占位、颈淋巴结。若出现贫血还应检查血小板，排除因脾功能亢进而导致的一系列临床症状。

多枚阳性脉晕点挑其强：寸口出现多枚脉晕点，应抓最有力的脉晕点。许多情况下，脉晕点最有力处为病处。例如，双关脉晕点脉力强于整体脉象，同时左尺脉出现一枚强于脉象的脉晕点，如果左关脉晕点最有力应检查尿酸，排除痛风疾病，并可根据左关脉病脉点的脉力、大小来辨别痛风疾病的轻重。若左关脉脉晕点减弱，则痛风病的病情在减轻。如左关脉脉晕点不明显，则提示痛风病痊愈。若右关脉脉晕点脉张力强，则重点检查肝、胆，排除肝胆系统疾病，如重症炎症、占位、肝硬化等。若左尺脉脉晕点最强：应重点检查尿糖、血糖，排除糖尿病。也可根据左尺脉浮位的涩脉的程度来判断糖尿病的轻重，如左尺脉浮位见脉涩且麻手，则糖尿病较重；若左尺脉浮位涩脉减退，甚至医者诊脉时在屏住呼吸状态下涩脉仍未出现，则可认为糖尿病病情得以控制。在浊脉或细数、滑数脉上寻左尺浮位的糖尿病涩脉对糖尿病的诊断更有意义。

抓无脉：脉张力最弱甚至无脉往往是疾病之所在。例如：左寸脉晕点的明显减弱，应检查左耳的听力或 CT 检查脑部排除左脑的缺血、脑组织的软化、脑梗死等。左寸下 1/3 平脉时会有心的脉晕而此时却无脉晕，应检查心脏，排除心脏疾病，例如心脏的传导阻滞性疾病、心包炎、心肌缺血、冠心病、先天性心脏病等。

抓独异：脉的独异多见病处。例如：寸关脉气平而尺脉独细应重点检查胃肠、妇科及下肢关节疾病，特别见于右尺脉。但凡右尺脉细弱者，多有肠道疾病、月经瘀滞量少，若是妊娠女性多有流产、早产的可能，女性 40 岁以上往往见下肢骨关节酸软以及手术切除了子宫、卵巢或便秘或慢性结肠炎等。但凡左尺脉独强者多见泌尿、生殖系统疾病。关尺二脉平，而寸脉独粗、独细，应重点检查心肺、五官、脑部疾病。寸尺二脉平而关脉独异，应重点检查肝、脾、胆、胃等疾病。过沉过弱则应排除手术摘除了某器官，特别是实质性脏器。右关脉张力强，应排除肝肿大、占位、硬化等疾病。

多枚脉晕点共振：多枚脉晕点同时出现，常常提示某种病变，如上述的扁桃体炎、淋巴结炎、血液病、代谢性疾病，其脉晕点的显现常有一定规则，抓住这一规律，认识这种规律，对疾病的诊断可能达到立竿见影的诊断效果。

总之，对寸口三部中独沉、浮、大、小、滑、涩、强、弱、无脉、实、虚、芤脉、弦、紧、洪、击、粗、细等异常脉象均应重点检查人体相应之脏器，而多数情况是病患之所在。

⑨脉与人合一。我们曾描述过，人手握拳相似于人体，手腕部的组织结构相似于人体腹部及躯干。《全息医学大全》中说："全息医学中的全息元是一个强调其上存有整体全部信息的概念，这里强调的是人体的某一'碎片'（人体的某一局部）的具体形态，这和中医的其他概念一样，是详于功能而略于形体的概念。"李莱田教授等关于医学全息元的论述告诉我们，应该用全息医学的眼光看待脉象。不是单纯强调桡动脉的具体形态，而是应详于其功能而略于其形态。从直观的形态上看不出桡动脉与其他动脉血管有什么两样，但通过对桡动脉所表达的脉象加以研究，我们惊讶地发现它囊括了人体的生命信息。在长期及大量的临床实践与研究中，我们越来越清楚地认识到，所谓的候脉就等于是诊人的信息，就是在摸我们手腕部的"小人"。一侧寸口脉就等于躯体的半身缩影。天与人合一，人与脉合一。这如同观看三维立体画一样，只要你掌握了方法，就能看出画中之画。只要你心中有人，知道病人的脉中有人，你的指下也会感应出脉人。

脉与人形体合一：如果其人的个子很高，手腕部的"小人"个子也不会太矮（长脉）。如果其人个头很矮，腕中的"小人"个头也不会太高（短脉）。反之，如果其人很高而脉短，或其人个矮而脉长则此人有病。个头高而脉人矮则为短脉，主虚或气郁。个矮而脉道长为长脉，主热与实。只有脉与人相应，人与脉相顺，方为正常。一般正常情况下，腕中"小人"的个头长可容三指，长40～50mm，约是身长的

1/35。女性稍短，个矮的人稍短，儿童更短。

假如腕中的"小人"过胖（脉宽）而其人过瘦，或脉人过瘦而其人过胖（脉细），则该人有病。瘦人有了胖（宽）脉，体阔的人有了瘦（细）脉，均为疾病状态。脉过粗则有热为实证。体阔的人有了细脉一定会有胃肠功能不佳，消化机能不良，下肢关节酸痛或脏器虚损，出现水肿或营养不良、贫血、神经衰弱、头痛等。一般桡动脉粗细 3 ～ 5mm。男性稍粗，女性稍细，非体力劳动者稍细，儿童更细。

若脉中的"小人"头大，下肢小（尺脉弱、寸脉强），则其人多见头昏、头痛、头重脚轻，严重者见脑部肿瘤或神经衰弱，下肢酸软，脱钙，胃肠疾病，生殖功能减退，晕车、晕船，易出现呕吐性病变等。脉中人的下肢大而头小（尺脉强、寸脉弱），则其人多见妇科疾病，泌尿、生殖系统疾病或盆腔肿瘤，腰椎间盘突出症。也可见耳鸣、听力下降，严重者耳聋、心脑供血不良、冠心病、传导阻滞、先天性心脏病、大脑记忆力下降、胸闷等病症。生理情况下见于儿童和老人。

譬如，脉中人两头大中间小（尺脉、寸脉强，关脉弱），一般情况下其人多瘦，腹部也干瘦。多见于慢性胃肠疾病，肝胆慢性炎症，脾及淋巴系统功能减弱，食欲不佳，消化不良，甚至乳房、脾脏、胆囊的切除，还见神经衰弱，生殖、泌尿疾病。

如果脉中人的形体像枣核（尺脉、寸脉弱，关脉强），表现为两头小而中间大，则其人正常情况下一定是腹大腰圆，消化、吸收能力好，力大无穷，肌肉丰满。异常情况下则多见肝胆炎症，肿瘤，肝硬化，门静脉高压，脾大，淋巴结病，血液病，乳房偏大、乳腺增生、乳房肿块，等等，还见于脑供血不足，下肢骨关节病变等。

脉与人的体质合一。如果人体质好，力量大，气血旺盛，而腕中的"小人"也一定会充盈饱满，和缓从容（正常脉）；若脉中人虚大无力，或弱、细、短、濡脉，则其人一定是气喘嘘嘘，四肢无力，面色萎黄，无精打采，久病卧床或慢性疾病、营养不良等。若脉弦、脉紧、脉数，必有重患。

一般人的体质状态与其脉中人的脉力、脉势及脉的胃、神、根相吻合。

脉与人情感合一。人的情绪高昂、激动，则脉中人跳动的速度加快，跳动的力量也偏大；人的情绪低落，脉中人的跳数也减少。若其人受到刺激、惊吓、惊恐，脉中人也会出现结、促、涩的改变。人体快速运动，脉会增加跳数。人长期进行劳动及体能锻炼，脉中人会胖大，脉张力也会增加。人发热，脉中人跳动会增加，脉洪而数，有助散热。当人受到寒冷，脉中人会沉或紧，借以保暖。总之，脉与人相应，情感合一。关脉的沉、细、弱，多见病人的肝气郁滞、情绪不佳、忧郁、好生闷气等；关脉浮，脉张力增强，多出现眼病。

脉中人与人同病。人有多高多胖，脉中人就有多宽多长。人有头、躯干、四肢，脉也有相应的头区、躯干区、四肢区。当人头痛、头昏时，脉中人的头区膨大、脉张力增强与滑动。人有颈椎病时，脉中人的颈椎区也会出现相应的边脉。人的后背软组织病变，脉中人的后背区也会出现相应的边脉。借此告诉机体："我的主人，这儿有病！"其人有高血压，脉中人的力量（脉张力）也会增加。人有高脂血症、高血糖，脉中人会清楚地告诉你，它也有此病。甚至还像检验室那样把血糖、血脂高出的范围、治疗效果显示出来。

脉中人的脉张力与人的血压相关。脉来时的高处为收缩压，脉气去时低处张力为舒张压。以手感知脉张力测量血压可以达到不超 1kPa 误差的水平。一般脉道粗大且脉浊者多会出现舒张压的增高，若该种脉的关脉张力强，多为继发性高血压，且血压不稳定。脉弦有力者多见原发性高血压。脉弦应手如铁丝，沉按脉体整体下沉、脉气不消为血管硬化。老年人脉"击"多见收缩压增高，常提示心功能良好。若有脉晕和临床症状，应排除脉管的栓塞与狭窄。

脑中风时，风脉早出现：脑中风脉象的交错性改变完全与人体的运动神经分布有关。临床观察证明：风脉在临床上可以早于脑中风数天或数月甚至两年以上出现在寸口。事实上，脑中风从病理角度上来讲，它的发生是一个缓慢的过程，血栓的形成是一个缓慢的过程。当血栓没有完全堵塞脑动脉时病人已经具有临床症状，只是病人不能够主观地感知或临床症状仅间断出现或中风症状不典型而已，而脉象则能有效提前做出诊断。临床此类病人常见。

总之，脉象基本与人体即时状态相吻合，人有什么疾病，脉就有对应的变化。通过候脉我们不但能准确地了解疾病的所在，而且能知道疾病的性质以及疾病的病程、治疗效果和预后。

病脉章

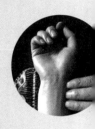

一、脉　　晕

（一）概述

脉晕特指脉气中各种有形的"独"处，它是人体形态学或结构学层次的脉诊内容。中医 5000 年，其医学诊断主要以人体功能态——"气"为重点，而忽略了关于人体形态学、结构学内容的"形"。研究脉象中"形"的变化有助于医生通过徒手的原始方式来模拟或替代现代医学的各种诊疗仪器，并达到或接近现代化医疗诊断水平。脉晕、脉晕点是疾病脏器及其脏内组织病变在指下的候脉感觉，它归类于脉形。脉晕在临床上有精准显示病脏，显示病灶及其病理的功能，类似于现代化仪器的检查功能，是脉象学划时代、里程碑似的发现。笔者在 2005 年首次提出，也引起同行不少的抄袭与仿制，类似有：脉动点、滞点、脉结点等。笔者在《象脉学》一书中将脉"形"以图腾的方式加以描述，读者可以参考。

（二）脉晕、脉晕点的研究

候脉时首先是脉晕点的出现，其次是脉晕的出现，再其次寸口某一部的改变，最后是整体脉动态势的改变。这是人类疾病乃至出现临床症状的脉象规律。脉晕脉象是一种新的提法，属于以往的脉学现象。历代脉学著作中对脉晕均视为脉外干扰因素，因而没有进一步研究。根据古人描述的脉晕特点，结合笔者对脉晕脉象的体会，古人描述的寸口之"独"不全是脉晕点的范畴。

《内经》云："察九候，独小者病，独大者病，独疾者病，独迟者病，独寒者病，独陷下者病。"这里的"独"一般可从三方面理解：其一，脉之独，即左右寸口同一种病脉，如同为迟脉为寒证，同为数脉为热证，同为浮脉为表证等。其二，脏器之独：六部独弦为肝病，六部独沉为肾病等。其三，部位之独，即脉晕脉象。六脉中一部独异，则独异之处多见病，如左寸脉独大多见心脏的增大，独沉、独弱则多见心脏的供血不足等，双寸脉桡骨侧缘边脉多见颈椎病等，而寸中独动的脉晕点多与甲状腺、淋巴结异常有关。明代医学家张介宾在《景岳全书·脉神章·独论》中提出"切脉论独，独处藏奸"。可见先贤张介宾对脉晕点早有一定的认识。医学大家张景岳也认为："此独字，即医中精一之义，诊家纲领莫切于此。"

清代医学家周学海在谈及脉象的单按总按时，于《读医随笔》论"独中"云："单按强、总按大者，是其脉体弦细而二旁有晕也。总按指下部位大，而晕亦鼓而应指矣。单按大而总按细者，必其人血虚气躁，脉体细弱，而二旁之晕较盛也。食指灵，而晕能应指，名中二指木，而晕不能应指矣。更有单按浮、总按沉，单按沉、总按浮者，其浮即晕也……"这里的晕即脉晕点。当代脉学大家赵恩俭主编的《中医脉诊学》中也认为："这里所说的晕，是脉搏振动时所出现的振幅，与脉象有相似之形，但又非脉象。晕的存在，常常干扰原有的正常脉象。无论单按、总按，都应注意排除晕的干扰。"可见，脉之晕至今仍然不被脉学家视为病脉。

长期以来中医以辨证施治、整体观念为法宝，而忽略现代医学有关人体结构与形态学研究。脉晕是关于人体形态学与结构学的脉象，是论断疾病病理的脉象。如此说来，脉晕点脉象极其重要，它是汇通中西的桥梁，也是中医候脉诊断西医疾病，确定病理的法宝，它的进一步研究将引领中医由辨证施治变革为辨病论治，从而一改中医的"不科学"。

候脉时，左、右寸口脉道上常常会触及许多点状的搏动力点，也常常触及许多凹陷的或无力的搏动弱点，这些点状脉点在寸口脉上的分属与人体脏器的疾病有十分密切的联系，研究这些脉点与脉点间的关系、脉点与脉象间的关系对患病脏器的脉诊有中医现代化意义，有病症合参的意义。

脉晕的性质有阴阳之分。阳性脉晕是指强于、大于或浮于脉象的搏动脉点。阴性脉晕是指弱于、小于或沉于、细于脉道的搏动脉点。有时，脉晕的性质是混合的，如大而弱的脉点，沉而强的脉点，小而尖的脉点等。脉晕的大小以脉道的管径比，其晕点大于脉道管径为大，反之为小。脉晕的浮、沉以脉道的浮、沉比，浮于脉道为浮，沉于脉道为沉。脉晕的脉张力以脉道的脉张力比，强则为强，弱则为弱。脉晕的形态以敏感手的触及为标志。这里的敏感手是指经过特殊训练的手，具体方法参见《象脉学》。

一般情况下：

1. 实质性脏器疾病状态下的脉晕多见大、强、沉，其形较清晰。

2. 空腔脏器的脉晕为浮、弱，其形较模糊。

3. 脏器体积小则脉晕小。

4. 脏器体积大则脉晕大。

5. 脏器在躯体的位置决定脉晕的浮、沉和在对应寸口的部位。如乳房脉位多浮，肝脏脉位沉。乳房在人体胸部，乳房脉晕在寸口的寸脉和关脉交界处。肝脏在右上腹则寸口脉肝的脉晕在右关脉的沉位。

6. 实质性脏器的手术摘除，其脉点沉陷，脉气消失（术后两年可有脉气恢复现象）。

7. 空腔脏器的手术切除，其脉晕点多见大而少见弱，但也可见脉气的消失，术后数年不变。

8. 人体脏器在身体的位置与脏器的寸口脉晕位置对应。

9. 脉晕中的脉晕点为人体脏器内部的病灶。

10. 病理性脉晕：笔者将脏器疾病脉称之为脉晕，将脏器内局灶性病灶称其为脉晕点。

（1）脉晕的涩脉团多为脏器的炎症。

（2）脉晕点的涩脉为脏器内的炎性病灶。

（3）不规则、较固定、包膜不明显的脉晕点，其内部涩脉明显的一般是恶性肿瘤。

（4）规则、不固定、包膜明显的脉晕点，其内部涩脉明显或不明显的一般是良性肿瘤。

（5）彗尾样脉晕（晕外有余晕），多见病灶外有炎性或出血，也见病灶导致局部有疼痛等情况。

（6）芝麻点或散沙击指的脉晕点（小而尖），多见结石。

（7）如笛音孔，多见脏器的缺血、功能减弱、手术的摘除等。

（8）筋膜、骨膜、神经系统疾病时的脉晕点呈线形。

（9）肌肉病变时的脉晕为条索形。

（10）内脏牵涉疼痛的脉晕点呈脉晕兼边脉的脉象。

（11）脏器的充血、水肿，体积的增大，瘀血性梗阻、静脉的回流受阻、空腔脏器手术后的组织粘连等多见阳性脉晕。

（12）脏器的体积减小、慢性病变的萎缩、组织的缺血、缺血性栓塞等多见阴性脉晕。

（三）脉晕的形态特征

阳性脉晕：如触槐树豆角。

阴性脉晕：如触笛管的音孔。

（四）脉晕的原理

人体脏器的发育是按照神经血管的延伸而发育的，胚胎发育第四周人体的四肢开始发育向外延伸，而且此时人的心脏及头已经形成，按照信息刻录的先后，各脏器的信息井然有序地刻录在寸口脉上（当然脉象不仅在寸口，全身的脉道都有脉象的信息，在寸口脉上得到的脉诊结果与颞动脉、足背动脉等脉诊结果是相同的）。临床上乳房切除后的病人，其对应关脉浮位的脉气明显减弱。肝硬化、脾肿大病人，将脾脏摘除后，左关脉沉位明显有缺如感，尤其是风脉的交叉性脉气变化，足以证明寸口脉中脉晕或脉晕点是真实的病脏或病灶脉形。

笔者在广东省中医院疑难病会诊中心会诊一位肝脏部分切除的病人，在右关可以切得右肝部分缺失的脉象，现场教学令各科室主任深信不疑。

脉晕形成的原理与疾病状态下的脏器，与脏器的瘀血有关，寸口脉中脉晕的形态，与组织、脏器的大小、质地、浮沉有相似之处，而病灶脉晕点与疾病的病理形态一致。笔者通过手触寸口，可以将指下"形"直接转换为目视，类似 CT 和 B 超的影像功能。

（五）脉晕的现代临床意义

1. 反映对应脏器所患疾病及其病理性质。

2. 显示对应脏器的功能状态。

3. 体察脏器的缺如与否，脉晕才是脏器的"真脏脉"。

4. 脉象是脉晕的叠加体，没有脉晕则没有脉象。没有脉晕则动脉将变成静脉。

（六）脉晕点的现代临床意义

1. 反映脏器疾病的病灶。

2. 显示脏器疾病的病理。

3. 脉晕点是病脏的根源，没有脉晕点则没有病脏。因此，脉晕点脉象是徒手诊断疾病的标识，掌握好脉晕点脉法，可以徒手诊脉类似现代化仪器，三指如同"B"超、CT 或者 MRI 检查。

（七）脉晕和脉晕点的表示法

脉晕和脉晕点有强弱之分，脉张力强用"+"表示，其意义是指脉晕和脉晕点的脉张力超过寸口脉张力，脉力弱用"–"表示，其意义是指脉晕和脉晕点的脉张力低于整条脉管的脉张力。脉晕和脉晕点又有脉位的变化，浮用"1"表示，沉用"2"表示。还有大小之分，其外径未超脉管我们用"小"表示，其外径超过脉管用"大"表示。大小满部就直接用某部表示，例如左关沉位上脉张力减低，表示为左关 2–。脉晕和脉晕点出现部位的记录方式，笔者建议用焦树德老师的表格式脉象记录法。记录者在记录脉晕时可以画出脏器的图，记录脉晕点时再画出点的小图和在脏器内的

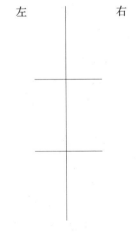

脉晕及脉晕点记录图

位置。（见图 25）

上图可肢解成：例如：L 表示左寸，⌐ 表示右寸，[表示左关，] 示右关，⌐ 表示左尺，⌐ 表示右尺。如：右关出现 1 枚脉力强于脉管，在浮位的脉晕，脉晕中出现一枚内无脉动的脉晕点书写成 +1]，可见肝结石。

甲状腺功能亢进病人，我们可在双寸脉中段内侧各摸到一脉位沉，同时伴有滑数脉的二点共振的脉象（用脉晕点记录为：L 2+，⌐ 2+，滑数）。

扁桃体炎，可在双寸脉中段各诊

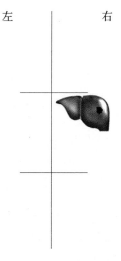

脉屏及脉晕点示范图

到一枚脉位浮的小脉晕点，左关脉出现黄豆样脉晕点（记录为：L 1+，⌐ 1+，[2+，脉数），同时伴脉数，这是三点共振数脉的例子。

颈椎病，可在双寸脉的外侧缘各摸到条索状、脉位趋沉、脉张力很轻的脉晕点（记录为：L桡 2+，⌐桡 2+），这是二点共振脉象。

痛风，可在左关脉、右关脉、左尺脉各摸到一枚黄豆大小、脉力稍强、脉位沉的脉晕点，同时病人脉缓而宽（记录为：2+]，[2+，⌐2+，脉缓宽]）。这是三点共二脉的例子。

（八）脉晕模式图

彩图 20 为心脏脉晕，在寸口的寸脉下 1/3 位置，食指轻触可以触及一枚跳动的脉团，候脉者要将注意力高度集中在食指下，余部不要触及。当熟练到一定程度，心脏的大小，心肌的搏动力，心肌各部的厚度（肌张力），左右心房心室大小，各心室的瓣膜情况，左右冠状动脉及其形态，冠脉是否有粥样硬化，心肌是否有缺血、是否有梗死灶，心脏是否疼痛等一览无余。

（九）脉晕点模式图

脉晕点脉象是疾病病灶的脉中形或病理形态，它常常分布在脉晕中，是疾病的本源。

（十）脉晕点歌诀

脉晕歌诀

脉晕疙瘩浮或沉，强弱大小不均等。

沙粒芝麻豆与线，数点共振病疑难。

候脉当知脉中人，指下脉人各半身。

左候左身右候右，尺缘腹前桡侧后。

关候腹上寸头胸，尺脐下肢合参中。

肌筋慢炎浮脉边，脏腑病灶脉晕点。

点线合参牵涉痛，脉口独处病见重。

浮数促滑洪多炎，沉涩弱微机能减。

奇漾潮代心肌病，浊风击弦防脑栓。

革牢伏见脑中病，疫病迁延虚细短。

寸晕点

内额沉颅外后枕，寸上头颈下胸心。

寸点头痛鼻耳眼，观眼尚需右关参。

扁桃甲腺淋巴咽，寸外见边痛颈肩。

左心右肺气管咽，胸壁罹及脉现边。

尺缘胸前筋膜痛，桡边侧后筋膜炎。

双寸浮晕点

细濡虚微神经衰，遍觅明医睡难乖。

滑数促洪击甲亢，甲亢手颤弱尺脉。

扁桃淋巴亦数滑，右关必强脾多大。

上感气管肺部染，寸浮见晕痛头颠。

濡滑过敏鼻息花，数浮口疮重辛辣。

浮力浊紧脑血稠，数浮头痛颅喷吐。

洪数化扁浮痛咽，晕大至关晕车船。

数浮结膜炎红眼，紧弦头晕动风肝。

双寸沉晕点

缓迟肢肿别甲减，尺虚脱水头晕眩。

颈椎桡边脑缺血，关动寸短高防蹶。

头晕耳聋减记忆，关动寸击脑血积。

寸沉血少心肺脑，浮沉迟数皆可抛。

降压过量芄晕眩，肢瘫昏迷中脑栓。

左寸浮晕点

鼻塞牙耳偏头痛，滑数寸击头脑同。

浊紧弦紧肥厚心，力见脑血瘀滞行。

左寸浮点强左关，检查鼻咽与颌面。

左肺肿瘤左寸异，痰血低热与咳喘。

胸膜胸壁神经炎，对侧尺缘同桡边。

左寸沉晕点

右关尺弱风左脑，独沉耳心供血少。

汗痛心梗左寸边，绞痛症缓硝油甘。

上感周后心肌炎，阴天胸闷节律变。
左肺浸病左寸沉，虚肠迟涩脉中诊。

右寸浮晕点

右偏头痛耳鼻眼，鼻咽肿块参左关。
右寸击晕椎脉风，梗阻栓塞颈脉弓。
右胸肿病寸晕中，右肺气管炎数洪。

右寸沉晕点

右肺耳脑右气管，右胸膜炎右桡边。
在譬哮喘在耳聋，在脑失聪或右风。

关脉晕点

腹中脉气关中叠，合参左右脉症别。
乳肝脾胃肾胰胆，胸腰脊后脉参边。
浮腑沉脏外脉迎，浮沉迟数遵前贤。

双关浮晕点

乳胆胃肠尺缘前，肌筋膜炎桡边缘。
乳胀肿块经前显，乳癌浮晕求沙点。
胆炎右桡左尺边，肝脾肿大关力点。
肝火易怒充血眼；血压不稳高低颠。
胃痛反酸餐后显，十二指肠餐后缓。
双关脉浮寸晕点，血液疾病重骨穿。
双关浮虚左尺点；糖尿痛风胃癌嫌。
糖尿痛风参右关，胃癌左关强滑宽。
浮紧浮滑脉虚见，肠上型感虚尺关。

关弦官能胃肠乱；关数口臭弦数烦。

芤迟呕血弦痛满，散见腹水虫吸肝。

长弦呃逆短乏懒，弦紧官能细必然。

双关沉晕点

肝脾胰肾沉脏点，肝弦右桡左尺边。

缺乳肝淤免疫低，胃气虚弱骨包皮。

关边尺缘胰竖点，沉弦细弦炎胰腺。

细弦关下肾点圆，水肿尿白肾病缠。

动痛牢块紧迟疼，刀刃新弓弦重肝。

左关浮晕点

浮晕胀乳术脉减，胃病乳晕力透关。

肝脾肿大浮力点，脾脏切除左关减。

左关尺实突腰盘，肌力减弱直腿限。

左关尺浮晕中沙，左尿结石腹刺扎。

左关尺虚乙肠炎，桡边筋膜痛腰间。

血板减少与紫癜，左关多浮力必显。

肿瘤术前强左关，淋巴转移脾厚宽。

中年体弱强左关，必检肿瘤献良言。

体力劳动运动员，左关强时肌丰满。

白领厚禄或昏官，左关强浊肚大圆。

右关浮晕点

乳肝胆肾与胰腺，腰侧筋膜关桡边。

右脏切除右关陷，脉气复原一载半。

右腑切除关晕点，痛灶多见术粘连。

右关脏腑见肿瘤，淋巴转移左关珠。
肝晕力沉胆乳浮，脾胃力沉胃浮沤。
肝弦胆边乳月经，脾显淋巴胃食吟。
胆痛油腻肾肿陷，肝连病眼大便干。
胰尺竖晕桡见边，脉证互补九候鉴。

右关沉晕点

瘪胸郁思萎缩胆，孤独干眼腹中满。
肝胆胰肾功见减，腹膜壁层在桡边。
关尺晕沉脐下观，腰酸腿软肠功乱。
闭经自便寡欲汉，冬穿棉鞋脚亦寒。

尺脉晕点

泌尿四肢生殖脉，浮晕炎痛沉动减。
子宫必参月经乱，关尺脉气肠腹鉴。
泌尿尺缘寻浮晕，膀石尺晕求芝点。
桡边尺下双晕现，女子肌瘤男前腺。
肢肠浮沉脉力参，右主左次寻尺关。

二、浮　脉

（一）概述

浮脉为单一脉素，脉位表浅，轻触即得，举之有余，按之不足。

（二）浮脉的病理与解剖学基础

人体桡动脉正常情况下均走行于腕部桡骨侧皮下。其上方是皮肤，下方为腕曲肌腱和尺、桡骨间肌群，前方被覆于腕曲肌支持韧带，周围被覆于皮下脂肪并借此而被固定，桡动脉的前下方恰是桡骨茎突之高骨。因此寸脉一般情况下较尺脉为高（水平位），瘦人桡动脉表浅，老人血管硬化皮下脂肪少时血管多滚滑。

在致病因素作用下，炎症初期，机体的代谢稍增强，微血管将扩张，心动也稍加速，组织也较饱满，桡动脉也有饱满感（这种饱满感并不是张力的提高）。桡动脉虽然有所充盈但其管壁的张力会下降（血管壁的微孔会打开），饱满的组织将饱满的桡动脉托起，指感桡动脉将有浮于肉上的脉感。因此，浮脉是脉位表浅，或者说桡动脉的托起，不应加其他因素。此时桡动脉有饱满的感觉，但脉管壁的张力却下降。心动稍加速也不应发生每息脉动频率明显的改变，否则是浮数脉，这要视体温的高低及病情的演变。严惠芳主编的《中医诊法研究》认为：心输出量增多，外周血管扩张和血流通畅是产生浮脉的直接原因。

人体的血液总量是相对恒定的。在微血管充盈、组织饱满时脉管内压不会增加反而会下降。这种炎症早期的特定条件将致使浮脉的脉张力不会增强而只会稍充盈，虽然脉管浮起但不是车胎充气的浮而只是充盈组织的托浮，是一种综合力量导致的浮。因此，这种脉浮将是轻触即得，举之有余，按之不足。虽然不足按，但也不会一点力都不能支撑，更不会虚或空。这是因为有脉管内外组织的撑托及桡动脉前方韧带的束缚及桡动脉腔内血流在指压下的阻力等综合作用。

浮脉是机体炎症早期的特定脉象，当外遇风寒（病源微生物侵害机体）时，机体神经系统将参与调节使脉管收缩而产生浮紧脉、浮弦脉，若致病力强机体抵抗力也强时还可出现洪脉，此时人体的体温也升高，机体反应也加剧。当机体的代谢率增强以及疾病的恢复期尚可出现浮滑脉。若有体温的改变则见浮数脉。

（三）浮脉的特征

浮脉的性质：脉位表浅，是单一脉素。

浮脉的指感标准：轻手即得，举之有余，按之不足。

浮脉的形象标准：如举按用乳胶管绑扎后的下肢静脉曲张的静脉，脉张力如静脉怒张的脉感。浮脉的脉张力小于浮紧脉、浮弦脉、浮洪脉，大于虚脉、芤脉。（见彩图 22）

浮脉为单一脉象要素，并可构成浮脉类及其兼脉。浮脉不应同沉脉或沉脉类再兼脉，但能和沉脉共同组成实脉、洪脉、浊脉等大脉。也能同沉脉同时出现在寸口中，如寸脉的浮，尺脉的沉；关脉的沉，尺脉的浮；关尺脉的沉，尺脉的浮，等等。

（四）浮脉的研究

历代脉学著作唯有《脉经》对浮脉的认识被推崇。即"举之有余，按之不足"。简短的八个字，既概括了浮脉的性质，又准确描述了浮脉的脉形和浮脉的指感标准，乃至今日该论述仍然是认识浮脉的准则。

《脉诀》在认识浮脉时有"指下寻之不足，举之有余，冉冉寻之如太过"之说。"冉冉寻之如太过"一句与前言"不足"有矛盾，若是太过应当理解为脉张力的增加，浮脉脉张力的增加不过是浮紧脉、浮弦脉等，这是浮脉的兼脉而不是浮脉。《古今医统》在认识浮脉时说："浮有按无，无根之喻。"其意：一是浮脉按之什么感觉也没有，二是没有根。此语显然是不正确的。浮脉虽然按之不足，但不足不是"按无"，更不是"无根"。显然该著作对浮脉的脉张力把握不够正确。《诊宗三昧》尚有"举之泛泛而流利"的提法，张璐此语只是浮滑脉的概念而不是浮脉。事实上浮脉为脉位表浅的单一因素，而浮脉的脉张力则是举之有余而按之不足。傅聪远认为：浮脉的脉压在 5 ～ 10kpa。

现代脉象的研究已经突破指感的体会和古脉学的瓶颈以及脉象仪器的取法压力表示方法，并打破仅从血管位置深浅来讨论脉象的浮沉。取而代之的是从生理、病理及生物力学的角度进一步加以研究。费兆馥等认为：正常人四季脉象与外感发热病人的浮脉除与血管的解剖位置、皮下组织及黏弹性等因素有关外，还与桡动脉的舒张状态有关。而龚安特认为：桡动脉的几何位置是不易改变的，指下脉道的浮沉变化主要是血压、脉管半径、脉管刚度、外周软组织刚度四个因素相互作用的结果，这种结果将受制于人体的生理、病理和环境因素。张崇等对 1000 余例脉图，血流动力学资料进行分析后认为：浮脉与沉脉的心功能状态及体循环容量并没有大的不同，但沉脉的压力梯度和动脉壁张力大于浮脉。

现代研究认为，机体在外感等因素作用下，其毛细血管床扩张，桡动脉内的血流加速，桡动脉管壁的张力可减小，血管对血流的侧压力及阻力也减小，桡动脉应指时有一种表浅的感觉。这种感觉是：指按时其力不足，举指时具有浮力。

（五）浮脉的现代临床意义

浮脉与人体体温及外界环境有很大关系，而人的体温调节则主要受控于下丘脑体温调节中枢，同时也制约于许多因素。一般天气热则人的脉多浮，女子的寸口比男子稍浮，特别是在月经前后及排卵期、妊娠期。年龄越小其脉越浮，年龄大约每增加 10 岁，脉象浮的程度将减少一定梯度，40 岁后大部分人尺脉沉。老人与小孩的脉象又有相似之处，多见寸脉浮与尺脉沉。

临床上一般病毒感染或病源微生物感染的早期、变态反应性疾病、结缔组织病、血液病、代谢紊乱、神经系统疾病等早期病人或恶性肿瘤的晚期均可见浮脉。临床上可根据寸口脉三部的分属及其脉浮的具体变化，诊得疾病的脏器。

一般寸脉浮多见神经系统、五官、颈部淋巴结、甲状腺、两肺及支气管等感染的早期脉象（中医称为：外感、伤寒、风寒、中风等），以及颈部淋巴结、恶性淋巴瘤、肺部肿瘤等晚期脉象。

关脉浮多见女子月经前的乳房胀痛、胆囊或胆道感染的早期、胃部消化不良、低钾血症、各种肠道感染的早期脉象等，也常见淋巴系统病变的脉象。

尺脉浮，多见泌尿、生殖系统等各种感染，盆腔积液的早、中期脉象。

（六）浮脉三部分属的现代临床意义（见表 7）

表 7　浮脉三部分属临床意义

寸	头、颈、胸各组织及气管、支气管感染的早期脉象。颈淋巴结、肺部恶性肿瘤晚期脉象等
关	女子月经前后的乳房胀痛，胆囊炎、胆道炎、胃部胀满、消化不良、低钾血症、眼睛不适、肿瘤等脉象
尺	泌尿、生殖、盆腔、乙状结肠、直肠有菌性炎症的早中期脉象，下肢及臀部无菌性炎症脉象

总之，浮脉所主疾病以外感多见，内患为次，久病多风险。

（七）浮脉兼脉的现代临床意义

浮脉兼脉很多，这是因为浮脉作为脉象的单一脉素是构成复合脉的纲领性脉象。其常见兼脉主要有：浮缓脉、浮滑脉、浮细脉、浮数脉、浮短脉、浮紧脉、浮涩脉、浮迟脉、浮弦脉、浮脉等。有一些脉学著作载有浮洪脉、浮长脉、浮实脉这是不妥的。因为洪脉、长脉、实脉中含有浮脉的成分，再与浮脉兼脉就显得不太符合脉理，或许是出于浮脉的成分占主要因素，加以强调而误加。

另外也有部分脉学专著中载有浮濡脉、浮细脉、浮芤脉、浮虚脉、浮弱脉、浮革脉、浮散脉等也都是欠妥的。因为濡脉、芤脉、虚脉、革脉、散脉本身就有浮脉的脉素，不应该再同浮脉兼脉。浮细脉就是濡脉。浮弱脉则因为弱脉的脉位在沉位因而不能相兼脉，而还可能是濡脉。

浮脉兼脉的临床意义：

浮长脉：多见感染性中枢神经、泌尿生殖系统病变或瘦高个病人的脉象。

浮短脉：多见脑、心供血及功能不足，脐以下脏器或肢体神经功能不佳等。

浮滑脉：疾病的早期或恢复期脉象，妇女经期及其前后或排卵期脉象。

浮涩脉：多见水及电解质紊乱、缺水，心脏传导功能失常性心脏病等病人脉象。

浮数脉：多见感染性病变或体力活动后，也见血液病、便秘等。

浮迟脉：多见上呼吸道感染，也见于机体代谢缓慢及老年支气管炎或各种疼痛性病变。

浮缓脉：多见病人免疫力低下或紊乱而出现的早、晚期感染状态，也见上呼吸道感染性疾病经治疗而缓解时。

浮弦脉：多见咽部、上呼吸道、气管炎症病人或早期肝病、植物神经紊乱等的脉象。也见上胸部因感染而出现的疼痛等。

浮细脉：见于机体脏器血供不佳，机能低下，外寒内热的病人。也见部分神经、精神性病变。

浮紧脉：见于风寒感冒，各种疼痛，消化不良等症。

浮边脉：见于人体两侧、后背、肩周、肋神经、胸骨、胸壁、腹部、坐骨神经等无菌或有菌性炎症、疼痛等。也见感染后心肌病变。

（八）浮脉的鉴别

浮脉应同芤、虚、濡、洪、散、革、实、风、浊脉相鉴别，它们的共同特点是脉居浮位。

芤脉：浮大中空，如按葱管。一般芤脉不迟，如按体力劳动者超过心脏水平的手臂静脉。

虚脉：浮大而软，应指无力。如按体力劳动者心脏水平的手背静脉。

濡脉：浮而柔细，如按女童手背静脉。

洪脉：浮大而势盛，来盛去衰，有波涛汹涌之势而非举按皆然。

散脉：浮散不聚，至数不齐，如触牙膏。

革脉：浮而弦芤，如按鼓皮。

实脉：浮沉皆充实有力、宽大且长。

浊脉：浮沉浑厚，似泥浆管涌，如泻漆之韵。

风脉：浮则寸及关尺脉双手交错不等。

（九）浮脉与脉晕

首先是脉晕点的出现，其次是脉晕的出现，再其次寸口某一部的改变，最后是整体脉动态势的改变。本着这一原则，候脉时医生必须要找到症状的源头疾病所在，而脉晕点就是疾病的源头。例如，病人出现浮脉，我们知道这是身体局部或者全身对应疾病病灶的早期脉象反应。当寸脉浮滑、浮数、浮洪时中医理解为上焦热，提出热的诱因是六淫七情，选择辛凉的中药辨证解决了问题。而病因是西医说的扁桃体炎、淋巴结炎、牙龈炎、腮腺炎、脑炎、鼻窦炎等。

有了脉晕与脉晕点脉诊技法，上述问题可以合二为一进行解决。例如，右寸脉浮，在浮脉处细心感触，发现咽部的脉张力独于余部，咽的脉晕点指示了疾病的源头。又如，左关脉沉细，中医认为是脾虚纳差，西医胃镜检查是胃窦炎，脉晕点脉法可以发现左关脉沉细的局部为片状涩脉（炎症），脉象直接诊断为胃炎伴纳差。介于此读者可以类推。

（十）浮脉示意图

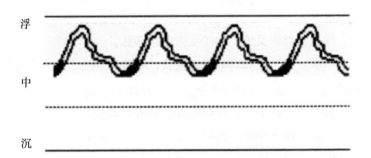

（十一）浮脉歌

浮脉歌

静脉怒张如脉浮，轻手举余按不足。
初病脉浮主外感，久病脉浮内伤候。
来盛去衰脉为洪，浮大中空脉为芤。
虚浮大软革鼓皮，散触牙膏无边际。
浊似泥浆管中涌，实大长强濡柔细，
迟风数热紧为寒，风寒风热或风痰。
寸浮胸颈重头癫，关浮肝胆乳胃炎。
尺浮下身泌尿火，俱浮阴虚阳外显。
迟风肢痛皮搔烦，紧见风寒炎鼻咽。
浮数疮毒滑风痰，贫血结核消耗染，
角弦反张病在脑，流行季节流脑炎。
慢炎浮弦病在胸，浮长癫痫或卒中。
浮促浮数高热狂，浮结脉寒关节僵。
寸浮外感咳痰炎，双乳增生浮双关。
上腹脏病关浮力，肝脾肿大淋巴巨。
右尺脉浮回盲雁，左尺脉浮大便秘。
尺浮生殖泌尿炎，女子滑数月事前。
双寸关浮肠上感，双关尺浮胃肠炎。
坐骨神经痛放电，尺见脉浮加边弦。
劳心寸浮可视平，劳力寸浮头晕眩。
劳力关浮可称平，女见关浮力必病。
男子寸浮女右尺，老人寸浮头多晕。
右尺左寸过关滑，停经呕吐妊娠查。

三、沉　脉

（一）概述

沉脉，脉位深在，举之不足，按之有余。

（二）沉脉的研究

历代脉学专著中唯有《脉经》就沉脉的认识被后人认可与尊重。"脉位深在，举之不足，按之有余"。这是王叔和就沉脉的高度总结。这一经典论述显然与浮脉截然相反。显然沉脉与浮脉是脉位的深、浅这一单一因素，无须其他附加条件。

我们关于脉位的理解不能仅停留在几何空间意义上的高低与深浅，就脉的浮沉，应当理解为：人体气血的变化，机能与代谢的即时状态。更确切地说：应当理解为微循环与心脏的每搏输出量、脉管的张力、外周阻力间的生理、病理改变。脉象的浮与沉，仅是外周阻力与心血管的功能和机体的生理、病理间代谢的失常。事实上胖人的脉沉与瘦人的脉浮是血管显现问题，沉脉是机体组织的充盈度不足，脉气托举力的缺乏而沉没于组织间的原因。

对于沉脉，《脉诀》有"按之至骨"，《脉诀刊误》有"在肌肉之下"之说。其后诸家均在脉位上隔皮识货，有的说在肌肉下骨上，见《脉诀汇辨》。也有的说"沉脉行于筋间"，见《医宗必读》。还有的说："近于筋骨。"例如《四言举要》。《濒湖脉学》也认为："重手按之筋骨方得。"不是沉脉说成是伏脉，就是把桡动脉的解剖位置说移位了。《中华脉诊的奥秘》云："如石在水，必极其底，外柔内刚。""必极其底"有沉、伏界定不清之嫌，"内刚"有脉张力过高之嫌。

现代医学认为，瘦人脉浮则是皮下脂肪的减少，脉道的外显。胖人的脉沉则是被皮下脂肪淹埋，心功能不佳，体液的减少并导致循环血量的减少，桡动脉及其周围组织沉陷，脉道托举之力缺失，脉沉是必然的，但绝不是桡动脉解剖位置的变移。我们已经无力纠正古训，但我们应当以正确的认知昭示后人。

（三）沉脉的特征

性质：沉脉特指脉位深在的单因素。

指感：重取乃得，举之不足，按之有余。如沉取耳垂下缘，或按夏天运动时的蚯蚓体。

（四）沉脉的病理与解剖学基础

外周毛细血管的收缩，组织充盈度和弹力的降低，桡动脉失去了组织的支撑。

外环境的寒冷，皮肤和组织的收敛绷紧，桡动脉潜隐。

体肥或水肿病人皮肤及皮下组织的淹埋。

心功能的不足，心输出量的减少，血管充盈度的降低，桡动脉隐沉。

体液减少，组织失充盈。

沉脉还可以因心功能状态不同，心输出量减少，外周血管充盈状态和阻力的不同而出现不同的沉脉兼象。

（五）沉脉的现代临床意义

一般机体在致病因子的作用下，其生理、病理会发生相应的改变。当机体的抵抗力尚好，致病因素也强的情况下，脉沉有力。当机体虚弱，受病脏器功能虚衰时则脉沉无力。生理情况下也见正常人持有沉脉，但从长期的临床观察，持有沉脉的人多为亚健康状态。例如：成年人随年龄的增长尺脉渐渐沉下，而人的体质和体能也在逐渐下降，不过这种下降是一种整体的、平衡的、缓慢的过程，这种平衡的减弱能使这部分人自我感觉良好。临床观察发现：平均在 30 岁以上的人其尺脉渐渐沉下，直到 40～50 岁尺脉的沉尤为明显。X 线检查可见下肢长骨的骨质脱钙，肌肉的张力及暴发力也在下降，而弹跳力下降是其明显标志。女子可表现为月经的减少，男子可表现为性生活要求的减少。临床较普遍的反应是两腿酸、寒，容易疲劳，肠功能不佳等，这与中医的肾虚相似。健康的生活方式可以缓解或延缓这种衰退，但生物的自然规律总是自有定数。

临床上但凡急性疾病的中期以及慢性疾病脉象多见沉，这可能与机体的体液减少有关。也见部分发热病人早期出现脉沉。中医所谓"风寒束表，经络瘀滞"。

一般来说：急性发热的中晚期、长期低热患者、周期性发热、感染性疾病的中晚期、消化系统、内分泌系统、血液系统疾病及恶性肿瘤、结缔组织性疾病、代谢性疾病等均可因为内环境的改变而使病人脉沉。中医认为：凡痰饮、水湿、气滞、血瘀、食积、里寒等属阳虚、气虚、血虚、阴虚等证皆见脉沉。

（六）沉脉寸口分部的现代临床意义（见表 8）

表 8　沉脉寸口分部的临床意义

寸	心、肺功能的不足，心、脑供血的下降，五官的功能不足及慢性器质性疾病，甲状腺功能的减退、头晕、记忆力下降、胸闷、耳鸣、听力下降等
关	肝、肾功能的不足、免疫力低下，肝气瘀滞、肝囊肿、脂肪肝、胃纳不佳、慢性胃肠疾病
尺	肠功能不佳，腰及下肢的酸、寒，骨关节的功能障碍及月经紊乱、泌尿生殖系统疾病

总之，沉脉多见于慢性疾病、功能不足性疾病，中医认为的里证。

（七）沉脉的兼脉

沉脉是纲领性脉象，能同中位脉兼，不能同浮脉和有沉脉脉素的脉兼。但能同浮脉同时出现在寸口脉中。

沉脉可与中位脉兼。如：沉弦脉、沉缓脉、沉迟、沉数、沉滑、沉涩、沉细、沉微、沉紧、沉代、沉结、沉促、沉短、沉漾、沉边、沉潮、沉风脉等。不应同浮脉类相兼脉。如：浮、虚、散、濡、芤、革脉等。也不应与沉脉类再兼脉，如：沉、弱、牢、伏脉等。还不应同部分中位脉，如长、动脉等相兼脉，也不应同含有沉脉脉素的大脉兼脉，如与洪、浊、实脉再兼脉。

（八）沉脉兼脉的现代临床意义

沉弦：心、脑血管疾病，神经官能性头痛，气管炎，胸膜炎，肺气肿，胃炎，胃功能紊乱，胃及十二指肠溃疡，慢性肝炎，慢性胰腺炎，各种肠炎，泌尿系统炎症，生殖器感染，月经不调，先兆流产，妊娠水肿，宫外孕，胎盘残留等。

沉缓：神经、血管或感染性头痛，肝、肾、心、肺营养不良性水肿，痛经，子宫发育不良，肿瘤，异位妊娠等。

沉迟：慢性肾炎，肠结核，肾上腺皮质功能减退症，肠功能紊乱，慢性肝、胆、胃、肠疾病，肺、气管、支气管、胸膜炎症，泌尿、生殖器炎症，下肢关节的病变等。

沉数：各种水肿及妊娠中毒，激素后遗症，糖尿病，感染性疾病的中晚期。

沉滑：脑血管疾病，癫痫持续状态，精神性疾病，妊娠性水肿等。

沉涩：肺脓肿、大叶性肺炎、肺吸虫，肝、脾肿大，肝癌，胆囊炎、结石，月经不调，生殖器炎症，囊肿，肿瘤，子宫内膜移位等。

沉细：慢性消耗性疾病，神经官能症，精神疾病的恢复期，慢性胃肠疾病等。

沉微：胃溃疡，胆道、食道静脉出血，脾肾功能减退，感染性疾病的中毒症状，慢性肠道疾病等。

沉紧：支气管哮喘，胸膜炎，胃肠功能障碍，妇科病等。

沉代：心脏疾病。

沉结：心脏疾病。

沉短：心、脑的供血不佳，慢性胃肠疾病，不孕等。

沉促：心脏疾病。

沉漾：心脏疾病、脑神经疾病、神经压迫性疾病。

（九）传统医学对沉脉的认识

中医认为：沉脉是实邪内郁，困遏气机，脉气鼓动于内，故脉沉而有力。阳虚气陷，脉气无力鼓动于外，故脉沉而无力。

（十）沉脉的鉴别

沉脉应同牢脉、伏脉、弱脉相鉴别：

它们的共同点是：同属沉脉，但就脉位而言，它们的脉沉顺序依次为沉、弱、牢、伏。

沉脉：举之不足，按之有余。

弱脉：沉而柔细。

牢脉：沉、弦、实、大、长脉的复合，如按女子中指指掌肌腱。

伏脉：沉极而伏。

（十一）沉脉模式图

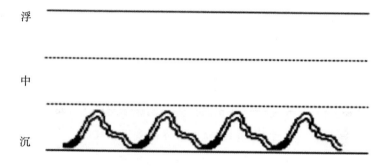

浮

中

沉

（十二）脉晕与沉脉的关系

1. **脉晕沉**　这是一种脉"形"的变化，一般与脏器的瘀血、肿胀、实变有关。脏器在长时间慢性炎症（中医为毒聚）的情况下，纤维组织增生，慢性肉芽肿，慢性钙化等均可出现脏器脉晕沉的实变感觉。

2. **分部沉**　这是脉气的改变，常常提示寸关尺分部的不足，人体上气不足或中气或下元不足。

3. **脉道沉**　脉道沉也就是脉沉。

（十三）沉脉歌

沉脉歌

按之有余举不足，虚衰实邪脉力估。

左尺脉沉可见平，感染极盛病可惊。

伏脉推筋着骨寻，弦长实大见牢型。

沉而无力气血虚，沉而有力寒和积。

沉候肝脾肾脊椎，数热迟寒滑痰推。

沉数炎染内热诊。沉涩血瘀沉细亏。

沉弦细脉肾虚多，产褥感染沉实数。

脉微胃肠多虚寒，慢性胃病脉沉短。

脾虚宿食四肢懒，沉缓肢肿与寒酸。

沉兼促结代漾边，心脏病变检心电。

寸沉胸闷记忆差，关沉中滞纳欠佳。

尺沉天寒脚似冰，经少推后性低能。

寸关沉涩休克象，关尺沉涩脉无根。

左寸脉沉心闷烦，右寸沉多闷咳喘。

左关脉沉寒宿食，右关浊沉脂肪肝。

左尺脉沉肠不佳，右尺沉细难孕娃。

炎在三焦脉细沉，阳虚火衰为里证。

血瘀气滞脉沉弦，肝气上逆脑血管，

胰腺肝胆盆腔内，不是肿块即是炎。

沉紧气管炎哮喘，腹痛经多因血寒。

脉沉迟滑左尺显，结肠癌变皮搔烦。

沉滑沉风脑见恙，沉弦肝胆病脸黄。

四、迟　脉

（一）概述

迟脉特指每次呼吸脉动（心跳）三次，仅是指心跳频率的缓慢，不加其他因素。

（二）迟脉的研究

迟脉虽早见于《内经》，"独小者病，独大者病，独疾者病，独迟者病……"历代脉学著作中唯《脉经》载"呼吸三至"最为规范，以至于被历代脉学著作所收录。如果以每分钟18次呼吸记，则每息三至相当于心跳54次／分，这相当于现代医学的心动过缓。

缓脉每息四至，迟脉每息三至，正常脉每息五至，数脉每息六至，疾脉每息七至，这仅是指脉动的频率快慢问题，它仅涉及的是心跳频率的快慢，不涉及其他问题，假如画蛇添足必是兼脉。《中医善本古籍丛书》记载有："一二至败，两息一至死非怪……八脱九死十归墓……"可见就脉象的频率问题尚有空间可供探讨，就临床意义来说，每息二至或八、九、十至都是病情危重。

每息2～7至的脉动，尚有一个尺度问题。每息2～3至、3～4至、4～5至、5～6至、6～7至，7至以上，尚有一个界限和过渡问题。每息2～3至是败脉还是迟脉，每息3～4至是迟脉还是缓脉，每息4～5至是缓脉还是正常脉，每息5～6至是正常脉还是数脉，每息6～7至是数脉还是疾脉等均有一个量化工作需要完成。不要小看这一至的差别，以每分计算的话就是18次心跳的差别。又以心跳每增加十跳，人体体温将升高1度计算，单就体温一项就近于2度之差。心率正常与否的界定是比较严格，心跳每分100次以上为心动过速，相当于每息5.5至，如每息5.6至则就是心动过速。因此，我们有必要研究每息至数后小数点的问题。

每息2～3至以2.5至为界，2至为败脉，它相当于脉动36次／分。2～2.5至为败迟脉，它相当于脉动36～45次／分之间。每息2.5～3至称迟败脉，它相当于脉动45～54次／分。每息3至称迟脉，迟脉的定义域当应是每息2.5～3.5至之间。每息3～4至以3.5至为界，每息3～3.5至称迟缓脉，它相当于脉动54～63次／分，这是缓脉的病脉范畴。每息 3.5～4 至称缓脉，它相当于脉动 63～72 次 / 分，是正常的脉至范围。每息 3.5～4.5 至范围为正常脉象，它相当于脉动 63～90 次。每息 5～6 至为数脉的范围。每息 6 至以上为数脉的外延等。每息脉动的次数超过 6 次，或心动超 100 次以上可以直接记心动次数。

将脉动小数点化将给临床医生带来麻烦，在记脉动的同时又要记呼吸次数，那是不现实的。还是以息计数为方便。如计每分钟的脉动次数比则更规范。这是因为生理情况下脉动的小数点可以忽略，病理情况下脉动的小数点不能忽略，如缓脉与迟缓脉就是疾病与否的区别，缓脉多见正常人，迟缓脉则多见病态，部分运动员多见脉迟缓。正常人安静时每息脉动不能超过 5 至，否则将是心动过速，这应当排除"太息"的因素。

（三）迟脉的特征

性质：迟脉仅是指脉动频率较慢的单因素。

指感：每分脉动 45～63 次，每息 3 至。甚至有脉率少于 3 至的外延。

兼脉：不能同每息脉动大于 4 至以上的脉象兼脉。

（四）迟脉的现代临床意义

心源性迟脉：指因心脏疾病而导致的脉迟，如窦性心动过缓、心肌梗死、冠心病、心肌病、心肌炎、完全性或不完全性束支传导阻滞、病态窦房结综合征、室性心率及心肌占位等。

神经性迟脉：迷走神经的兴奋性增高，交感神经的兴奋性过低，神经官能症，颈动脉窦压迫性病变，眼球压迫性刺激，膈肌的刺激症，如频繁性呕吐、恶心等。

内分泌及代谢性疾病为病因：甲状腺功能减退，肾上腺皮质功能减退，高钾血症，尿毒症，中毒性心肌病，病毒性心肌炎等。

药物性迟脉：心得安、安定、苯巴比妥、希力舒等，洋地黄、夹竹桃、巴豆等中毒，麻醉药过量，高钾血症等。

（五）迟脉的寸口脉分部

脉迟是心动频率缓慢，对寸口来说不可能出现寸、关、尺的独迟，独不迟。但迟脉中有心功能的不足、血管的充盈、微循环灌注程度的改变和寸口脉分属器官的独病变化，在迟脉脉体上会出现一系列独异的脉晕。研究迟脉脉晕和脉晕点的变化及其相互间的关系对机体在低代谢情况下脏器的功能有特殊意义，比如，心脏的右心房心肌僵硬，出现条索样心肌脉晕点合并有迟脉，这是心房心肌的病变导致的。而右心肌僵硬合并条索样心肌脉晕点则是广泛的右心心肌病变的脉晕点脉象，在迟脉的前提下出现带脉却是风险脉象。

（六）迟脉的兼脉

迟脉不能同心动频率大于4至以上的脉象兼脉。因此，它不能同数脉、疾、促、动等脉相兼。一般常见迟脉的兼脉有：浮迟脉、沉迟脉、滑迟脉、涩迟脉、实迟脉、缓迟脉、紧迟脉、细迟脉、边迟脉等。

（七）迟脉兼脉的现代临床意义

滑迟脉：见于各种肠炎、细菌性痢疾、低钾血症等。

涩迟脉：见于各种贫血，如缺铁性贫血、巨细胞性贫血、溶血性贫血、再生障碍性贫血等。

实迟脉：见于各种疼痛等。

159

缓迟脉：见于膈肌痉挛、食道及胃部肿瘤、风湿类及类风湿关节炎、慢性肠炎、肠结核等。

紧迟脉：见于各种寒证及痛证。

细迟脉：见于部分植物神经功能紊乱、脑皮质功能失调、肠胃功能及子宫宫缩乏力等。

边迟脉：见于各种肌肉、肌腱、肌膜无菌性炎症等。

弦细迟脉：多见神经系统病变，如精神病等。

（八）传统医学对迟脉脉理的认识

传统医学认为：迟脉是寒邪凝滞气机，阳失健运，则脉迟而有力，阳气虚衰，无力鼓动血行，故脉迟而无力。若邪热结聚，壅滞气机脉也见迟而无力。

（九）迟脉类的鉴别

迟脉应同缓脉、涩脉、结脉鉴别：

迟脉：每息三至，甚至是每息少于三至。

缓脉：每息四至，是正常脉动范围。

涩脉：血行不流利，感如"轻刀刮竹"。

结脉：脉缓或迟，时有一止，止无常数。

（十）迟脉示意图

（十一）迟脉歌

迟脉歌

一息三至脉为迟，阴寒湿困气血滞。

虚如静脉浮大软，一息四至脉为缓。

轻刀刮竹脉见涩，缓而一止复来结。

浮迟虚寒卡他炎，荨麻皮疹流行感。

迟弦细虚心胆战，迟细诸虚四肢寒。

迟弦肝胆胃胰炎，寒湿闭塞肢脉管。

关节脉管曲张炎，生殖炎症阴吹烦。

多种贫血脉迟缓，腰背疼痛脉桡边。

迟因机体代谢慢，传导阻滞或窦缓。

五、缓 脉

（一）概述

特指每息脉动 4 ～ 5 至的单因素。

（二）缓脉的研究

事实上缓脉不必另立章节。历代医家所论缓脉主病也只是迟缓脉或缓脉的兼脉而已。知道每息 4 ～ 5 至为正常脉动范围即可。从脉理来说把平脉谓缓脉更合适。古脉学缓脉多指正常脉。按每分钟呼吸 18 次计，每分钟心动 72 次是无可非议的正常脉率。麻烦的是，历代脉学著作中的缓脉多不只是单一的脉动频率问题，常附加许多条件。例如《脉经》云："缓脉，来去亦迟，小驶于迟。"而在《伤寒论》中缓脉为："阳脉浮大而濡，阴脉浮大而濡，阴脉与阳脉等同者，名曰缓也。"在论述病理时说："太阳病，寸缓，关浮，尺弱……寸口卫气和名曰缓。"

《诊家枢要》："缓不紧也。往来迁缓，呼吸徐徐。"

《外科精义》："缓脉之诊，举按似迟而稍驶于迟……"

《濒湖脉学》："缓脉，去来小驶于迟。一息四至。如丝在经，不卷其轴，应指和缓，往来甚匀。如初春杨柳舞风之象。如微风轻飚柳梢。"

《景岳全书》："缓脉，缓和不紧也，缓脉有阴有阳，其意义有三：凡从容和缓浮沉得中者，此自平人之正脉；若缓而滑大者多实热，如《内经》所言是也。缓而迟细者多虚寒，即诸家所言者是也。"

《诊家正眼》："体象：缓脉四至，来往和匀，微风轻飚，初春杨柳。"

《诊宗三昧》："缓脉者，从容和缓，不疾不徐，似迟而实未为迟。不似濡脉之指下绵软；虚脉之瞥瞥虚大；微脉之微细而濡；弱脉之细软无力也……"

《脉理求真》："缓，来去和缓。"

剖析缓脉历代名家论述，缓脉每息 4～5 至是诸多脉学著作的主要认识，余多见缓脉的兼脉。至于 4～5 至之外的附加因素，皆是因脉缓而产生。从容和缓、不疾不徐、初春杨柳、微风轻飚等均是对缓脉在每息 4～5 至情况下的形象描述。将每息 4～5 至定为缓脉的主要特征，附加因素则多见缓脉的兼象。

脉缓是正常脉象的脉率标准。在这一问题上统一认识将是历史的主流。其脉缓的主病，多是缓脉的兼脉。脉学大家李中梓曰："缓为胃脉，不主于病，取其兼见，方可断证。"

（三）缓脉的特征

性质：每息 4 至。

指感：中候，从容和缓，来往和匀。形象地被比喻为指腹轻触运动时的水蛭。

兼脉：缓脉的兼脉很多。缓脉在与阳性脉兼脉时多提示胃气的存在，疾病的向愈。与阴性脉的兼脉多提示机能的不足，在缓的基础上又向迟脉的方面发展则多预示病情的加重。

（四）缓脉的分部

缓脉是心率慢的脉象表现。在脉缓的前提下，诸部皆缓。历代脉学著作多有缓脉的分部提法，事实上也还是缓脉分部的兼脉，如寸脉的浮缓、沉缓、虚缓、实缓等。不可能出现寸脉缓而关脉数或尺脉平而寸脉独缓等现象。

（五）历代对缓脉主病的认识

《内经》对缓脉主病的认识尚不明确。以《脉经》"寸口脉缓，皮肤不仁，风寒在肌肉，关脉缓，其人不欲食，此胃气不调，脾气不足。尺脉缓，脚弱下肿，小便难，有余沥"，为缓脉主病的早期认识。

《脉诀》："缓主四肢烦满，气促不安。缓脉关前搐项筋，当关气结腹难伸，尺上若逢癥结冷，夜间常梦鬼随人。"

《活人书》："缓则为虚，太阳病其脉缓者为伤风。唯脾得之即是本形。"

《三因方》："缓为在下，为风、为寒、为弱、为痹，为疼痛、为不仁、为气不足、为眩晕。"

《濒湖脉学》："缓脉荣衰卫有余，或风、或湿、或脾虚，上为项强下痿痹，分别浮沉大小区，寸缓风邪项背拘，关为风眩胃家虚。神门濡泄或风秘，或是蹒跚足力迁。"

《诊家枢要》："缓以气血向衰，故脉体为徐缓尔。为风、为虚、为痹、为弱、为痛，在上为项强，在下为脚弱。在寸缓，心气不足，怔忡多忘，亦主项背急痛；关缓风虚，眩晕腹胁气结；尺缓肾虚冷，小便数，女人月事多；右寸缓，肺气浮，言语气短；关缓，胃弱气虚；尺缓下寒，脚弱，风气秘滞。"

《诊家正眼》："缓为胃弱，不主于病，取其兼见方可断证。"

《医学入门》："缓为正复脉之本，非时得之气血虚，在上项强下脚弱，右尺单见命将殂。"

《古今医统》："缓为风热肤顽痿痹，小儿风热，缓生急死。"

《脉确》："肌肉不仁缓在寸，关知脾胃食难磨，尺为脚弱下身肿，小便难而余沥多。"

《医宗金鉴》："缓湿脾胃。"

《脉学阐微》："疮疡及疟疾之后，余热未清，其证多烦热口臭腹满者，多缓脉。若病后外邪肃清，而气血疲惫，亦可见缓脉……"

（六）缓脉示意图

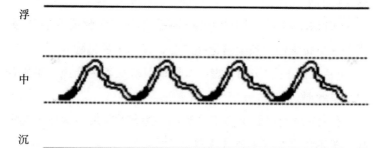

浮

中

沉

（七）缓脉歌诀

缓脉歌

缓息四至病在兼，阳缓见胃阴病观。

夏秋缓常冬春寒，部兼求病迟为先。

六、数　　脉

（一）概述

数脉指脉搏（即心跳）的频率加快，一般每次呼吸脉动 6 次为标准，附加脉滑的条件。

（二）数脉的研究

数脉是纲领性脉象，为人体代谢加快而出现的脉象，不可以单纯以心率来理解。现代医学以时间计脉动。这是标准的方法。以呼吸计脉动，最大的弊端是人体在疾病状态下呼吸的频率同时也会改变。因此以呼吸计脉动并不能真实反映心脏的频率。如果正常人每分钟呼吸以 18 次为准，则数脉的脉跳频率应当是 108 次 / 分钟，再加上呼吸加快的因素则数脉便是现代医学的心动过速。当然记脉动的每息是以医生的呼吸为准，它可以减少疾病条件下呼吸加快的弊端，这也要求医生必须了解自身各种环境下的呼吸频率。

《脉经》在其"去来促疾"的注解中载有："一曰一息六七至，一曰数者进之名。"明确了数脉的每息至数，但病处多见。崔真人《脉诀》则明确载有："六至为数。"至此后世诸家脉著中均以每息六至为数脉的定义域。

数脉不仅是指脉动频率的单因素，尚须附加其他一定条件。因为，机体代谢复杂，单以心动频率来认识数脉难免单一。事实上《外科精义》"其状似滑"等把数脉说成是数脉与滑脉的兼脉有一定道理。在《中华脉神》一书中笔者曾经认为数脉为单一的频率问题，这里予以纠正。《景岳全书》载："五至六至以上。"《脉理求真》载："数则呼吸定息每见五至六至，应指甚速。"《医学实在易》载"一息脉来五六至或一息七八至"等都含糊其词或没有清楚地将数脉界定为每息六至。《景岳全书》言："五至六至以上。"此语是赘语。《脉理求真》"应指甚速"附加有滑脉的性质。《医学实在易》"一息七八至"是疾脉的范畴。《医学心语》云："数，一息五至也。"把数脉界定为平脉了。庄氏《中医诊断学》云："一息六至，脉来急促。"促，含有脉节律不齐之意，此用欠妥。《中华脉诊的奥秘》曰："脉来急速，一息六七至……""急速"有脉流利度的变化，七至当是数脉的外延或疾脉的范畴。

脉动的动力是心脏，心动则脉动，心不动则脉亦不动。数脉是心跳频率的加快兼有血流速度的加快，所以数脉的脉素中当有脉率每息六至，脉流利增加（滑）的性质。寸口脉上绝不会出现寸脉数，关尺脉不数；关、尺脉数而寸脉不数；关数、寸、尺脉不数或尺脉数而寸、关脉不数的怪现象。历代脉学著作中皆言寸口脉的独数是不合适的，这是流弊。在大量的临床实践中我们发现：数脉脉体上常常会出现独异的脉晕点，数脉上的脉晕点是疾病脏器的信息符号，数脉是人体发热性疾病或心源性疾病的脉象结局。详见脉晕点章。

（三）数脉的现代病理学基础

各种感染性因素的致热源导致机体的代谢异常，变态反应性疾病，结缔组织病，血液病，恶性肿瘤及其代谢产物。代

谢性疾病作用于下丘脑体温调节中枢使体温升高，可以导致
数脉。

神经及生理性脉数如心脏窦房结病变或心肌病，导致交感
神经的兴奋性增加，心动加速。副交感神经兴奋性下降，脉
数。小儿多见生理性脉数。

（四）数脉的特征

性质：数脉特指脉象频率加快和流利度的提高，每息六
至，兼脉滑为条件。我们把数脉界定在每息 5.5 ～ 6.5 至的
范围。

外延：传统脉学尚有脉象加快的泛指。

兼脉：数脉可与频率加快的脉象和滑脉兼脉。因而它能同
许多脉象相兼脉。但数脉不应同迟脉、缓脉、结脉、涩脉相
兼。不应再同动脉、代脉、促脉兼脉。这是因为动、代、促脉
中有数脉的成分。在动、促、代脉的脉理性质中并没有把数脉
界定在特定的六至范围，它可以是心动大于正常也可以是数脉
的外延。数脉还同虚脉兼脉，这是因为虚脉中并没有迟脉的成
分。《脉经》将虚脉中加有迟脉的成分是欠妥的。

（五）数脉的现代临床意义

数脉为常见多种疾病引起的临床体征。常见有各种感染性
发热性疾病，各种贫血，甲状腺功能亢进，急慢性肺部疾病的
机体缺氧，急性心肌梗死、心包炎、心肌炎、风湿热、心力衰
竭、休克等。在生理状态下，年龄越小，心跳越快，脉动越
数，体温越高。

病理状态下各种发热疾病均可以出现数脉。诸如急性发
热、长期发热，周期性发热，慢性发热等。

（六）数脉的分部

数脉是心脏频率的增快。因此寸口脉上不可能出现某部的独数、某部的独不数。常见数脉上出现浮、沉、强、弱、大、小不等的脉晕点，研究数脉上脉晕点的变化及其点与点之间、点与脉之间的相互关系有重要临床意义。例如，肺晕脉涩而整体脉滑数这是肺炎的早期脉象，肺晕涩，整体脉洪数这是肺炎的严重状态。详见脉晕点章。

（七）数脉及其兼脉的现代临床意义

数脉常见兼脉有：浮数脉、沉数脉、弦数脉、滑数脉、紧数脉、洪数脉、细数脉、长数脉、涩数脉、短数脉、虚数脉、实数脉、风数脉、濡数脉、芤数脉、散数脉、弦细数脉、弱数脉、弦滑数脉、濡滑数脉、细滑数脉等兼脉。

浮数脉（见前章）。

沉数脉（见前章）。

弦数脉：见于传染性脑炎，高血压及其眩晕、耳源性眩晕，肺、支气管、气管感染，食道、各种严重肝病胃部占位性病变，急性胃肠炎，细菌性痢疾，胰腺炎，泌尿、生殖系炎症，妊娠反应，功能性子宫出血，先兆流产等。

滑数脉：气管、支气管炎、支气管哮喘，肺脓肿，风湿性心脏病，肺源性心脏病，各种关节炎，消化道肿瘤，泌尿、生殖系炎症等。

紧数脉：见于各种感染性疾病的早期及其紧急物理降温或受寒者，如感冒、流感、支气管肺炎等。

洪数脉：见于高血压，血管硬化，鼻出血，维生素 C 缺乏，急性血液病，牙周病、牙龈炎，肺、气管支气管感染，糖尿病，阑尾炎，内分泌失调，代偿性月经等。

细数脉：各种贫血，结核，神经功能紊乱，神经衰弱，精神分裂症，膈肌痉挛，心脏疾病，胃部疾病，血液病，脚气病等。

弱数脉：多见于阴虚血少病人。

风数脉：多见于脑出血病人。

长数脉：见于感染性疾病的早期且病人体质尚好的情况下。

涩数脉：见于严重的心脏病等。

短数脉：见于心肌缺血、心绞痛等患者。

虚数脉：肺部特异性感染，细菌性感染，神经衰弱，慢性焦虑症，更年期忧郁症、精神病，泌尿系炎症，结石重症感染的后期等。

实数脉：见于重症感染的早期。

芤数脉：见于高热、失血、脱水病人。

散数脉：见于严重的心脏病，如各种心律失常、室性自主心率等。

濡数脉：多由于上呼吸道感染、气管、支气管感染，神经衰弱，泌尿、生殖系炎症等体虚病人。

弱数脉：见于心脏病，贫血，神经功能紊乱，还见于危重病的晚期等。

弦细数脉：见于高血压，神经衰弱，肝癌，腹水，低蛋白血症，感染后期等。

弦滑数脉：见于脑出血、脑栓塞、血栓形成，肝炎、肝昏迷、肝坏死等。

濡滑数脉：见于各种肠道炎症性病变。

细滑数脉：见于泌尿系结石、炎症等。

（八）传统医学对数脉的认识

血得热而行。如热邪炽盛，血行加速，故脉数而有力；如阴虚火旺，虚火迫血加快，则脉细数无力；气血虚少，形体失养，机体通过自身的调节，使气血运行加快，或阴气虚衰，亡阴亡阳，虚阳外越，脉亦数，但多数而无力。

（九）数脉的鉴别

数脉应同促脉、疾脉、动脉相鉴别，它们的共同特点是脉率快，一息五至以上。

疾脉：一息七至，相当于（每分钟脉动 120～140 次之间）。

动脉：脉滑而数、动处脉高、余部伏下。

促脉：脉数时而一止，止无定数。

（十）数脉示意图

（十一）数脉歌

数脉歌

一息六至脉称数，气血加速邪热多。

火热温暑为病因，虚实有别脉势明。

热者寒治虚清补，实火治当施寒若。

肺病秋深数可惊，平见小儿数脉神。

脉数应别促动疾，促时一歇无定期。

动脉滑数伴豆圆，一息七至脉为疾。

滑数脉见三焦炎，上炎咳喘痰心患，

中焦胃肠肝胆炎，下元炎症或孕产。

弦数肝火耳鸣眩，上元鼻衄血病缠，

横逆胃肠胰乳炎，子痫妇炎月经乱。

细数阳虚气血贫，洪数疡毒儿可惊。

弦细数见神经衰，弦滑数防栓脑脉。

洪数痛疽力淋赤，石晕滑数炎尿石。

风数见击人九死，散数心病人一生。

弱数于尺生育难，濡滑数脉多肠患。

二败九死八为脱，过多过少皆命薄。

七、虚　脉

（一）概述

虚脉是浮脉、大脉、无力脉的复合脉。

（二）虚脉的研究

《中医脉诊学》所载"虚脉具有浮、大、软（无力）的复合条件"，最符合虚脉的标准。历代脉学著作中，在虚脉的描述上，《脉经》出现了不应有的遗憾，其载有："迟大而软，按之不足，隐指豁豁然空。"《脉经》把虚脉的成分附加了迟脉脉素和芤脉的脉感，后世千余年来大有笔录《脉经》的著作，致

171

使虚脉出现与迟脉的兼脉合并与芤脉难以在脉张力上区别。这也是脉学大家王叔和的悲哀。按王叔和之语，虚脉致少有迟、浮、大、软、芤的五种成分。

《伤寒论》在论虚脉时曰："脉来细弱，举之无力，按之空虚。"脉虚而细弱，与濡脉、弱脉界限不明。按之空与芤脉不易区别。《脉诀》记录的虚脉有其不足，其曰："寻之不足，举之有余。"把虚脉与浮脉混为一谈这显然是错误的。但《脉诀》是反对把虚脉迟脉化的，这在脉学史上也是有贡献的。其曰："虚者阴也，指下寻之不足，举之亦然，曰虚。"《脉学心语》载："虚不实也。"此是赘语。《医宗金鉴》载："浮、中、沉三部具无力，谓之虚脉。"此语是病语。既然，浮位上已经无力，中、沉位哪还需要提到力？这是因为脉气被指阻断。朱氏《中医诊断学》曰："举之无力，按之空豁，应指松软。""举之无力"为浮，"按之空豁"为大，"应指松软"虽有软意，但"松"有散意。庄氏《中医诊断学》言："寸关尺三部脉举之浮大迟软，按之空虚。"把虚脉附加有迟脉的成分不妥。《中华脉诊的奥秘》曰："浮大迟软，按之无力为虚；脉形软弱细小，中取无力，重按脉形若失，三部皆然亦为虚。""浮大迟软"亦附加迟脉脉素，"脉形软弱细小，中取无力，重按脉形若失，三部皆然亦为虚"，应是广意的脉虚（泛指脉的无力）而非虚脉。否则虚脉将与细脉、弱脉不分。

（三）虚脉的现代病理学基础

机体在严重营养不良、贫血、低蛋白血症或慢性消耗性疾病时，人体各个器官的功能都处于低下状态。表现为：心脏的收缩力下降、血行速度降低、血液黏稠度降低、血流对血管壁的侧压力也降低，这是虚脉"无力"的基础。由于组织的缺氧，组织的血液需求量增加，反射性引起血管的扩张，这是"大"的基础。又由于长期的营养不良致使人体皮下脂肪被消耗，因而动脉脉管外显，这是脉浮的基础。综上原因，脉象出现了浮、大、无力的脉感。

（四）虚脉的特征

虚脉的性质：虚脉是浮、大、无力脉的复合脉。

虚脉的指感：如同体力劳动人群平心脏水平时的手背静脉（参考浮脉）。

虚脉的兼脉：历代脉学著作中虚脉的兼脉较为混乱，应该进行规范，如浮虚脉、沉虚脉、虚洪脉、虚芤脉、虚细脉、虚小脉、虚弱脉、虚弦脉等。

（1）浮虚脉：虚脉本身在浮位，无需再兼浮脉。

（2）沉虚脉：虚脉定在浮位，已无沉脉与虚脉兼脉的可能。此脉应称之为沉无力脉，但脉沉无力不应有大的成分，因为脉沉必收。

（3）虚洪脉：虚脉是无力脉的代表，洪脉是脉来势强的代表，虚、洪脉不得兼脉。从人体病理来说，人体既虚，脉数而不可能洪。

（4）虚芤脉：两脉脉素中都有浮和大的成分。浮脉是脉管柔软无力，芤脉是脉管腔内空，但不是没有。虚、芤脉不应兼脉。它们之间有脉张力渐减之不同。

（5）虚细脉、虚小脉：虚脉是浮位脉，又含大、软的成分。细脉、小脉是中位脉，其脉管细如发丝。此两脉的兼脉是濡脉或微脉。

（6）虚弱脉：弱脉是沉细无力之脉，再与虚脉兼脉是没有道理的，脉位不同，此兼脉应是弱脉。

（7）虚弦脉：虚脉是柔软无力之脉，弦脉是脉管壁收缩、脉张力增强的脉，两脉兼脉是无先例的。此可能是革脉，是弦脉与芤脉的兼脉。

（五）虚脉的现代临床意义

人体营养的过度消耗、丢失，质与量摄入不足；各种心脏疾病导致的心脏收缩力下降，每搏输出量减少；体液丧失过多，血液有形成分减少；脑垂体功能减退，肾上腺皮质功能减退，甲状腺功能的减退及亢进，糖尿病、大出血、慢性失血、长期发热、恶性肿瘤的慢性消耗等均见脉虚。

（六）虚脉的三部及其现代临床意义

虚脉是浮大而软之脉，脉虚则人虚，人虚则全虚。寸口脉上可出现三部脉中某部的独虚。但临床上常见虚脉上出现脉晕点的独沉、独浮、独强、独弱、独大、独小等。但称之为沉虚、浮虚、虚有力、虚无力、虚大、虚小都不合脉理。以脉晕点的形式出现最符合现代临床。

（七）虚脉兼脉的现代临床意义

虚脉的常见兼脉有：虚迟脉、虚缓脉、虚涩脉、虚滑脉、虚数脉、虚长脉、虚短脉、虚促脉、虚结脉、虚代脉等。浮、虚、细为濡，沉、虚、细为弱。

一般虚脉与迟脉、缓脉、短脉、结脉兼脉多见于各种贫血、营养不良、血虚等证候。与数脉、长脉、促脉兼脉多见于急性失血、骨蒸劳热及慢性消耗性疾病的晚期等。与滑脉、代脉兼脉多见危重病人。与涩脉兼脉多见于重度脱水、

循环衰竭等。（见表 9 ）

表 9　虚脉兼脉的临床意义

虚数脉	多见结核等病变，体虚骨蒸，阴虚劳热等症
虚长脉	阴虚、早泄，体温高于常人等
虚短脉	气短，脑、心血供不佳，四肢关节不利，性功能及生育能力下降等
虚促脉	见于甲亢性心脏病等
虚结脉	见于甲减性心脏病等
虚代脉	多见于严重心脏病患者

（八）虚脉的鉴别

虚脉应当同浮脉、芤脉、濡脉等鉴别，见浮脉的鉴别。

（九）传统医学对虚脉的认识

血虚，脉失充盈，按之则空虚，阳气失收敛而外浮，脉壁松弛，故脉浮大。脉见浮大而虚软也。

（十）虚脉模式图

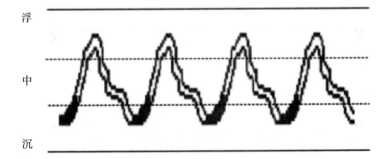

浮

中

沉

（十一）虚脉歌

虚脉歌

浮大而软脉为虚，触手静脉平心齐。

七情劳倦多伤气，饮食不节伤胃脾。

寸沉气血不荣心，关沉缩食肝脾扪。

肾虚骨蒸经不调，便溏尿殖炎尺寻。

虚数前期经红多，虚缓乳少炎妇科。

怔忡惊悸寸虚边，气虚血亏心痛挛。

右寸脉虚咳喘炎，左寸耳鸣红舌尖。

左关脾虚气息短，右关肋痛耳鸣眩。

左尺沉虚便清溏，右尺肢麻月红长。

正气不足脉见虚，慢病炎瘤虚在气。

阴虚而数阳虚迟，血虚而浮气虚沉。

此与虚脉不相宜，称之为虚是广义。

八、实　脉

（一）概述

实脉是长、大、弦，寸、关、尺三部盈指的复合脉。

（二）实脉的研究

《脉经》记载实脉为："大而长微强，按之隐指幅幅然。"后世基本接受了王叔和的意见，唯独"微强"一句被李时珍以"微弦"替代。后人以李时珍《濒湖脉学》"实脉，浮沉皆得，脉大而长微弦，应指幅幅然"为蓝本。

崔真人《脉经》言："沉而有力，其脉为实。"显然以牢代实，忽略了脉位。《诊脉三十二辨》曰："实统革、牢。"此语不妥。革内空而上弦，牢为沉属，风马牛各不相及。《中华脉诊的奥秘》言"脉形长大而坚，应指幅幅，浮中沉三候皆然"。此"坚"在《脉经》后提及不多，实脉不应该硬如坚石而以微弦更妥，若以石论实，则与弦硬的动脉粥样硬化性脉象不易鉴别。

（三）实脉的病理学基础

实脉的产生可见于：心搏出量的增加，有效循环血量的增多，外周阻力的增加，中枢神经和神经干的早期压迫。

（四）实脉的特征

实脉的脉素：为长、大、弦有力脉的复合脉，非单一脉素。

实脉的指感：浮、中、沉三部充盈有力。如冬天寒冷时手触有收敛感的蚯蚓是实脉的感觉。

实脉的兼脉：实脉可同浮脉、沉脉、洪脉、数脉、涩脉、紧脉、迟脉、缓脉、滑脉兼脉。实脉多在机体抵抗力强，疾病致病力也强的情况下产生。如各种病毒、细菌的严重感染，急性传染病等导致的机体高热、亢奋状态。也常见消化不良，腹满饱胀，口舌生疮，大便干燥，小便色赤而短，泌尿、生殖系统感染等。还常见于椎间盘突出症、神经根的压迫症、脑中风等病人。

（五）实脉的脉晕点

实脉脉体上可见脉晕点，多提示相应脏器出现疾病。

实脉脉体上出现独不实也是临床常见脉象，但以脉晕点论之更具规范性，所谓实脉分部事实上只是脉晕点的变化。

（六）实脉兼脉的临床意义（见表10）

表10　实脉兼脉的临床意义

实洪脉	正邪同实的情况下，机体的亢奋状态，如中毒性脑病、中毒性精神病、感染性精神病等
实数脉	感染性精神病等。感染性疾病的发热期，如各种传染性疾病、流行性疾病、猩红热、斑疹伤害、流行性出血热等
实涩脉	感染性疾病导致的微血管障碍，多见危重病人
实紧脉	见于消化不良、腰腿酸痛等症
实迟脉	肠伤寒、肠阿米巴痢疾等实寒证
实缓脉	多见各种肿痛、肿瘤、梗阻性病变
实弦脉	见于脑炎、脑膜炎、败血症、破伤风、狂犬病、脑性疟疾、肺炎、小儿肺炎
实风脉	见于三高症之脑中风
实代脉	见于感染性疾病的心脏损害
实滑脉	见于感染性疾病的早期及发汗之际。
实促脉	见于传染性疾病的心脏损害
实结脉	见于感染性疾病的心脏损害

总之，实脉的不同兼脉多见于感染性疾病的不同时期与性质。或早期或中期，或寒或热，或实或虚。

（七）实脉的鉴别

凡脉来应指有力皆具有实脉的性质，但实脉是三部都有力。另外，实脉还应同滑脉、紧脉、弦脉、长脉、浊脉进行鉴别。

滑脉：往来流利，应指圆滑，如盘中走珠。

紧脉：脉数而绷急，如触壁虎尾。

弦脉：指下端直挺然，如按琴弦。

长脉：端直如肌腱，超寸尺。

（八）中医学对实脉脉理的认识

邪气亢盛而人体正气不虚，正邪交争，气血壅盛，脉道坚满，故举按皆长大而有力。

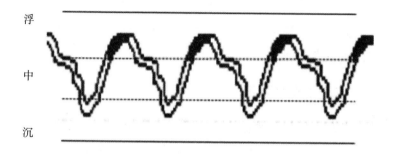

浮

中

沉

（九）实脉歌

实脉歌

脉实浮沉长大强，谵语吐频壮火旺。

实见寸浮咽头痛，鼻塞舌疮咽肿红。

关力肝脾重症患，尺力腰肠痛不堪。

实洪脉主阳明狂，精神病患脾气刚。

弦实脉主热与痉，重症感染牵神经。

实力气滞血瘀聚，内脏肿瘤肝脾巨。

六脉俱实见疫毒，血分有热面斑突。

左寸实力心火旺，心烦咽痛口舌疮。

左关力实肿肝脾，脘腹胀满淋巴巨。

腹胀便秘左力尺，下焦湿热尿频赤。

右寸实力咳喘痰，右关实力肿肝胆。

关尺力实突椎盘，哪边实力突哪边。

寸弱交叉关尺实，高压中风人多痴。

九、长　脉

（一）概述

长脉特指脉体长或脉势长的单因素，常见寸、尺脉的外延或尺脉脉势的延长。

（二）长脉的研究

临床上我们见到过的长脉：寸长入鱼际，尺长入肘弯，当然这只是个例，没有临床统计学意义。长脉也绝不是长到如此地步才算长，临床上只要三指所部有余即为脉长。长脉以尺脉长为多，寸脉长次之，关脉无长。

事实上古今所指脉的长短多是指脉道物理性质的长短，并非指脉势的长短。高鼓峰的《四明心法》提出："有往来之长，谓来有余韵（晕）也，此脉最善。"其意在脉长短的基础上而求脉韵（晕）的长短，这是有创意的。寸口脉脉体虽有长短之分，而脉势可另当别论。有许多人脉体长而脉势短，又有许多人脉道短而脉势长。寸口脉不论其长短，求其脉势的长短而辨别疾病的临床意义大于脉道物理意义的长短。脉的来去势能称脉势，脉势就是脉气。在寸口脉上触及三分脉势，在人体足背动脉、颞动脉、唇动脉等都能触及这种三分的脉势，而其动脉的长短显然是不一样的。

历代脉学著作和近代脉学著作常常以长杆形容长脉，多不妥，也多余。脉长仅以三部有余为定论即可。长杆、长棍与脉象同吗？不同。当然这仅是比喻。

脉道物理性质上的长短事实上仅只是脉体解剖意义的长短。脉的长短非桡动脉的长、短问题。脉象的三分脉势是由人体心脏的输出量、血管的弹力、血容量、微循环和神经的功能状态决定的。只有上述各因素相互匹配与平衡，脉象才能正常，否则会产生病脉。在三分的脉势中，脉势的前端对应人体的头、颈、胸（主动脉弓分枝血供的范围），以寸脉感应之。脉势的中间对应人体的膈下及肚脐水平以上组织器官（腹腔动脉干、肠系膜上、下动脉及肾动脉及其分属），以关脉感应之。脉势的后端对应人体肚脐水平的组织器官（髂动脉及其分属），以尺脉感应之。当脉势的前、中、后（寸、关、尺）发生了不平衡或不均等现象时，独处就是病变的脏器。脉长的实质是心搏力有余、微循环阻力不够、循环血量有过、人体代谢的增强等因素。

同时，脉势的强弱和长短对脉道又有直接的鼓动作用。只要人体脉势的长短与强弱发生改变，人体的脉象也发生相应的改变，脉势长与强则脉道也长，脉张力也强。临床上寸脉的长与强多见于心脑血管的阳性病变，寸脉的短与弱则见心脑血管的功能减弱及不足。同样尺脉的脉张力强及长在生理状态下人体的四肢有力，肠道及生殖功能良好，精力也充沛。在病理情况下，多见肠道、四肢、泌尿、生殖系统的病变。

（三）长脉的现代生理学、病理学基础

生理情况下：

（1）躯体高大脉体相对长，躯体矮小脉体相对短。

（2）体格强壮脉势相对强，体格弱则脉势相对弱。

（3）特殊解剖学意义的脉长临床意义不大。

（4）人体消瘦情况下脉道外显，脉道也长。所谓阴虚、骨蒸、相火之脉长多是人体消瘦情况下的脉道外显。

病理情况下，脉道的长多见高血压，脑、心血管疾病，高代谢疾病，感染性疾病，精神病或传染性疾病以及下肢神经的压迫性病变。

（四）长脉的特征

长脉的性质：特指脉道或脉势长，寸、尺脉外延的单因素。

长脉的指感：寸脉或尺脉外延。

长脉的兼脉：长脉的脉位居中。因此，长脉可与许多脉象进行兼脉或构成复合脉。如牢脉、实脉、伏脉等。长脉甚至能同短脉同时出现在同一位病人的左、右寸口脉上。但长脉不应同短脉、动脉等相兼脉。长脉的兼脉主要有：浮长脉、沉长脉、长洪脉、长弦脉、长紧脉、长缓脉、长数脉、长滑脉、长涩脉、长濡脉、长边脉等。

（五）长脉的寸、尺部长其现代临床意义（见表11）

表11　长脉的寸、尺部长的临床意义

寸脉长		常见心脑血管性疾病、高血压、中枢神经系统感染、精神性疾病、肺部疾病、气管支气管病变、头昏、脑肿瘤、心脏肥大等
关脉上出现强弱大小不等的脉晕点	阳性脉晕点	膈下及脐水平以上脏器（肝、胆、脾、胃、胰、胰头、十二指肠、肾、肾上腺等）的增大、肿瘤、急性炎症、功能亢进等
	阴性脉晕点	膈下及脐水平脏器的功能减退、慢性炎症、囊肿、神经的长期阻滞等
尺脉长		多见泌尿生殖系统炎症、肿瘤、腹部胀满、大便干燥、输尿管积水、性功能亢进、腰椎间盘突出症等

总之，长脉以柔和有神、没有脉晕点为正常。若出现长脉的兼脉和脉晕点或绷紧若牵绳的脉感则必有疾病。

（六）长脉兼脉的现代临床意义

浮长脉：常见感染性疾病的中后期，也见高血压、肝炎、胆道疾患、感染性精神病等。

沉长脉：常见慢性肝炎、慢性胆囊炎、慢性胃肠疾病等。

长洪脉：多见感染性精神病、感染性疾病或老年性高血压、心室肥大等。

弦长脉：高血压、血管硬化、急性白血病、周围神经炎、心脑血管疾病、精神分裂症。

长紧脉：急腹症、腹痛、疝气牵痛、肝病等。

长缓脉：慢性胃肠疾病、下肢骨关节疾病等。

长数脉：多见感染性疾病的内热症状。

长滑脉：长期嗜酒或慢性消耗性疾病等。

长涩脉：感染性疾病的中后期，也见高血压、肝炎、胆道疾患、感染性精神病等。

长濡脉：见于肠道疾病。

长边脉：多见脊髓、背部无菌性炎症等。

总之，长脉兼浮脉、洪脉、数脉、弦脉、紧脉多见感染性疾病，兼滑脉、濡脉、涩脉、缓脉、紧脉多见肠道和下肢疾病等。

（七）中医学对长脉脉理的认识

阳热内盛，实邪壅滞，正气未衰，正邪相搏，脉则坚满故脉长。

（八）长脉模式图

浮

中

沉

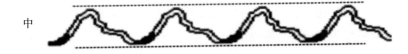

（九）长脉歌

长脉歌

过于寸尺脉名长，阳明肝胆实火旺。

滑濡涩缓紧肠疾，浮洪数促内热伤。

寸长心火口咽干，尺长神衰少腹胀。

个大脉长平脉称，瘦身长滑多骨蒸。

四季准随四时象，百脉冲和长柔常。

十、短　　脉

（一）概述

短脉特指脉势短缩，不满本位的单因素。

（二）短脉的研究

历代脉学著作中以《脉诀》对短脉的记载最被医家认可："短者阴也，指下寻之不及本位曰短。"《脉诀》虽然被后人认为是伪著作，但我们追求的是对脉学的正确认识。《脉诀》将

《脉经》的数脉去除，错误是原则性的。

关于短脉古代医学著作中也有不尽如人意的记载，如《脉理求真》记载有："凡微、涩、动、结皆属短类。"其错误是明显的，因为从脉的阴阳属性上它们可属一类，但微脉、涩脉、动脉、结脉都说成是短脉类实在是不合适。《中国医学大词典》论短脉时说："沉而不及也。"它将短脉附加有沉脉的脉素，不及不能没有分部否则有无脉的误解。而李经纬主编的《中医大辞典》对短脉的认识较经典。

短脉的短并不是脉道的短，只是脉势的短也就是脉气的短。脉道的短是指桡动脉的短。桡动脉短有几种情况：

1. 桡动脉的寸部短

（1）桡动脉在腕部被覆韧带之前分枝。

（2）桡动脉在腕部韧带前下行入肌腱间。

（3）桡动脉在腕前中断。

（4）腕部韧带过宽将桡动脉覆盖。

（5）身高过矮、生理性桡动脉短。

除身矮这一生理因素外，上述四种情况都是罕见的个例，而寸脉短在临床上则是多见的脉象，显然寸脉短不是上述情况。

2. 桡动脉的尺部短

（1）桡动脉的肌间穿出点向腕部前移。

（2）尺脉部皮下脂肪覆盖形成尺脉短。

（3）身矮，尺脉生理性短。

显然除生理性尺脉短以外，上述理由经不住推敲。

事实上脉动是由心脏的收缩力、脉管的弹力、血容量的多少、微循环的功能状态决定的。

首先寸脉的产生及其脉力主要来源于心脏的收缩期及微循

环的匹配状态；心脏的收缩力弱、微循环阻力小则寸脉的脉气短或脉力弱。心脏的收缩力强、微循环阻力大则寸脉的脉气长或脉张力强。收缩压高的原因主要是，心脏的高收缩力与微循环高阻力的共同作用结果。收缩压高则寸脉多长或寸脉的脉张力强。舒张压的维持主要是主动脉弓及大血管的收缩力与微循环的阻力匹配状态。尺脉在一定程度上反应出这种匹配情况。尺脉的脉气短或脉气弱则动脉的弹力将降低而人体的血压也下降。临床上但凡尺脉短或脉张力下降，则人体的四肢、肠道、泌尿、生殖功能多会减退。中医讲肾气虚就是这一道理。但凡尺脉长或脉张力增强则人体除生理情况下其四肢、腰椎、肠道、泌尿、生殖系统必见病变，这与神经的压迫有关。

其次，寸口脉上各分部的减弱，人体相应脏器的机能也会发生相应的减弱。这是因为寸口脉气是人体脏器脉气的叠加，这种脉气叠加的顺序是按人体胚胎发育的先后为顺序。而堆叠的层次（即脉位）则按人体平卧时自上而下的态势。

如果某人的寸脉长或脉张力强，这说明此人的微循环阻力大。一旦条件适合，如低头持重，微循环有破裂的可能，这是长脉及寸长脉或寸脉脉力强，多出现心脑血管疾病的脉理基础。如果寸脉短或脉力减弱，则提示心脑血供不足、血行缓慢或瘀滞，临床上以脑供血不足、脑梗死为多见，详见风脉。

就脉的长短让我们来做一实验：把一段弹性乳胶管接上水龙头，此时水龙头比喻作心脏，乳胶管比喻作桡动脉，乳胶管的尾端比喻作末梢循环并由小渐大开放。现象和结论如下：

其一，水压大时水喷得远，水压小时水喷得近。好比心脏搏动力的强弱对微循环充盈度的作用。若是管末端的张力低部分因为微血管的阻力小。

其二，再将乳胶管的尾端夹住（把管内气体排出），渐开水龙头。这时会出现水量小时乳管末端瘪，水量大时乳管末端的张力最大。好比脉短：一是因为心脏的搏动力弱，二是血容量减少。实验还告诉人们：脉管的长度和脉势不是一回事，特别是寸脉短更是此道理。

历代脉学著作中还有关于关脉短的记载。如《诊家正眼》、《脉诀汇辨》、朱氏《中医诊断学》、《脉诀启悟注释》等诸多脉学著作均载有关脉短一语。寸口脉分成寸、关、尺脉三份，关脉在中，寸口脉无论怎样短也短不到关脉，关脉如短则必是关寸脉同短脉或关尺脉同短脉。

无论身矮还是身高，其寸口脉都要分出寸、关、尺三部，矮与高只是布指的疏密问题。多矮为矮？多高为高？古今尚没有具体的资料可供参考。笔者临床统计认为：凡中国人身高在154cm 以下为矮，其寸口脉道不足三指也应三等分，该脉短当是生理性短。凡身高在176cm 以上为高。身高在177cm 以下脉超三指为长。身高在176cm 以上，脉长多是生理性脉长，应三分寸口布三指。机械地把高、矮同脉道的长短相提并论是欠科学的，因为她遗忘了脉气的长短。有一点必须指出的是：不论高与矮，只要脉道上有脉晕点都是病脉。

（三）短脉的现代病理学基础

1. 寸脉短

（1）心脏疾病导致的心排血量减少。

（2）血容量不足。

（3）微血管阻力减小。

（4）脑神经的损伤，如脑缺血、梗死等。

2. 尺脉短

（1）主动脉弓及动脉的弹性降低，舒张压降低。

（2）血容量不足。

（3）腰神经的压迫，下肢、肠道、泌尿、生殖功能不足。

（4）脑中风时支配肢体的中枢神经损伤。

（四）短脉的特征

短脉的性质：短脉特指寸、尺脉的脉气短非脉道短，或寸尺脉同短。而个子矮的人脉短不在此列。

短脉的指感：寸、尺脉脉气各不及指或寸、尺脉同不及指。

短脉的兼脉：短脉按脉理，不应同实脉类、长脉类兼脉，但也见实脉类如浊脉与短脉的兼脉，如浊短脉或浊风短脉等。常见短脉的兼脉有：浮短脉、沉短脉、短迟脉、短数脉、短滑脉、短涩脉、短促脉、短代脉、短结脉、浊短脉、风短脉等。

（五）短脉的现代临床意义

寸短的现代临床意义：见于各种心脏病、心肌病、心瓣膜性疾病、室间隔缺损，感染性心肌病，脱水及电解质紊乱、失血，脑梗死，耳鸣、耳聋，甲状腺功能减退，肺萎缩、气胸等。

尺脉短的现代临床意义：见于腰神经的慢性压迫，泌尿、生殖、肠道的慢性病变和功能不足。如慢性肠胃炎，大便不规律，小便淋漓，月经不规则，不孕症，闭经，下肢骨关节的病变或脱钙，脑中风后遗症等。下肢的缺如，两年内脉不短反而强（其原因是心脏功能的相对为强）。

寸、尺脉同短的临床意义：多见人体的气血不足、机能不足等，常见于危重病人。

（六）短脉兼脉的现代临床意义（见表12）

表12　短脉的临床意义

浮短脉	见于外耳、心肌、脑、肺部、肠道的病毒及其他感染性疾病等
沉短脉	见于心脑血管、肺、气管、支气管、消化、肾上腺皮质的慢性疾病
短迟脉	多见于消化系统疾病
短数脉	心肺功能的不足
短滑脉	多见于酒精性神经病变
短涩脉	贫血、血瘀性疾病
浊短脉	冠心病
短结脉	缺血性心脏病等
短促脉	缺血性、心肌性疾病及各种心脏病
短代脉	缺血性心律失常，常见病情危恶
风短脉	脑中风

总之，短脉以寸脉、尺脉分属脏器的血供不足、功能低下为主。

（七）中医学对短脉脉理的认识

中医认为：痰食积滞，或气郁血瘀，阻滞脉道，脉气郁郁不伸，故见脉体短缩，气虚不足，血行鼓动无力也见脉体短缩。

（八）短脉的鉴别

短脉属虚脉类，因而短脉应同虚脉类鉴别。虚脉类的共同特点是，脉气应指无力。此外短脉还应同动脉进行鉴别。

短脉：寸、尺脉气不及本位。

动脉：脉动如豆，厥厥动摇，余部俯下。

虚脉：浮、大、柔，按之无力。

微脉：脉细无力，似有似无，模糊不清。

细脉：脉细如发丝，应指清晰。

代脉：脉来时一止，止有定数，间歇稍长，节律不整。

（九）短脉模式图

（十）短脉歌

短脉歌

短见寸尺缩向关，气不统血以虚观。

浮短脉见气血贫，沉短正虚慢病生。

迟短胃肠病因寒，短数心肺功不全。

短涩瘀滞微循环，短滑数脉酒毒欢。

浊短冠心脑血少，结促代短心病敲。

寸短肺津心血耗，胸闷气短心悸多。

双尺脉短阴阳虚，慢性贫血后无继。

尺短之脉需细辨，力按寸关尺显短。

个小脉缩非脉短，力按寸关关势显。

二指脉长三分开，因人布指舒密裁。

十一、弦　脉

（一）概述

弦脉应指如按琴弦，是指脉管张力增高的单因素。

（二）弦脉的研究

弦脉在《内经》中最早以季节脉的形式提出，"春脉如弦"。在《难经》中确立为弦脉。张仲景《伤寒论·平脉法》载有："弦者状如弓弦，按之不移也。"此是弦脉的最佳提法，至此弦脉具体运用于临床。《内经》《难经》及张仲景均认为：弦脉是肝的真脏脉，以应指的力度及其独特的形象"刀刃""新张弓弦"来形容脉弦的程度并认为"纯弦脉者死"。

古人对弦脉的正确认识，来源于临床实践的反复验证。几千年来，弦脉为肝病的脉象表现形式，她集中了古中医学的人文和智慧，直至今日"新张弓弦"、寻"刀刃"仍然是晚期肝病的脉象表现形式，其脉弦的力度、形态仍然是脉象判断肝病严重程度的有效方法。

弦为一种脉象形式，历代医学家对其描述基本趋于一致，她是一种脉张力增高的脉象表现形式。不少的脉学著作把弦脉复合有紧的脉素，这是不妥的。例如《伤寒论》《千金方》

《脉诀》《外科精义》等。近代研究认为绝大部分遗传性高血压患者脉弦而有力。

典型的弦脉是端直以长。在弦脉上寻找脉晕点与临床诊断相吻合，详见脉晕点章。

（三）弦脉的生理、病理学基础

外周阻力的增加；桡动脉弹性模量的增加；心脏收缩力的增加；有效循环血量的增加，可导致弦脉。

神经及体液的影响：交感神经兴奋时脉象出现生理性脉弦，费兆馥在观察阴虚火旺的患者时，发现弦脉与体内儿茶酚胺的升高有关。陈可翼用注射肾上腺素的方法观察弦脉的产生及血压的升高并认为：外周阻力增高弦脉才会产生，并认为弦脉是通过脉象诊断高血压的重要依据。张家庆、熊鉴然、殷文治等通过对脉搏传导速度来分析并认为，弦脉的产生与血管壁的紧张度有关。

（四）弦脉的特征

弦脉的性质：弦脉特指脉有力的单因素。

弦脉的脉感：如按琴弦，端直以长。特点：按脉管壁时脉体下移，脉气消失。

弦脉的兼脉：弦是临床常见脉素，因而该脉素能同许多脉象组成兼脉。

（五）弦脉的现代临床意义

常见于高血压、血管硬化、动脉粥样硬化。

肝胆疾病，如肝硬化、肝癌。

严重的疼痛，如急腹症、软组织的有菌及无菌性炎症。

慢性气管炎、慢性肾炎、慢性胃肠炎、恶性肿瘤的晚期、急慢性发作性胰腺炎、慢性神经性病变（如坐骨神经炎）、脑神经病变（如癫痫）等。

植物神经功能的紊乱：交感神经的兴奋，肾上腺素及醛固酮的增加等。

（六）弦脉的分部及其临床意义

弦脉的寸口分部及其临床意义详见弦脉的临床意义及弦脉的脉晕点章。

（七）弦脉兼脉的临床意义

临床常见弦脉的兼脉有：浮弦脉、沉弦脉、弦迟脉、弦数脉、洪弦脉、弦细脉、弦缓脉、弦滑脉、弦涩脉、弦长脉、浊弦脉等。弦脉一般不同散脉、濡脉、弱脉等无力之脉兼脉，动脉一般不与弦脉兼脉，实脉中有弦脉脉素因而不再与弦脉兼脉。

弦脉兼脉的临床意义：

弦细脉：神经官能症、精神病、高血压、甲亢、交感神经异常兴奋、肾上腺素分泌增多、肝脾肿大、血吸虫病、疟疾、黑热病、白血病、伤寒、慢性肝炎、胆囊炎、胃炎、胃及十二指肠溃疡、胃癌、食道痉挛等。

弦缓脉：见于春季为正常脉，夏、秋多见胃肠及下肢骨关节疾病。

洪弦脉：见于部分高血压、感染性疾病患者。

弦数脉：见于小腹痛、疝气、先兆流产等。

弦浊脉：高血压及高脂血症患者，无临床症状者也见于驾驶员。

弦涩脉：见于神经系统疾病、疟疾等。

总之，弦脉及其兼脉临床上以高血压、神经衰弱、肝病、肠道疾病、高度神经兴奋为多见。

（八）中医学对弦脉脉理的认识

中医认为弦脉是脉气紧张的表现，邪滞肝胆，肝失疏泄，气机郁滞，痰饮内阻，气机不畅；疼痛系阴阳失和，气为血阻，疟疾寒热交作，脉气失和，均可导致脉气的紧张而出现弦脉，若脉弦而细有力，如寻刀刃，则是胃气竭绝之脉象，病多不治。

（九）弦脉的鉴别

弦脉应同长脉、紧脉、牢脉、革脉及血管硬化症进行鉴别。

弦脉：脉气的紧张度较大，指下挺然，端直以长，有直起直落如按琴弦之感。

紧脉：紧脉亦感紧张度较大，但脉气绷急有按捺不住的感觉，如触壁虎尾巴离体时刻。

牢脉：是沉、长、实、大、弦五种脉素的兼脉。与弦脉有沉、实、大三方面的不同。

革脉：革脉是芤脉与弦脉的兼脉，革脉是表面弦而按之内部空虚。

血管硬化症的脉弦如弹石，用力按血管壁，余部下沉，脉气不消。肝病的脉弦，按之则余部下沉不明显，脉气消失。这两种弦的性质不同，在高血压动脉硬化及肝病的脉弦之鉴别有临床意义。

（十）弦脉模式图

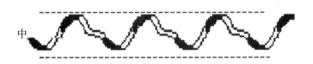

浮

中

沉

（十一）弦脉歌

弦脉歌

弓弦挺指脉为弦，疟疾官能患肝胆。

紧如绳索左右弹，脉牢弦长沉伏间。

过于尺寸脉为长，革按鼓皮芤叠弦。

芤触尺桡两道边，空似葱管血少缘。

边脉尺桡弦一边，多主疼痛筋肉炎。

寸弦头痛或咳痰，中焦炎肿寻于关。

尺弦脐下腿酸挛，脉平春暖弦而缓。

肿瘤炎症与肝胆，劲急如刃危重观。

肝阳头痛脉力弦，低头出力防偏瘫。

弦细多见神经官，肝胆脾胃肿或炎。

余部皆下非脉弦，脉气不消管硬坚。

十二、紧 脉

（一）概述

紧脉是脉管紧张度增加及脉道绷急的复合脉。

（二）紧脉的研究

历代脉学著作中以张仲景《伤寒论·辨脉法》："紧脉者，如转绳无常也。"对紧脉的认识最为经典。张仲景在紧脉的认识上始终贯穿着与弦类似的思想，这就构成了紧脉的定义：脉弦有力，如转绳无常之势。李时珍在《濒湖脉学》中记载有："与紧脉来往有力，左右弹人手，如转索无常，数如切绳，如纫线。"李时珍总结了《内经》"左右弹人手"，《脉经》"数如切绳状"，以及朱丹溪"如纫箪线"诸说。可以说就紧脉，李时珍是颇有心得了。

应该一提的是：唐朝孙思邈在《千金翼方》中记载有："按之短实而数，有似切绳状，名曰紧。"孙思邈就紧脉的短、实、数的复合性认识对后世有一定影响，直至明朝李中梓在《医宗必读》中加以纠正。其曰："数与紧皆急也，脉数以六至得名，而紧则不必六至，唯弦急而左右弹状如切紧绳也。"

笔者认为：用"切紧绳"来形容紧脉的脉势有一定的韵味，但与切紧脉的真实脉感有很大的差异。笔者的体会是，如触离体的壁虎尾巴，紧而绷急，极不稳定。当触及壁虎尾巴时，壁虎的尾巴立即与身体断离，离体的壁虎尾巴将剧烈地摆动。脉感有张力大而不稳定之感。

（三）紧脉的现代生理学、病理学基础

紧脉与弦脉的区别主要是，弦脉端直以长，紧脉脉势不稳定。而它们形成的原理都有相似之处，但又有其不同。

弦脉的产生因素主要是：

其一，血液对血管壁的压力增加。

其二，脉管壁的张力增加。

其三，末梢循环阻力增加。

紧脉的产生因素主要是：

其一，体液在没有明显丢失的情况下心脏的收缩力加强（心脏收缩力加强的原因是因为在感染因素的作用下，丘脑对心脏的调节）。

其二，血管张力增加。

其三，末梢循环阻力增加。紧脉在通过神经体液的调节和前三种力的作用，产生了脉势不稳定，如切离体壁虎尾巴的态势。

（四）紧脉的特征

紧脉的性质：紧脉特指脉象的张力增加及脉势的不稳定。

紧脉的指感：如触壁虎尾巴，紧而绷急；如切转动的绳梢（绳体在转动，绳梢切指下）；如勒奔马的疆绳。

紧脉的兼脉：常见与浮脉、沉脉、迟脉、数脉、实脉、滑脉、涩脉兼脉。紧脉不应同弦脉兼脉，也不应同动脉兼脉，如兼脉容易混淆脉感。紧脉同微脉的兼脉也是不合脉理的。微脉是似有似无的脉，不能和脉管张力增加的紧脉兼脉。紧微兼脉见于《脉经》。

（五）紧脉的现代临床意义

紧脉见于各种感染性疾病的早期发热病人，例如肠道传染病、破伤风、流行性感冒、支气管炎或哮喘、肺气肿、脑膜炎、胃肠神经官能症、癫痫、风湿性关节炎等。

（六）紧脉三部的现代临床意义

寸紧：左寸紧，见于胸膜炎、心包炎、心源性哮喘、心肌病、心绞痛、左项痛等。右寸紧，见于肺炎、肺心病、气管炎、支气管哮喘、胸膜炎等。

关紧：左关紧，见于胃肠神经官能症、肋神经痛、胰腺炎、脾周围炎、带状疱疹等。右关紧，见于胆囊及胆道感染、胰腺及胰头炎症、肝炎等。

尺紧：左尺紧，见于乙状结肠炎、左附件炎、左下肢疼痛等。右尺紧，见于泌尿、生殖系感染、输卵管妊娠破裂等。

（七）紧脉兼脉的现代临床意义

浮紧脉、沉紧脉、紧迟脉、紧数脉、实紧脉等见有关章节。

紧滑脉——多见低热、呕吐等急慢性胃肠炎、蛔虫感染，如胆道蛔虫症。

紧涩脉——多见女性不孕症、疝气、睾丸炎、附睾炎、气血郁滞等。

总之，紧脉及其兼脉以感染性疾病的微循环阻力及心搏力的增加为多见。

（八）传统医学对紧脉的认识

中医认为：寒性收引，寒邪内侵，脉道拘急，故脉绷急，正气欲速驱邪外出，则气血运行加快，可形成数而绷急的脉象。

（九）紧脉模式图

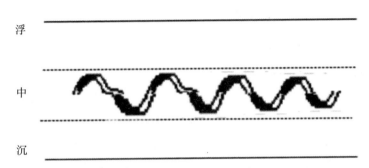

浮

中

沉

（十）紧脉歌

紧脉歌

紧切绳梢绷急掀，壁虎断尾左右弹。

浮紧表寒沉紧里，内外诸痛主于寒。

寸紧头胸气血挛，脘腹挛痛寻于关。

尺紧阳虚肢痛冷，脐下寒湿后继难。

紧滑脉主胃肠寒，上吐下泻与睾坚。

表寒内热脉紧数，清里解表青龙煎。

左寸脉紧多气短，风寒束表头目眩。

右寸脉紧心肺患，气结血瘀通在先。

左关脉紧胃脘痛，右关脉紧痛肋间。

左尺脉紧寒腰腿，右尺紧脉频尿烦。

六部脉紧风痛证，角弓反张口流涎。

十三、滑　脉

（一）概述

滑脉特指脉流利度增加的单因素。

（二）滑脉的研究

滑脉的指感标准《脉经》说："往来前却，流利展转，替替然与数相似。"历代医家对《脉经》就滑脉的"流利"一说，遵为权威。翻开历代脉学著作，滑脉的论述皆同《脉经》的流利。明朝的李时珍在《濒湖脉学》中言滑脉时说："滑脉往来前却，流利展转，替替然，如珠之应指，漉漉如欲脱。"李时珍赞同王叔和对滑脉流利的认识，反对滑脉中有数脉的看法，提出滑脉有"珠之应指，漉漉如欲脱"则是后人"盘中走珠"的初说。

事实上滑脉仅是血行的流利，决不是脉象频率的改变，滑脉中没有数脉的成分，如有则是滑脉与数脉的兼脉。

（三）滑脉的现代生理学、病理学基础

滑脉的产生与外周阻力的锐减、心收缩力的加强，血管弹性回缩力的增加有直接的关系；心脏大力收缩，血流速度加快，外周阻力降低导致血行前方无阻碍，血管的弹性回缩（包括微循环血管的收缩）则形成血流共振的态势。血管内的血流前行是心脏的动力作用，只有在血行阻力小、血流加速时才会出现血流的前却和回晕，这又是血管弹性回缩的作用结果。诸力作用的结果则形成脉感的滑动，有如盘中走珠、荷露、钟摆的韵味。

健康人生理性滑脉：血管的弹性好，心输出量正常，外周阻力小的情况下出现。

病理性滑脉：在末梢血管扩张，动脉弹性模量减少，血管内膜壁光滑，血液黏稠度降低的情况下产生。

妊娠性滑脉：体内激素（孕激素）水平增加，末梢血管扩张，心输出正常或稍增加。妊娠性滑脉的特点是左寸脉、右尺脉、右关脉或右关尺脉脉浮滑，形成三点共振态势。妊娠性滑脉与月经、排卵时滑脉在脉气上不易鉴别，其原理是：心输出量有增加，左寸脉浮滑。子宫及盆腔的血供增加，右尺脉浮滑。肝解毒功能加强或门静脉回流增加，右关尺浮滑脉。

傅聪远通过观察献血员或正常人饮酒后心血管功能改变引出滑脉，这种滑脉则有心输出量减少的特点，与病理性滑脉相似。通过静脉输入右旋糖酐溶液或静脉点滴扩血管药物——桑寄生提取液等制作出的实验性滑脉与生理性滑脉所具备的心血管特征相同。

另外，李浩然观察与研究发现，病人在发热将汗之际的滑脉出现率占 95.8%，支气管咯血、肺结核、肾结核、溃疡病等患者出血之前均是滑脉，并发现高热病人在退热后 2～3 天内有滑脉者均再发热。在菌痢、肺结核、尿路感染及慢性肾炎等患者即使临床治愈而有脉滑者均非真正痊愈。

（四）滑脉的特征

滑脉的性质：特指脉气流利的单因素。

滑脉的指感：应指流利，有盘中走珠、荷露、钟摆之韵。

滑脉的兼脉：作为脉滑的因素能同许多脉象兼脉。常见有：浮滑脉、沉滑脉、散滑脉、细滑脉、滑数脉、实滑脉、弦滑脉、滑缓脉、滑迟脉、弱滑脉、虚滑脉、长滑脉、短滑脉、风滑脉、洪滑脉、濡滑脉等。滑脉、涩脉之间不应兼脉，因为它们脉素不同。滑脉、动脉不应兼脉，因为动脉有滑脉的脉素。

（五）滑脉的现代临床意义

滑脉临床上常见于各种原因导致的贫血，肝脏疾病（如肝硬化、肝癌、重症肝炎），风湿性疾病，系统性红斑狼疮的活动期，白血病，恶性肿瘤，妊娠高血压，急性感染性疾病，食物中毒、急性胃肠炎，急慢性肾炎的浮肿期，各种发热病人或发热病人的汗前，休克病人的微血管扩张期，排卵或妊娠期，女子午休后，男子射精前及遗精后。临床实践证明，脉滑是有部位之分的。

（六）滑脉分部的现代临床意义

寸脉滑：见于心、脑、肺、气管及支气管、胸部、咽部感染性疾病，过敏性疾病的发热期和疾病的恢复期，也见脑出血前后，甲状腺功能亢进，甲状腺肿，颈淋巴结肿大等。

关脉滑：见于肝、胆、胰、胃、肾、十二指肠炎症的早期及恢复期，也见呕吐，肿瘤，脾机能亢进，颈淋巴结肿大，妊娠、排卵期，午休后等。

尺脉滑：见于肠道、泌尿、生殖、下肢的炎症、出血、淋巴结肿大等。

左寸脉滑：见于左脑出血，左耳鸣，左鼻窦炎，心肌炎，心内膜炎，心包炎，左肺气管及支气管炎，左胸膜炎，月经期，妊娠、排卵期，午休后等。

右寸脉滑：见于右脑出血，右耳鸣，右鼻窦炎，右肺气管及支气管炎，右胸膜炎，咽炎等。

左关脉滑：见于脾、胃、胆、胰、左肾、左肾上腺炎症，肿瘤及肿瘤的全身转移，长期低热等。

右关脉滑：见于肝胆、胆道、胰腺、胰头、十二指肠、右肾、右肾上腺炎症，肿瘤、结石等。

左尺脉滑：见于乙状结肠炎，左输尿管结石，左附件肿块等泌尿、生殖系及左下肢炎症、结石、出血、疼痛等。

右尺脉滑：见于右输尿管结石，右附件炎症、肿块及泌尿生殖系、左下肢病变，妊娠等。

左尺右关尺脉滑：见于女子月经、排卵期及午休后，也见于早中期妊娠。女子妊娠决不能仅从左寸、右关尺脉滑定论，左寸、右关尺脉滑必须排除妊娠等。

（七）滑脉兼脉的现代临床意义

细滑脉：见于神经衰弱，癫痫，脑部感染，脑外伤及中毒，肠胃不佳等。

散滑脉：见于脑中风患肢侧脉象。

滑缓脉：若营卫充实则为健康脉象，病则多见内热。

弱滑脉：多见于泌尿生殖系统感染性疾病。

风滑脉：见于出血性脑中风。

濡滑脉：见于耳源性耳聋、迷路炎及晕车晕船等。

（八）传统医学对滑脉脉理的认识

中医认为：实邪壅盛而正气未虚，正邪交争，气实血涌，故脉往来流利。

（九）滑脉模式图

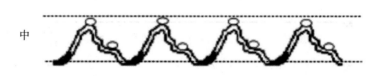

浮

中

沉

（十）滑脉歌

滑脉歌

盘中走珠似脉滑，血行流利代谢加。

上见咳吐下炎症，古把滑脉定有娃。

左寸脉滑心悸烦，右寸脉滑胸肺炎。

关滑宿食肝脾热，尺炎生殖泌尿前。

弦滑痰火耳鸣聋，气滞血瘀肝脾肿。

痰厥头痛肢节冷，妇科炎症难妊娠。

脉细滑数肝亏阴，癔症精神或官能。

食厥中焦脉滑实，腹腔肿块秘便赤。

濡滑脉主晕车船，支扩肺疡支肺炎。

颅内疾患脉细滑，精神萎靡面失雅。

脉滑无力浊便频，妊娠子痫频发痉。

左寸脉滑心经痰，狂躁中风或错乱。

左关脉滑肝炎脾，肋胀体倦心烦急。

左尺脉滑脐下炎，泌尿生殖炎列腺。

左寸脉滑膈胸炎，肺痛胸水炎气官。

右关脉滑肝胆热，舒清肝火后涤痰。

女子脉滑需细辩，睑红排卵及经前。

睑白行经与经后，休把滑脉与孕连。

左寸右尺滑闭经，理化检查定妊娠。

男左脉大滑数强，反见右弱女褓褪。

右尺脉滑右腹患，阑尾回首右附件。

十四、涩　脉

（一）概述

涩脉特指脉形的不流利，是血行涩滞的单因素。

（二）涩脉的研究

历代脉学著作，唯《察病指南》对涩脉的记载最符合涩脉的形象标准"如轻刀刮竹"。它最为简明并形象地道出了涩脉的指感形象、韵味和标准。余书皆因《脉经》对涩脉的解释不够精确而被误导。《脉经》载："细而迟，往来难且散，或一止复来，一曰浮而短，一曰短而止。"显然《脉经》中涩脉的细、迟、散、结、浮、短仅是涩脉的兼脉，而不是涩脉的必备脉素。近代吴鸿洲主编的《一百天学中医诊断》认为涩脉脉素为"细、迟、短"。考其原因：可能是涩脉特殊，指下实难体会与掌握，因而诸子百家难以言状，不得不借辅助条件加以说明。

（三）涩脉的现代生理学、病理学基础

涩脉是脉行涩滞为主要特征的脉象。临床上绝大多数病人其心电图的表现为心房纤维颤动，也见室性及房性早搏及Ⅱ度

房室传导阻滞。此类病人的心排血量明显下降，外周阻力增加，血管的顺应性也降低，同时心血管的功能也有明显的损害，其表现为：①心律不齐；②脉动强弱不等。血行涩滞是综合因素导致的：①心功能不足和心排血量的减少或心率的减慢；②血容量的严重不足；③微循环的障碍；④血液黏滞度增高等。

（四）涩脉的特征

涩脉的性质：是脉形不流利的单因素。

涩脉的指感标准：血行涩滞，其韵如"轻刀刮竹"，刀刮竹子的表面一定是涩行的感觉。

涩脉的兼脉：涩脉为纲领性单因素脉象，能同许多脉象进行兼脉。常见兼脉有：浮涩脉、沉涩脉、紧涩脉、涩数脉、涩迟脉、弦涩脉、细涩脉、弱涩脉、长涩脉、短涩脉、浊涩脉、结涩脉等。

（五）涩脉的现代临床意义

主要见有效血容量的不足、微循环的障碍及心血管的功能不足或严重的心脏疾病。常见有：各种严重的心脏病，重病导致的水电解质紊乱，重度脱水，慢性消耗性疾病者，休克的微血管淤血期等。

（六）涩脉分部的现代临床意义

寸脉涩：脑、心、肺的功能不足及其供血不佳，记忆力下降，胸闷，耳听力下降，心脏的器质性病变等，脑中风、脑肿瘤病人的脑损害。

关脉涩：胃肠功能的低下，慢性胃及十二指肠疾病，肝胆功能的不足，中医的肝气瘀滞，慢性胰腺炎，免疫力低下，中焦肿瘤等。

尺脉涩：糖尿病，慢性肠道疾病，月经淋漓、量少或延期，更年期，小便不尽，下肢骨关节病变，不孕症，老年性便秘。

左寸右关尺脉涩：左脑中风、右半身偏瘫。

右寸左关尺脉涩：右脑中风、左半身偏瘫。

脏器脉涩多指脏器在炎症状态下的指感。

病灶导致的脉涩是病灶内部的缺血，例如，肿瘤高度生长其内部缺血或淤血而出现局灶性涩脉。

（七）涩脉兼脉的临床意义

浮涩脉：多见水、电解质紊乱，轻度缺水，心脏传导功能失常性心脏病，病毒性心脏病等。

沉涩脉：肺脓肿，大叶性肺炎，肺吸虫，肝脾肿大，肝癌，胆囊炎、结石，月经不调，生殖器炎症、囊肿、肿瘤，子宫内膜移位等。

涩迟脉：见于各种贫血，如缺铁性贫血、巨细胞性贫血、溶血性贫血、再生障碍性贫血等。

涩数脉：见于严重的心脏病，严重感染性疾病的微血管障碍如感染性休克等。

长涩脉：见于肠道疾病、妇科病等。

短涩脉：贫血，瘀血性疾病，脏器的缺血等。

紧涩脉：气血郁滞，严重冻疮等。

弦涩脉：神经系统疾病，肝病，疟疾等。

涩缓脉：见于各种肠道疾病，食道疾病，关节病变等。

细涩脉：阴虚血亏及血滞等。

弱涩脉：见于严重的贫血、血滞等危症等。

浊涩脉：见于心、脑血管疾病。

结涩脉：见于心脏疾病。

（八）传统医学对涩脉脉理的认识

中医认为：精亏血少，脉道失于濡养，血行不畅，脉涩滞无力，痰食胶固，气滞血瘀，阻滞气机，血行艰涩不畅，脉涩而有力。

（九）涩脉模式图

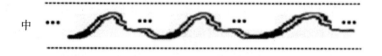

浮

中 •••

沉

（十）涩脉歌

涩脉歌

轻刀刮竹涩来难，浮沉不别有无间。

涩缘血少或伤津，休克血瘀病头心。

寸涩心痛脑血瘀，肝胆胰胃涩关区。

尺伤津血盆腔内，多见瘀痛与寒虚。

肝胆炎肿脉细涩，腹满络胀面灰色。

产后感染脉涩弦，恶露难尽眼昏倦。

虚涩脉见官能症，全身不适睡不沉。

营虚血少脉涩缓，人无精神四肢寒。

胸闷心痛脉涩乱，朝发夕死生命短。

十五、洪　脉

（一）概述

洪脉特指脉象的来势大。

（二）洪脉的研究

作为一种脉形，洪脉在历代脉学著作中的称谓是不尽相同的。早有《内经》谓之"钩脉"，也有"大脉、洪大脉"的称法。《脉经》后则以洪脉或洪大脉称之。真正将"钩脉、大脉"称之为洪脉的仍然是《脉经》。在洪脉的指感标准上，洪脉也有一部发展史。《内经》谓洪脉："累累如连珠，如循琅玕。"《外科精义》言："如洪水之波涛涌起，浮沉取之有力，其中微曲如环如钩，故夏脉曰钩，钩即洪脉也。"李时珍《濒湖脉学》言："洪脉来时拍拍然，去衰来盛似波澜。"《脉诀汇辨》言："状如洪水，滔滔满指。"《脉语》言："如江河之大，若无波涛汹涌不得谓之洪。"《三指禅》言："水面上波翻浪涌。"纵观古代脉学著作，各家就洪脉的来势和去势加以解说，并多以波涛汹涌的态势来形容洪脉的脉势，其中也常常有脉的脉势、脉位、节律、频率、脉力、大小甚至迟数的概括。事实上，洪脉就脉势来说，仅是来势的大，并无需附加条件。论脉位，洪脉浮沉皆有脉。论节律，洪脉可节律不齐。论频率，洪脉可数可不数。论脉力，洪脉的脉张力其大不如革脉、弦脉，可有力也可无力。论脉的大小，洪脉之大其管径并不能超过实、浊等脉。但以上论述都没有抓住洪脉的特点。

近代有脉学家提出"洪脉即是大脉"。此语并非完全正确。笔者认为：洪脉仅是大脉的一种，而不单是大脉。单以大脉称，洪脉则失去了波涛汹涌之势，来盛去衰之韵。另外，历代脉学专家也决不会弃"大"而独尊"洪"。"脉大"给笔者的印象是：①脉张力必强；②管径必粗；③脉体长；④脉的振幅大；⑤脉的来势强。显然洪脉脉张力其大不如革脉、弦脉。管径其大不超实脉、浊脉。脉长超不过长脉，振幅之大难超于紧脉。洪脉的大唯独在于脉的来势强，这是洪脉独特于它脉的地方。生活中我们发现，当水流快速流过软管时，水管的尾端可快速的摆动，而抛出的水流恰如洪脉的韵味。朱氏《中医脉诊学》在言正常人夏季大脉时说："脉体宽大，但无脉来汹涌之势。"他指的是特定环境和正常人的生理脉象而非病脉。临床上也见部分瘦高个子或虚热的病人有大脉。

近代脉学著作《中华脉诊的奥秘》言："脉形满大而鼓，状如洪水，来盛去扬，三部皆然。""来盛去扬"的"扬"有向上的力感，有《内经》的"钩"意。

（三）洪脉的现代生理学、病理学基础

在机体抵抗力尚高的前提下，各种致病因子导致的心功能异常状态下的心脏每搏输出量增大，脉压差增大。外周血管的阻力降低，血流速度加快。脉管的管径增大。

（四）洪脉的特征

洪脉的性质：洪脉单指脉来势大的单因素。

洪脉的指感：势如波涛汹涌之水冲，韵有来盛去衰之悠长，若壮汉醉酒的脉。

洪脉的兼脉：洪脉能同许多脉象进行兼脉，但不能同涩脉、细脉、濡脉、微脉、散脉、牢脉、伏脉、动脉等兼脉，这是洪脉的脉理所决定的。又因为洪脉中有浮脉、沉脉的脉素，因而洪脉也不应再同浮脉、沉脉兼脉。常见洪脉的兼脉有洪长脉、实洪脉、洪滑脉、洪弦脉、洪紧脉、洪数脉、洪代脉、浊洪脉等。但洪脉的浮、沉成分尚有多少之分，望读者注意观察。因为洪脉浮沉成分的多寡，与病情的轻重、病程的长短及其辨证关系相关。

（五）洪脉的现代临床意义

洪脉必须是在机体的抵抗力尚好的前提下方可产生，它是机体的一种亢奋状态。常见于各种传染性疾病，严重的感染性疾病等。也可见于风湿性心脏病的二尖瓣或主动脉瓣关闭不全，先天性心脏病，如动脉导管未闭等，甲状腺功能亢进，饮酒或炎热夏天剧烈运动后等。

（六）洪脉的寸口分部及其临床意义

寸脉洪：多见于脑组织感染性疾病，头面部感染性疾病，上呼吸道感染，咽炎，口腔炎，牙龈炎，鼻炎，鼻窦炎，扁桃体炎，腮腺炎，淋巴结感染，甲状腺功能亢进，先天性心脏病，肺部、胸腔感染等。

关脉洪：常见于肝胆系统感染，急性胰腺炎，脾周围脓肿，眼部不适，口腔炎症、口臭等。

尺脉洪：常见于小肠、泌尿、生殖系统及下肢炎症，健康高寿老人等。

左寸脉洪：多见于口舌生疮，急性结膜炎，心包炎，先天性心脏病，左脑组织感染，咽炎，扁桃体炎，左肺部感染等。

右寸脉洪：多见于肺、支气管感染，右脑组织感染，右鼻窦炎，右中耳炎等。

左关脉洪：多见于各种呕吐、腹胀，脾周围炎，全身淋巴炎等。

右关脉洪：多见于胆囊炎、胆道感染，胰头炎，肝脓肿，右膈下脓肿，肝硬化腹水等。

左尺脉洪：多见于小肠急性炎症，附件炎，乙状结肠炎，泌尿、生殖系统感染，臀部及左下肢感染等。

右尺脉洪：多见于性欲亢进，遗精、早泄，右附件炎等。

（七）洪脉兼脉的现代临床意义

洪长脉：见于高热，传染性疾病，感染性疾病等。

洪滑脉：见于上呼吸道感染，气管、支气管炎，心脑血管疾病，感染性疾病等。

洪弦脉：见于部分感染性疾病及心脑血管疾病。

洪数脉：见于早期感染性疾病。

实洪脉：多见于早期传染性疾病及精神病等。

浊洪脉：见于心血管疾病及其合并感染性疾病，也见高脂血病人的酒后。

洪紧脉：见于化脓性感染及肺、支气管感染。

洪代脉：见于感染合并心脏病。

（八）传统医学对洪脉脉理的认识

中医认为：内热充斥，气盛血涌，脉道扩张，脉势汹涌，故脉洪。但久病正虚，虚阳浮越则见危象。

（九）洪脉模式图

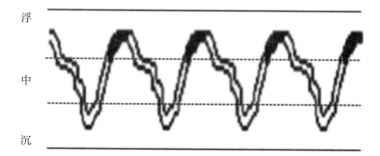

浮

中

沉

（十）洪脉歌

洪脉歌

脉洪盛来指下飙，波涛迫岸逐浪高。

脉实浮沉大弦长，浊血浑厚似泥浆。

虚浮大软革鼓皮，弦似弓弦紧勒缰。

寸洪心火上焦炎，胸痛咳痰与哮喘。

肝火胃虚关内洪，肾虚阴火寻尺中。

洪大脉见胃火冲，耳鸣齿肿牵头痛。

洪滑脉见脑中风，右肢瘫痪左寸中，

脑干全瘫双寸里，活也阿斗与死同。

脉洪无力阴津伤，邪盛不虚洪大强。

左寸脉洪上焦炎，咽红龈糜红舌尖。

胸痛痰稠右寸洪，摄片诊排肺胸脓。

左关脉洪虚热胃，颈部淋巴网织内。

右关脉洪移浊音，呕血蛙腹怒青筋。

左尺脉洪肛周疡，右尺关洪性欲强。

双寸皆洪热肺心，肝胆脾胃热关寻。

双尺皆洪正气旺，八十老人不扶杖。

十六、革　脉

（一）概述

革脉特指芤脉与弦脉的兼脉。革脉既有芤脉的中空，又有弦脉的上实，形象描述"如按鼓皮"。

（二）革脉的研究

历代脉学著作中，首先描述革脉的是张仲景。其著《伤寒论》载有"脉弦而大，弦则为减，大则为芤，减则为寒，芤则为虚，虚寒相搏，此名为革"。脉学大家王叔和在论述革脉时将牢脉误认为是革脉，在历史上产生了一定的负面影响。其曰："革脉有似沉伏，实大而长微弦。"历史上的革脉、牢脉不分，究竟是王叔和的错误还是历史的苍海桑田，一时我们难以推论。但王叔和的脉学成就是名冠于历代脉家的，他不可能出现那样的是非错误，何况《脉经》是着重参考于仲景脉法的。后世脉学著作围绕着革脉的两种不同说法，产生了两种并行相悖的脉派。当然仲景的正确定论仍然是历史的主流。李时珍的《濒湖脉学》传播最广，其在论述革脉时就简化了张仲景的革脉，其曰："革脉弦而芤，如按鼓皮。"这也是张氏革脉成为历史主流的另一原因。

（三）革脉的现代生理学、病理学基础

血容量严重不足，血管的弹性降低，外周阻力增加，内脏牵涉性神经病。

（四）革脉的特征

革脉的性质：特指芤弦脉的兼脉，是浮大中空而上边实的复合脉。是一种弦脉与芤脉的兼脉形式。

革脉的指感：管壁弦而中空浮大，"如按山东大葱葱管"。古人言："如按鼓皮。"

革脉的兼脉：革脉的兼脉仅见于与脉的脉律或脉率的兼脉。如革数脉、革迟脉、革代脉等。

（五）革脉的现代临床意义

革脉多见于感染性疾病，神经性疼痛，失血，抽搐，痉挛，妇女月经不调，流产等。临床上也见心肌梗死，内脏肿瘤，肝胆疾病等。

（六）革脉的分部及其现代临床意义

大量的临床实践告诉我们：革脉有三关分部的异同，我们必须进一步加以总结，它的原因可能是：病变通过神经的传导，受刺激的神经与寸口脉分属脏器的神经脊髓节段相邻而产生这种特异的脉感。是一种芤脉与上边弦脉的兼脉形式。

寸脉革：多见于头、心肌、心包膜、胸腔、胸壁、胸膜、肌肉与神经的无菌性炎症合并痉挛、缺血、失水性病变。

关脉革：见于肋间神经炎及肝、胆、胰、胰头病变，脾周围炎、肾周围炎症性病变。

尺脉革：见于小腹痛，月经淋漓不尽，流产、产后出血，下肢抽搐，痉挛等。

（七）革脉的鉴别

革脉应同芤脉、边脉进行鉴别。革脉与芤脉的共同特点：同是中空脉。革脉与边脉的共同特点：同属边实脉，但芤脉与边脉无需鉴别，这是因为它们的脉感有明显的差别。

革脉：中空、边实，但革脉的边实多是指由上而下的方向，而不能指左、右的方向，这种边必须是弦边。

芤脉：中空，在左右方向有时能触及两道柔边。

边脉：无中空，它在左右方向有一侧是线状的边也可是弦边。同时另一寸口也常有相应的边脉出现。

（八）传统医学对革脉脉理的认识

中医认为：人体亡血失精，脉道失去充盈则按之空虚，阳气无所依附而外越，则轻取弦力而中空。

（九）革脉模式图

浮

中

沉

（十）革脉歌

革脉歌

脉革形如按鼓皮，中空上弦主寒虚。

边无中空尺桡线，芤见中空二软边。

革主疼痛无菌炎，寒虚阳敛精血减。

女人崩漏或流产，男子营虚或梦欢。

左寸脉革心闷悸，胸前牵痛病心肌。

右寸脉革胸肺炎，症见肋痛与咳喘。

左关脉革脾胃虚，脘腹胀满身急疲。

右关脉革病肝胆，心烦不适胃呕酸。

左尺脉革阳必虚，肾虚腰酸小便逼。

右尺脉革妇科导，右下腹痛急症多。

十七、牢　　脉

（一）概述

牢脉特指沉、弦、实、大、长五脉的兼脉。

（二）牢脉的研究

唐朝孙思邈在《千金翼方》中将革脉改为牢脉，至此革脉、牢脉泾渭分明。历史上革脉、牢脉的纠缠在前人的笔下按说已经解决，但是不然。后世脉法仍然就革、牢脉有纷纭的看法。

历史上对牢脉脉素认识较全面的是李中梓，其在《医宗必读》中言："兼弦长实大之四象合为一脉也，但于沉候取之。"至此，牢脉的五大脉素：弦、长、实、大、沉已被认识清楚。

中医认为：革脉浮大中空而边实，它的脉理是：内虚表实。牢脉弦长实大内沉，脉理是：内实表寒。两脉有表里虚实的原则区别。《脉学辑要》言："革者浮紧无根之极，牢者沉坚有根之极，当以此辨之。"

217

总之，牢脉是牢固而坚，而革脉的脉理则为虚寒相搏、内虚上弦，故有"如按鼓皮"的比喻。

（三）牢脉的现代生理学、病理学基础

血管壁的弹性降低、硬化、血容量充足。

血管外周阻力增加，如高血压、血管紧张度增加、痉挛等。

心搏出血量增加。

（四）牢脉的指标

牢脉的性质：牢脉是沉、弦、实、大、长五种脉素的复合脉。

牢脉的指感：如按体型瘦小女子手背中指掌肌腱。

牢脉的兼脉：牢脉常见有脉的至数及节律方面的改变。

（五）牢脉的现代临床意义

牢脉多见于动脉硬化，高血压，组织器官的严重瘀血，肿瘤及部分代谢性疾病等，也见部分感染性疾病的抽搐，静脉曲张，周围神经炎，化脓性感染，肾病综合征，尿毒症，慢性溃疡，结核等。

（六）牢脉寸口分部的现代临床意义

牢脉临诊时应注意病部与健部脉气的异同。事实上牢脉脉形的确诊主要是依靠寸口脉的整体脉牢。一般牢脉的寸口分部多是脉晕点的异同，也就是说在牢脉脉体上寻找脉位、脉晕、脉独的独异变化是掌握牢脉三部分部的有效方法。值得一提的是：牢脉虽然是属沉，但其三部（脉晕点）可以独浮牢、独牢伏。

至于牢脉的三部主病：主要应参考人体寸口脉分属表，一般浮而大的脉晕点多见脏器的体积增大、功能亢进，如肿瘤等。体积小的脉晕点多见脏器的体积缩小、功能的减退、慢性疾病等。如牢脉双关下尺脉沉无力可见肾病等。详见脉晕点章。

（七）牢脉兼脉的现代临床意义

牢脉常见兼脉有牢缓脉、牢迟脉、牢数脉、牢结脉、牢代脉等。在三部分属上可见浮牢脉、牢无力脉、牢伏脉等。历代脉学著作中常见牢脉与浮脉、沉脉、大脉、实脉、弦脉、长脉兼脉等。笔者认为：牢脉是沉、弦、实、大、长五脉的复合脉，再分别同此五脉兼脉是不符合脉理的，古人无非是表示牢脉的某一成分的比例大些，但那还是牢脉。至于浮脉与牢脉兼脉是不合脉理的。但可见牢脉三部的独浮是临床所常见的。

牢缓脉：见于下肢的慢性压迫性病变，如慢性椎间盘突出症或脱出症的同侧脉。

牢迟脉：见于窦性过缓的冠心病，四肢溃疡病，脉管炎，冻疮等。

牢数脉：见于临床慢性感染性疾病，也见失血性疾病的危象。

牢结脉：见于血管硬化及心脏病，如冠心病的心律不齐等。

牢代脉：见于重症心脏病等。

（八）中医对牢脉脉理的认识

牢脉见于阴寒内积，阳气沉潜，脉气内困。

（九）牢脉模式图

浮

中

沉

（十）牢脉歌

牢脉歌

沉弦实大长脉牢，阴寒阳潜内积敲。

革脉芤弦叠位浮，革虚牢实脉位殊。

瘀血硬化患癌肿，肾病风痉与疡毒。

左牢寻病心脑管，右查关属胰胆肝。

关尺脉牢胰肠肾，泌尿生殖尺牢坚。

十八、细　脉

（一）概述

细脉特指脉道细的单因素。

（二）细脉的研究

历代脉学著作中以《脉经》最早把小脉、微脉规范为细脉，其载有："小大于微，常有，但细耳。"在《脉经》以前许多脉学著作多是小、微、细脉不分或没有把细脉单元化。

脉象的大小，多与脉张力的强弱、脉管径的粗细、脉位的浮沉，脉的长短有关。而脉细仅是脉管管径细的单因素。《脉经》以前以"小代细"描述只是对细脉的形象描述方式问题，细小的结合或弃小而独谓细或小微而综合为细，这将是细脉发展的必然趋势。

纵观古代脉学著作，将细脉加入许多附加条件的有之，但细脉最终还是扬弃了脉力、脉的血液流速、脉的弹性、脉的长短等附加条件而独成一脉。这些附加的条件则另成濡脉（浮柔细软）、弱脉（沉细无力）、微脉（细而无力，似有似无，在中位）等，这也证明中医脉学是一个不断发展与完善的学科。

脉细到什么程度为细？脉粗到什么程度为粗？明朝时期吴鹤皋在《脉语》中说："小脉（细脉）形减于常脉一倍。"

细脉是正常脉的一半，这是细脉的标准。如果排除脉气与脉晕的因素，把细脉界定在 1.5 毫米以内，这应当是细脉的域值。比正常脉略细或略大于细脉则应是细脉的泛指了，它是指脉道不粗，与细脉是两回事。

（三）细脉的现代生理学、病理学基础

血液及体液的不足导致脉管不被充盈。

心脏每搏输出量减少。

脉管的收缩，多见脉张力的增加。

神经支配血管的功能失调或神经系统病变而导致的血管神经性功能失调，也见长期精神紧张而导致的脉管痉挛。

收缩血管药物的作用。

（四）细脉的指标

细脉的性质：特指脉道细的单因素。

细脉的指感：如触细线，如触头发。

细脉的兼脉：可组成细脉类，并兼脉于其他脉素。细脉可同浮脉、沉脉、滑脉、紧脉、涩脉、缓脉、短脉、迟脉、数脉、弦脉等兼脉。但不应再同濡脉、弱脉、微脉兼脉，因为这些脉象都是以细脉为主要脉素。细脉原则上不应同实脉、洪脉、浊脉等大脉类兼脉，也不应再同虚脉兼脉，事实上虚细脉也还是濡脉而已。

（五）细脉的现代临床意义

细脉在临床上常见于：

血容量的不足，常见大出血。机体在严重失血的应激状态下，通过血管的收缩而达到维持血压的目的，一般出血量占总量的 1/4 时多可出现细脉。如消化道大出血，大咯血，鼻出血，宫外孕出血，外伤性大出血等。

心脏低排血量性疾病，如心肌梗死，心瓣膜的高度狭窄，心包积液，狭窄性心包炎，严重的心肌病变及心力衰竭等病变。

早期的休克病变，如低血容量休克，心源性休克，中毒性休克的微血管障碍。

慢性病变，如慢性营养不良，长期的神经衰弱，肝脏的慢性病变，高肾素性高血压，剧烈的疼痛，精神紧张等。

神经系统的病变，营养血管的神经功能减弱而导致的血管变细。

（六）细脉分部的现代临床意义

细脉的"细"是由于桡动脉管径的细，在这种意义上来说，桡动脉一般不会发生一段管径细、一段管径粗的怪现象。

但临床上细脉脉道上会出现寸关尺三部脉气不等同的现象，这种脉气的不等同变化，实际上仅是细脉的脉晕点脉象的变化，详见脉晕点章。

（七）细脉的鉴别

细脉应当与微脉、濡脉、弱脉进行鉴别，因为它们同属细脉类。鉴别点在于它们的脉位不同和张力不尽相同。

细脉：脉位居中，脉细如头发，触感明显。

濡脉：脉位居浮，脉细柔软，轻触可得，按之则无。

弱脉：脉位居沉，脉细柔弱，沉取始得，举之则无。

微脉：脉位居中，脉细无力，模糊不清，似有似无。

（八）细脉兼脉的现代临床意义

浮细脉：见于机体脏器血供不佳，体能低下，外寒内热，神经功能紊乱等。

沉细脉：慢性消耗性疾病，神经官能症，精神病的恢复期，慢性胃肠疾病等。

细滑脉：见于神经衰弱、癫痫、脑部感染、脑外伤及中毒、肠胃不佳等。

细涩脉：见于各种阴虚血亏和血滞，如各种贫血等。

紧细脉：见于各种寒痛、痉挛、风湿等。

细缓脉：见于慢性肠道疾病，风湿病，下肢酸寒，妇科炎症等。

细短脉：见于气血双亏，如慢性贫血、消耗性疾病、糖尿病等。

细迟脉：见于部分植物神经功能紊乱，脑皮质功能失调，肠胃功能失调及子宫宫缩乏力等。

弦细脉：神经官能症、精神症，高血压，甲状腺功能亢进，交感神经异常兴奋，肾上腺素分泌增多，肝脾肿大，血吸虫病，疟疾，黑热病，白血病，伤寒，慢性肝炎，胆囊炎，胃炎，胃及十二指肠炎，胃溃疡，胃癌，食道痉挛等。

细数脉：各种贫血，结核，植物神经功能紊乱，神经衰弱，精神分裂症，膈肌痉挛，心脏疾病，胃部疾病，血液病，脚气病等。

（九）传统医学对细脉脉理的认识

中医认为：血虚导致脉管不能充盈；气虚无力鼓动于脉；湿邪困阻脉道，故脉细如线，软弱无力。

（十）细脉模式图

（十一）细脉歌

细脉歌

脉细如线沉浮显，阴阳气血虚衰观。

少壮春夏此脉病，老弱秋冬可见平。

寸细沉见胸闷痰，中焦虚炎细沉关。

寸关皆细尺脉短，肢软肠炎盆腔染。

泻痢下寒左尺细，右尺脉细寒肾元。

缓细胃肠关节痛，短细血亏气不充。

滑细中枢多有痰，紧细疼痛关节挛。

弦细失神迟细疼，数细正虚多感染。

神经官能脉细线，寻医求药无功返。

十九、濡　脉

（一）概述

濡脉特指浮、细而软三种脉素的兼脉。

（二）濡脉的研究

历代脉学著作中，濡脉的蓝本主要是《脉经》。其曰："软脉极软而柔细。"这里的软即濡脉。

濡脉的指感问题，历代脉学专家皆以"水中漂帛"的形象描述来形容。手触水中之帛，触之一定是浮软无力，但无细的感觉，此乃这种形容的缺点。在大量的临床实践中我们发现：濡脉与触女孩手背静脉的浮、软、细感觉相似。

（三）濡脉的现代生理学、病理学基础

心脏搏动无力，每搏输出量减少；血管弹性阻力降低；血容量不足；这是构成濡脉的三要素。

（四）濡脉的特征

濡脉的性质：濡脉是浮、细无力脉的复合脉，脉象必含浮、细、软三要素。

濡脉的指感：如触女童手背静脉。

濡脉的兼脉：濡脉可出现至数、节律的变化。不应同浮脉、沉脉、细脉、弱脉兼脉。不应同沉脉、弱脉兼脉的原因是脉位的不同，但临床上可见寸口分部的独沉、独浮等。与浮脉、细脉的再兼脉是赘兼。常见濡脉的兼脉有濡缓脉、濡迟脉、濡数脉、濡滑脉、濡滑数脉。

（五）濡脉的现代临床意义

濡脉多见体质虚弱，如慢性贫血、慢性消耗、体能低下、脏器功能低下、免疫低下性疾病。中医认为是阴阳双虚，气血双亏或主湿等。

（六）濡脉的寸口分部及其临床意义

濡脉脉体柔小，要在寸口分部上寻独濡、独不濡很难与濡脉上的脉晕点进行区分，但濡脉脉体上的三部独浮、独沉，脉晕的独大、独小、独坚如沙粒的脉感易寻。古脉书中的三部主病，事实上也只是分部之独或脉晕之独（脉晕点）。濡脉的独浮与独沉只是濡脉脉晕点浮、沉脉素的比例之独，无须联系于弱脉。

寸浮濡：多见于自汗，神经衰弱，甲状腺功能亢进，贫血性头痛等。

寸沉濡：多见于胸闷、气短、头晕、心脑供血不足、机能不良等。

关浮濡：见于急性胃肠炎症，肝胆疾病，糖尿病等。

关沉濡：见于慢性胃肠功能不良，长期情绪忧虑，免疫力低下，慢性消瘦等。

尺浮濡：见于肠道、下肢、泌尿、生殖系统炎症、疼痛、肿块等。

尺沉濡：见于肠道、下肢、泌尿、生殖系统的功能不足、寒冷、酸痛等。

（七）濡脉兼脉的现代临床意义

濡迟脉：见于四肢寒冷、肠胃功能不良、末梢神经炎等疾病。

濡缓脉：见于慢性气管炎、支气管炎，慢性胃病、胃肠消化不良，肝胆慢性疾病，妇科疾病，下肢骨关节病变等。

濡数脉：多见于气管及支气管、上呼吸道感染、肠道疾病、妇科疾病、泌尿系疾病等。

濡滑脉：多见于气管及支气管炎、上呼吸道疾病、耳源性眩晕等。

濡结脉：见于心脏病的心悸、气短等。

濡滑数脉：见于各种肠道疾病。

（八）传统医学对濡脉脉理的认识

中医认为：阴血不足、脉道不充，阳气失敛则外浮，湿邪困滞则脉动无力，故脉浮细而无力。

（九）濡脉模式图

浮

中

沉

（十）濡脉歌

濡脉歌

濡浮柔细脉失充，触手静脉十岁童。

极细欲绝中称微，沉细柔弱线细中。

轻刀刮竹血涩行，广意之细各不同。

濡见寸浮自汗多，寸沉心脑弱负荷。

脾胃虚寒濡关沉，关浮脉濡必虚阴。

脉濡尺沉虚寒肾，尺浮脐下诸炎生。

濡迟濡缓关节寒，濡结心悸胸闷烦。

濡数体虚多上感，百损诸虚皆求关。

二十、弱　脉

（一）概述

弱脉特指沉、细、无力脉的复合脉，与濡脉在脉位上对举。

（二）弱脉的研究

在《脉经》以前，濡脉与弱脉是界限不清的。是王叔和把濡脉界定为浮细无力，弱脉界定为沉细无力。自《脉经》后，濡、弱二脉才各立门户。

关于弱脉的客观形象描述，以李言闻《四言举要》"柔小如绵"和齐德之《外科精义》"绵绵如泻漆之绝"最为形象。如油漆在倒完时那样的纤细柔软，如棉花纤维那样的细软。根据临床实践，结合自身体会，弱脉的脉感，如触小指第三指节动脉。

（三）弱脉的现代生理学、病理学基础

心功能不全，心脏每搏输出量减少；有效循环血量不足；血管内压减弱（血管弹性回缩，脉管细柔）。

（四）弱脉的特征

弱脉的性质：弱脉是沉、细、无力脉的复合脉，脉含沉、细、柔三要素。

弱脉的指感：如触小指第三指节动脉。

弱脉的兼脉：弱脉可有脉的至数、节律等性质的兼脉。如弱滑脉、弱涩脉、弱缓脉、弱数脉、结弱脉、弱代脉等。历代脉学著作中关于弱脉的兼脉，有些不太严谨。弱脉不应同微脉兼脉，这是因为弱、微脉的兼脉再很难同弱、微二脉加以区别。另外微脉脉位在中，弱脉脉位在沉，微脉已经微乎其微，哪还能透过微脉触及到沉位的弱脉。弱脉也不应再同沉脉兼脉，因为弱脉本身就有沉脉脉素。弱脉更不应同虚脉、浮脉、濡脉兼脉，这是因为它们的脉位对举。当然弱脉应有狭义广义之分，狭义的弱脉，即弱脉。广义的弱脉，泛指各种无力之脉，例如濡脉、虚脉等。否则昔贤不会将对立并不能相互兼脉的脉相提并论，这有害于后学。今天我们学习脉学，第一，不能追随大流；第二，不能约定俗成；第三，不能胶柱鼓瑟。

（五）弱脉的现代临床意义

弱脉见于各种慢性疾病或营养不良及过度消耗性疾病，还可见严重的心功能不足、休克病人等。如慢性消化系统疾病、恶性肿瘤、长期神经衰弱、风湿性心脏病、贫血、脑血管疾

（六）弱脉寸口分部的现代临床意义

寸脉弱：多见于心脑的供血不足，心、脑、肺、甲状腺功能不足，五官的机能不足等。

关脉弱：多见于慢性胃肠疾病，免疫力低下，慢性营养不良，肝、胆、胰腺、肾脏的机能减退，慢性炎症，消化系统的恶性肿瘤等。

尺脉弱：见于肠道、泌尿、生殖、下肢的机能减退、慢性炎症等。常见症状有：二便不调、小便不尽或不能自控、月经不调、不孕、性功能低下、下肢酸寒、骨关节功能不足、中风后遗症的下肢功能障碍等。

（七）弱脉兼脉的现代临床意义

弱滑脉：见于女子月经期后，若妊娠妇女可见流产，也见急性肠道疾病等。

弱数脉：见于极度的虚脱、休克前期等。

弱涩脉：见于休克的弥漫性微血管凝血功能障碍（DIC）。

弱缓脉：见于各种关节疾病及其功能障碍。

弱结脉：见于心脏病。

弱代脉：见于心脏病。

（八）传统医学对弱脉脉理的认识

中医认为血不足，脉道欠充盈，则脉细，阳气虚则脉沉无力，故脉弱。

（九）弱脉示意图

浮

中

沉

（十）弱脉歌

弱脉歌

脉弱柔细得与沉，气血双虚寒煞人。

弱沉柔细濡位浮，阴阳之虚脉位估。

寸弱阳虚在肺心，关弱脾胃减机能。

耳鸣经滞不孕子，肢寒肠患觅神门。

左寸脉弱胸闷叹：右寸自汗气亦短。

脾失健运弱左关，气郁心烦右关参。

脐下诸虚弱左尺，右尺肢肿与形寒。

经后小产脉弱滑，弱数休克眼眩花。

弱涩脉衰微循环，弱结弱代心病观，

也见血虚经滞孕，食道癌肿吐津涎。

广弱泛指脉力减，脉弱柔细沉三兼。

二十一、微　脉

（一）概述

脉细无力若有若无，模糊不清。

（二）微脉的研究

微脉的成文应当归于王叔和，其《脉经》载有"极细而软，或欲绝，若有若无"。而张仲景的著作中亦有对于脉微的提及，但没有上升到以微脉来命名的高度。张仲景曰："少阴清谷，里寒外热，手足厥逆，脉微欲绝……"后世脉法多宗叔和之说。

（三）微脉的现代生理学、病理学基础

微脉是各种原因如急性心脏泵血功能衰竭、严重失血等引起的血压下降，有效循环血量不足而出现的脉搏细软无力，似有似无，欲绝非绝，模糊不清，甚至不显其象的脉搏现象。

（四）微脉的特征

微脉的性质：脉极细软，是多种脉素的复合脉。

微脉的指感：脉极细软，似有似无，模糊不清，如微风摆小蛛丝，如微风吹鹅绒，如轻拂汗毛。

微脉的兼脉：微脉可见于浮脉、沉脉、数脉、缓脉、短脉、结脉、代脉等的兼脉。不应与细、弱脉相兼。

（五）微脉的现代临床意义

临床上凡致使心排血量降低，血容量减少，毛细血管床瘀血，超越了人体的代偿能力，皆可出现微脉及其兼脉。例如大

面积的心肌梗死、严重的心律失常、急性心包填塞、心排血量明显减少、血管和组织灌流性休克，均可出现微脉。还见严重感染性疾病，例如休克型肺炎、中毒性细菌性痢疾、急性梗阻性胆道感染、严重的过敏性休克、严重的创伤等，均可通过一定机制导致有效循环血量的减少出现休克而脉微。另外，慢性消耗性疾病，例如恶性肿瘤也可导致极度的衰竭，尤其是循环衰竭时也会出现微脉。

（六）微脉分部的现代临床意义

临床实践证明，微脉是存在分部的，微脉的分部极具临床意义。

寸脉微：多见于心脑血供不足、心功能不全及有效血容量不足性病变。

关脉微：多见于中焦气弱、胃纳不足、免疫力低下、肝胆功能不足、有效循环血量不足或微循环淤血病变、胰腺功能不足（如食量和体能的减少，胰岛素不足的现象多见）。

尺微：一般情况下，见腰酸以及下肢病变、生殖能力不足、肠道功能不佳、小便淋漓不尽等。危重情况见心功能不足、有效循环血量的减少及微血管的淤血等重症。

三关微：气将绝。

（七）微脉的鉴别

微脉当同细脉、弱脉、濡脉相鉴别。它们共同的特点是脉道细弱，应指无力。它们有脉位、脉张力之别，但无脉管径的明显不同。必须强调的是，脉气与脉道不是一个概念，脉管径的粗细与脉气的大小并非成正比例关系。

微脉：脉位在中的极细微脉。它似有似无，应指模糊不清，似触无名指第二指动脉，又如微风摆小蛛丝，轻拂汗毛。

细脉：脉位在中，脉细无力但应指明显，指下清晰可辨，如触发丝。

弱脉：脉位在沉，沉细无力，如触小指第三指关节动脉。

濡脉：脉位在浮，浮细无力。如触女童手背静脉。

脉位，它们的浮沉顺序为：濡—细、微—弱。

脉张力，由高至低的顺序为：细—濡—弱—微。

触感的明显程度，由高至低的顺序为：细—濡—弱—微。

（八）微脉兼脉的现代临床意义

浮微脉：长期低热、慢性消耗，多见上焦病。

沉微脉：多见于感染性疾病的后期。

微缓脉：见于因寒冷冻僵的危重病人。

微数脉：见于有效循环血量锐减的休克病人。

微短脉：见于受惊吓时。

微结脉：见于心脏疾病的晚期。

微代脉：微代脉是危重病人的临终脉象。

（九）传统医学对微脉脉理的认识

中医认为微脉是阴阳气血极虚或阳气欲竭的征象。

（十）微脉示意图

浮

中

沉

（十一）微脉歌

微脉歌

微拂汗毛有若无，气血诸虚阳不足。

寸微气促或心衰，关微中焦慢耗病。

尺微脐下诸寒弱，男为劳极女滞经。

微而欲绝血虚崩，功能出血产后风。

脑心缺血左寸微，耳鸣头晕眼蒙黑。

左关脉微胃气减，肋痛肢寒餐后满。

右寸脉微气虚喘，右关脉微郁肝胆。

右尺脉微肾阳衰，沉微阴虚慢耗裁。

浮微低热愈微缓，频惊气虚见微段。

微数血少心跳频。微见结代心必停。

二十二、芤　　脉

（一）概述

芤脉特指浮、大、柔、中空四大要素的复合脉。

（二）芤脉的研究

芤脉见于张仲景的著作，但以《脉经》对芤脉的记载最为标准。其曰："芤脉脉浮大而软，按之中央空，两边实。"此后历代脉学著作基本遵此说。

芤是葱管之意，芤脉的脉感如同手触葱管，中空而边实，甚至可触到两道边，这种边实是相对中空而言的，也只能是软的力度，否则是错误的。中空并不是一点脉张力也没有，是一种界于软与无之间的脉力，说到底就是与举过心脏水平时前臂

235

静脉的脉力相近，见浮脉章。《脉诀》《察病指南》等把芤脉的中空记载为"全无"是错误的。寸脉的脉道是桡动脉，桡动脉内全没有了血流手一定会坏死的，手在没有血流以前，脑和心早就没了血供，人也没有生命了。

事实上用手触葱管的描述来形容芤脉仅是一种形象的说法，与真正手触芤脉的感觉尚有一定差距。根据临床经验，结合个人候脉体会，触芤脉好似触体力劳动者前臂静脉在超过心脏水平时的脉感，中空而有两道边。边的形成有两种原因：其一，静脉管壁；其二，静脉的肌间切迹。但静脉的边没有动脉的边厚，静脉管壁加肌间切迹恰似芤脉边。

（三）芤脉的现代生理学、病理学基础

芤脉在严重失血或严重缺水的情况下出现，也见于高血压过量服用降压药时出现。由于血容量的骤减，脑神经的功能紊乱，血管尚没有立即收缩，脉象出现脉体大、中空甚至可触及脉管两道边的脉象。

（四）芤脉的特征

芤脉的性质：芤脉是浮、大、中空，甚至能触及两道脉边的复合脉。

芤脉的指感：如触体力劳动者超心脏水平时前臂静脉脉感。古喻：如触葱管。

芤脉的兼脉：芤脉可同弦脉兼脉成革脉。也可同数脉、缓脉、迟脉、涩脉、浊脉兼脉。不应同浮脉、微脉、虚脉兼脉。芤脉中有浮脉脉素，微脉与芤脉不能兼脉的原因是因为微脉是细脉脉属，而芤脉是浮、大之脉。芤脉不应与虚脉兼脉的原因是两种脉的差别很小，仅是脉柔与中空的区别，脉柔与中空的

兼脉是矛盾的也是不可能的，中空就不能柔软，柔软就不可能中空。虚芤脉的兼脉见于《医学入门》《脉学阐微》。微脉与芤脉的兼脉见于《脉经》《三因方》。

（五）芤脉的现代临床意义

芤脉见于各种急性大出血，例如上消化道出血、肠出血、大咯血、功能性子宫出血和外伤性大出血等。也见急性胃肠炎、食物中毒等导致的严重吐泻、脱水而出现的急性血容量骤减，慢性肠道疾病造成的吸收不良、慢性腹泻、高温出汗、长期减肥摄入不足等。临床上还少见于脉形宽大的高血压病人过量使用降压药后。

（六）芤脉寸口分部的现代临床意义

寸脉芤：多见于大咯血、鼻出血等。

关脉芤：多见于肝胆疾病出现的呕血、黑便等。

尺脉芤：多见于女子功能出血、流产及血尿、血便等。

寸口脉芤：出血量占血容量的 1/5 时可出现芤脉，也见于脱水、高血压过量口服降压药等。

右寸脉芤：多见于肺出血。

左关脉芤：多见于脾、胃出血。

左尺脉芤：多见于胃肠道疾病及肛门出血。

右尺脉芤：多见于泌尿、生殖系及妇科出血。

（七）芤脉兼脉的现代临床意义

芤数脉：见于急性虚脱、急性肠道疾病、胃肠出血、酒后出血、男子遗精、贫血、血液病等。

芤缓脉：见于泌尿、生殖及妇科疾病、肛门出血等。

芤涩脉：见于肝、脾肿大之失血。

芤迟脉：见于寒性呕血，如上消化道出血等。

芤浊脉：常见于高血压合并有三高症患者过量服用降血压药物后。

（八）传统医学对芤脉脉理的认识

中医认为急性失血脱水、脉道失于充盈、津血亡失、阳气外浮，故脉浮大而中空。

（九）芤脉示意图

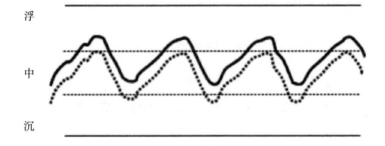

（十）芤脉歌

芤脉歌

脉芤浮大空若葱，过头静脉瘰大空。

暑热大汗津液伤，血亏气虚脉失充。

虚浮大软管尚圆，芤浮中空管瘪扁。

革叠芤弦位在上，边为脉边尺桡缘。

寸芤失血病在胸，关芤出血胃肠痛。

脐下失血尺部芤，赤淋溏痢崩漏红。

脉芤而数产后风，头晕目眩阴血崩。

芤而见涩肝脾肿，腹满黑便两肋痛。

芤迟呕血温补中，芤数呕血清补同。

左寸脉芤产后崩，贫血心悸神失聪。

内伤瘀血肋间痛，胸膜炎症与肿脓。

右寸脉芤咳衄血，慢病耗血左关芤。

右关脉芤胃肠痛，抗炎为首刀见重。

左尺脉芤肛便红，慢肠溃疡或瘤肿。

血液诸病右尺芤，紫癜再障贫血容。

浊芤多见三高症，过于降压脉芤同。

二十三、散 脉

（一）概述

散脉特指脉管壁的张力极低，脉气不敛的因素。

（二）散脉的研究

历代脉学著作中对散脉最为恰当的描述见于《脉诀》及《诊家枢要》等。《脉诀》载"涣漫不收，其脉为散"。《诊家枢要》言："散，不聚也。有阳无阴，按之满指，散而不聚，来去不明，漫无根底。"《脉诀》突出的是"涣漫不收"，《诊家枢要》突出的是"散而不聚"，均道出了散脉脉管壁的张力极低，脉气不敛的指感标准。

真正把散脉确立为独立脉形的是《脉经》，其曰："大而散，散者气实血虚，有表无里。"在《脉经》以前散脉以季节脉或非病脉称之，详考《难经》等古脉学著作。

事实上散脉是指脉管壁松弛、张力明显降低、脉管壁与周围组织无明显边界的脉感。它是浮大而极无力之脉，此大只是管壁松弛之大，是散漫之大，并不是脉势之大或脉宽有力之大。清代医学家周学海说得好："只是形体宽泛而两边不收敛，浑浑不清耳。"

散脉脉管壁张力低下产生的原因，一是其分属脏器的神经失于调理，二是心肌收缩力乃至心脏每搏输出量减少或心脏节律改变，三是有效循环血量减少，四是微循环的阻力锐减等。而血管壁张力极低的脉象表现形式则是脉浮极软，软到脉管壁与周围组织的指感混沌不清，涣漫不收，散而不聚的程度。

这里必须指出的是：散脉的浮、大是血管壁张力极低的一种脉象结果，浮、大并不是散脉的脉象要素，否则就会产生错误。大脉具有脉张力、脉管径、脉来势大等综合因素，而散脉之大只是脉涣散不收而已，这也是散脉的特征。

根据临床观察及体会，散脉的脉感，轻触如触牙膏之膏体，且浮、大，按之混沌无边无根无力。

（三）散脉的现代生理学、病理学基础

见散脉的研究。

（四）散脉的特征

散脉的性质：散脉特指血管壁的张力极低，脉气不敛的因素。

散脉的指感：如触牙膏之柱状膏体；脉浮而大，边界混沌，脉无力无根。

散脉的兼脉：散脉可兼节律、至数、流利度等变化。如散结脉、散促脉、散代脉、散滑脉、散涩脉、散数脉等。散脉不应同浮脉、沉脉兼脉。散脉有浮的脉素，不应再与浮脉兼脉。

散脉同浮脉的兼脉见于《四言举要》。散脉不应同沉脉兼脉：一是因为散脉有气实血虚，有表无里的脉理。二是沉脉需沉按，散脉在浮，能沉按的脉必不是散脉。沉、散脉的兼脉见于《脉经》《脉简补义》等。

（五）散脉的现代临床意义

散脉见于严重的心脏疾病，如心房、心室的纤维颤动、早搏或心室异位心律，如果出现散结、散代、散促均是凶兆。例如心衰、肺心病的临终表现多是散、代、促等。

散脉还见于中毒性肠道传染病、中毒性脑病、中毒休克等。

（六）散脉寸口分部的临床意义

寸脉散：见于心、脑、胸部的供血不足及功能障碍，伴有节律、至数的改变，多见于严重的心脏疾病。

关脉散：见于晚期肝病、癌症、脾胃功能严重不足者。

尺脉散：见于各种休克、昏厥、心跳骤停、中风的病人等。

关尺脉散：危重病人临终前的脉象。

（七）散脉兼脉的临床意义

散滑脉：见于休克病人酸中毒微血管扩张期。

散涩脉：见于休克病人微血管痉挛及淤血期，也见晚期肝病病人。

散数脉：见于感染性疾病、传染性疾病的危重期病人。

散结脉：见于心脏疾病。

散促脉：见于心脏疾病。

散代脉：见于心脏疾病的临终表现。

（八）传统医学对散脉脉理的认识

中医认为：脏腑气竭，正气衰绝，阳气浮散，故脉浮大无力，涣散不收，漫无根蒂。

（九）散脉示意图

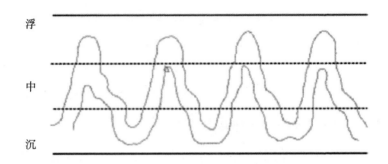

（十）散脉歌

散脉歌

轻触乳膏脉似散，按无脉气混沌边。

散浮无根不定来，重症感染心肺衰。

暑温休克兆早产，元气耗散近九泉。

左寸脉散心律乱，右寸脉散淋漓汗。

左关脉散脾胃寒，右关脉散肿大肝。

左尺脉散类中风，病见危重散尺关。

散滑休克酸中毒，散涩淤血肝肿瘤。

散数感染败血症，散接促代心危观。

二十四、动　脉

（一）概述

动脉脉动如豆，滑数动摇，余部俯下。三部均见，关部尤多。

常见：关豆滑数，寸尺俯下。

也见：寸关豆滑数，尺部俯下；关尺豆滑数，寸部俯下；寸尺豆滑数，关部俯下。少见：寸豆滑数，关尺俯下；尺豆滑数，寸关俯下；三部滑数，六豆共振。

动脉事实上是脉晕点兼滑数脉的典型脉象。

（二）动脉的研究

张仲景在《伤寒论》一书中就动脉有一经典的论述，其曰："阴阳相搏名曰动，阳动则汗出，阴动则发热，形冷恶寒者，此三焦伤也。若数脉见于关上，上下无头尾，如豆大，厥厥动摇者，名曰动也。"这里张仲景把动脉的脉形、脉性、动脉的临床主病和有关动脉的具体指感都一一交代清楚，这是因为关脉动是临床常见动脉。但是《脉经》《濒湖脉学》等最有影响的脉学著作却断章取义地把张仲景的关脉动说成是动脉，并把张仲景有关动脉的"上下无头尾"延续下来。

历史上有关动脉脉形的认识有不少的争议。这里我们暂且不说。但就"上下无头尾"颇多异议。关脉的上下即寸尺脉部，关脉动不等于没有寸尺部脉，而只是寸尺部脉势被关脉动的厥厥动摇之脉势所掩盖，呈俯下状态。我们知道，寸口脉的脉体事实上只是桡动脉，它的血流方向是尺脉→关脉→寸脉→手。如果是关脉动则无寸尺脉，就等于尺脉部和寸脉部无血流通过。既然尺脉部无血流通过，那么关脉血流从何而来，又何来厥厥动摇？关脉有血流通过而寸脉无血流通过，那么血流到哪儿去了？没有了寸、尺脉的血流，手部的血液供应又怎么办？手没有坏死，则必定有血液供应。我们坚持认为，不管寸口脉是何种脉象，也只是脉管的粗细变化，脉管位置的不同，脉管的张力如何，血流的流速如何，血管的充盈度如何等九个方面的变化而已，血液有来必有去，有去必先来，这是定则。因此，张仲景、王叔和、李时珍等先人有关动脉的"上下无头尾"论述是欠妥的。也许张仲景的关脉动、上下无头尾不是指尺脉、寸脉，而是指关脉的豆滑数的范围不及寸尺而已。后人将张仲景的关脉动理解成动脉，将余部的俯下说成是"无头尾"等都是错误的。历史上关于"上下无头尾"，李延罡已有纠正，关于动脉的"关动"问题《中医脉学研究》已有纠正。

（三）动脉的现代生理学、病理学基础

动脉产生的原理主要与体内植物神经，即交感神经的异常兴奋有关。研究发现：

寸脉动：多见植物神经的颈段交感神经的异常兴奋，临床表现为心悸、面部冷汗等。颈段交感神经异常兴奋的结果可能是心脏的收缩与扩张与头、颈、胸部的中小血管的收缩与扩张发生了不协调，即心脏收缩期时周围血管没有及时扩张，心脏扩张期时周围血管没有及时收缩，而导致脉管内血流厥厥动摇的脉势。

关脉动：这与植物神经胸段交感神经的异常兴奋有关，临床表现为乳房胀痛、肝脾的瘀血、食欲的异常、中腹部疼痛等。胸段交感神经异常兴奋，也可见于心脏的收缩、扩张与中

腹部中小血管的收缩与扩张发生不协调。

尺脉动：多见肚脐水平以下腹内器官的交感神经异常兴奋并由此产生的脉象结果。也见于心脏的收缩与扩张同尺脉分属器官的血管收缩与扩张发生不协调时。临床常见症状：小腹部牵涉痛，腹泻或痢疾，四肢功能不良，失血、亡精等。

（四）动脉的特征

动脉的性质：动脉是脉晕点与滑数脉的兼脉，是一复合性质的脉象。

动脉的指感：脉动如豆，滑数动摇，余部俯下。寸动关尺俯下；关动寸尺俯下；尺动寸关俯下；寸关动尺俯下；寸尺动关俯下；关尺动寸俯下。

动脉的兼脉：动脉的脉形独特，兼脉所见较少。但常见心脏疾病的结、促、代的兼脉，主要见于各种心脏疾病与内脏疾病等，气血脉动共振的不协调。

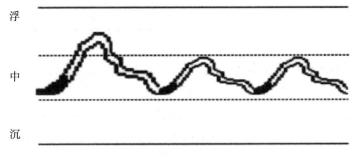

浮

中

沉

寸动脉模式图

浮

中

沉

关动脉模式图

浮

中

沉

尺动脉模式图

浮

中

沉

寸关动脉模式图

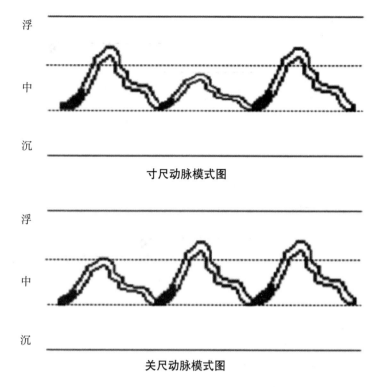

寸尺动脉模式图

关尺动脉模式图

（五）动脉的现代临床意义

动脉多见于机体的应激状态或心脏疾病、卒中危重病人。也常见于惊恐、各种疼痛、发热前、失血亡精、肠道传染病、肝脾肿大等。动脉的危重脉象多见于各种严重的心脏病。

（六）动脉寸口脉分部的现代临床意义

寸脉动：见于脑血管疾病，脑瘤，神经衰弱，心脏病，头痛，五官、甲状腺疾病，胃肠功能不佳等。

关脉动：见于血液病、结缔组织病、肝脾肿大、中腹部疼痛、腰痛、恶心呕吐、脑心血供不足、下肢功能不足、经前双乳胀痛等。

尺脉动：多见于肠道疾病，泌尿、生殖系统疾病，下肢疼痛，脑心血供不足及机能不良。

左寸脉动：见于心脏病、脑血管疾病、左鼻窦、口腔等处病变。

右寸脉动：见于肺结核、自汗、便秘等。

左关脉动：见于脾肿大、代谢性疾病、血液疾病、腰肌劳损、恶心呕吐等。

右关脉动：常见于肝胆、胰头疾病，眼睛不适，大便干燥等。

左尺脉动：见于结肠病变、妇科疾病、左臀疼痛等。

右尺脉动：见于妇科病变、生殖系统疾病、右下肢疼痛等。

左尺左关脉动：见于泌尿系结石疼痛、急性腰损伤，也见脑血管疾病等。

左寸右关尺脉动：常见于便秘，情绪波动，胆心综合征等。

（七）动脉的鉴别

动脉应同短脉、滑脉鉴别。

动脉与短脉：动脉脉动如豆，滑数动摇。而短脉是脉道的短缩，没有滑数动摇的脉感。动脉与短脉的区别还在于：动脉的余部俯下但还有一定的脉气，而短脉的短处不用力按则没有脉气。

动脉与滑脉的鉴别：相同的地方是动脉与滑脉同有滑脉脉素，动脉的脉动如豆而滑脉的脉动亦如豆。不同的地方：第一，动脉有余部的俯下，而滑脉没有余部的俯下。第二，动脉有动摇不定感而滑脉则是盘中有走珠感。第三，动脉脉素中有数的脉素，而滑脉则是单因素脉象。

（八）传统医学对动脉脉理的认识

中医认为动脉由阴阳相搏，气血冲动所致。又因惊则气乱，痛则阴阳失和，可使脉行躁动不安，滑数如豆。

（九）动脉歌

动脉歌

脉动如豆滑数摇，余部俯下动处高。

阴阳相搏气血逆，气血冲动痛与惊。

寸尺不足脉名短，脉滑盘珠荡秋千。

寸动脑心脉痉挛，非瘤即痛脉管栓。

肝脾肿大动双关，双乳胀痛于经前。

也见腰痛肾部病，平见多食肌丰满。

泌尿生殖炎痛瘤，左右尺部动处求。

左寸惊悸病在心，右寸自汗低热频。

右关脉动胆心连，遇事动怒梦惊繁。

左关脾大肿淋巴，呕血黑便胃病牵。

双关左尺三豆圆，痛风糖尿不惑年。

寸口跳出数豆圆，知病必读脉晕点。

动脉求动知病半，俯下分属功能减。

二十五、伏　脉

（一）概述

伏脉即极沉脉。

（二）伏脉的研究

纵观历代脉学著作，《脉经》对伏脉的记载最被历代医家推崇。其曰："极重指按之，着骨乃得。"《脉经》前《难经》对伏脉也有一定的认识，但伏、沉二脉此时期尚没有明显的区别。古人有关伏脉的种种描述，都只是为了把沉脉与伏脉加以区别，在当时的历代条件下，用"藏于筋下，着骨乃得"描述是表示伏脉是比沉脉更沉的脉。《难经》云："伏脉，重按筋骨，指下裁动。"濒湖云："伏脉推筋着骨寻，指下裁动隐然深。"历代诸家均以"藏于筋下，着骨乃得"为蓝本，其意均表示脉位的深在。

伏脉是极沉脉，但这种沉不可能"藏于筋骨下，着骨乃得"，而只是人体组织水、电解质的极度丢失，脉管及其周围组织失于充盈而导致的脉搏不明显，或皮下组织由于长期的慢性消耗而减少，并失去其对桡动脉的支持与固定，只有深取方能感之，否则那只是解剖学意义上的变异而已。

（三）伏脉的现代生理学、病理学基础

人体极度脱水、慢性消耗性疾病所导致的组织失于充盈；血容量的减少；微循环的瘀滞；心脏功能减弱而导致心输出量的减少。

（四）伏脉与浮脉、正常脉、沉脉的脉位比较

浮—正常—沉—伏。脉位从浮到伏，逐渐下沉。

（五）伏脉的特征

伏脉的性质：特指比沉脉更沉的脉，是脉沉的单因素。

伏脉的指感：重手深触乃得，脉来隐然，如触腕尺动脉。

伏脉的兼脉：伏脉的兼脉临床上较少见，但也见于伏脉有不整节律的。临床上偶见伏脉与涩脉相兼，见于重症感染及血瘀病变等。《医宗金鉴》记载有"沉伏脉"，笔者认为不妥。

（六）伏脉的现代临床意义

伏脉多见于各种休克、昏厥、虚脱、低血糖、癔病昏迷，也见于各种严重感染性疾病（例如败血症、毒血症），各种贫血，神经衰弱、神经官能症，重度脱水，心脑血管疾病，部分妇科疾病，肺部感染，肋神经痛，肝胆疾病，各种肠道疾病等。

（七）伏脉寸口分部的现代临床意义

左寸伏：见于各种神经系统、心脑血管疾病，如脑中风、各种心脏病、神经衰弱、神经官能症等。

右寸伏：见于胸膜炎、肺气肿、慢性咽炎、肋神经炎、右胸部带状疱疹等。

左关伏：见于消化不良、胃肠炎、长期情绪不良、左腰慢性神经压迫性病变等。

右关伏：见于肝胆疾病，如脂肪肝、肝囊肿、肝肿瘤、眼睛干涩，右腰神经压迫性病变等。

左尺伏：见于胃肠官能症、生殖系统疾病、左下肢神经性病变、腰椎间盘突出症等。

右尺伏：见于各种休克、虚脱、昏厥，肠道结核、慢性肠炎，性功能减退，肾上腺皮质功能减退或功能不足等。

六脉俱伏：常见中毒性肺炎、脑病、心源性脑缺血综合

（八）伏脉的鉴别

伏脉应当同沉脉、牢脉、弱脉进行鉴别，它们同属沉脉类。

沉脉：举之不足，按之有余。

伏脉：重手乃得，脉气隐然。

牢脉：沉取实、大、弦、长，脉道坚牢不移。

弱脉：沉而柔细。

（九）传统医学对伏脉脉理的认识

中医认为实邪内伏，阻闭气机，脉气不得宣通，故脉伏。

（十）伏脉示意图

浮

中

沉

（十一）伏脉歌

伏脉歌

伏脉类沉更隐深，卒中剧痛休克扪。

寸伏心病胸胁满，关伏诸病多源肝。

尺伏阴寒妇病染，六脉俱伏脑病宁。

二十六、促　脉

（一）概述

促脉以节律失常为要素，脉数而时一止。

（二）促脉的研究

促脉以脉象节律的失常为要素，见脉数并有不规则的间歇，这是促脉的主要认识方式。翻开历代脉学著作，我们发现"脉数而时一止"这一经典性论述是历代脉学家宗于张仲景、王叔和促脉的内涵及主流认识。在仲景、叔和之前促脉尚受到《内经》的影响，这种影响甚至一直延续后世脉学 2000 年。

《素问·平人气象论》云："寸口脉中手促上击者，曰肩背痛。""上击"的"击"这里可能指的是本书的边脉，这里的"促"可以解释为数，但无止歇。其意是：促脉数，无间歇，脉势上击者可见肩背痛。《脉诀》在宗其说时云："促者阳也，指下寻之极数，并居寸口，曰促。促脉渐加即死，渐退即生。"《脉诀》的促脉亦是无止歇的。

在大量的临床实践中我们发现：促脉是各种心律失常、传导阻滞的脉象，因而张仲景、王叔和对促脉的认识最正确。张仲景《伤寒论·平脉法》云："脉来去数，时一止复来者名曰促。"王叔和《脉经》云："来去数，时一止复来。"李时珍云："促脉数而时一止。"李延罡曰："促之为义，于急促之中，时见一歇止，为阳盛之象也。"

（三）促脉的现代生理学、病理学基础

严重的心脏疾病：如快速心房纤维颤动、心动过速伴有过

严重的感染导致的各种中毒症状：例如心肌中毒等。

神经功能的紊乱：如迷走神经的功能减弱，交感神经的功能亢进等。

（四）促脉的特征

促脉的性质：促脉是数脉与心脏节律变化的复合脉，常见快速心律失常及传导阻滞等复合因素。

促脉的指感：脉数，时有止歇，止无定数。

促脉的兼脉：促脉的兼脉常见洪促脉、促滑脉、促涩脉、虚促脉、牢促脉、濡促脉等。

（五）促脉的现代临床意义

促脉见于严重感染性疾病而导致的心肌损害：常见于流行性脑脊髓膜炎、流行性乙型脑炎、猩红热、血小板减少性紫癜、毒血症、败血症、肺部及气管支气管化脓性炎症、肺坏疽、肠道传染病、风湿病、泌尿系统严重感染等。

心脏疾病：常见于心律失常及传导阻滞的病变或复合性病变，如快速心房纤维颤动、心动过速伴过早搏动、多种心律失常、心房扑动伴房室传导比例不规则等。

癌症晚期及多种维生素缺乏等。

精神疾病及感染性精神病等。

（六）促脉寸口分部的现代意义

心脏是脉搏的原动力，因此当心脏的搏动频率及节律发生改变时将带动人体脉搏的整体变化，在寸口脉上不会出现心脏搏动频率和节律分部的不同。促脉的寸口分部事实上只是促脉分部的浮、沉脉晕的变化，也就是促脉脉晕点的变化，详见脉晕点章。

（七）促脉兼脉的现代临床意义

洪促脉：见于各种感染性疾病的早期和伴有心肌的损害或并发心脏病。

促滑脉：常见肺部化脓性感染并发心脏疾病或其他化脓性感染并发的损害等。

浮促脉：常见促脉的寸口部位之独。

沉促脉：慢性疾病及机体的消耗性疾病并发心脏的损害。

牢促脉：见于晚期肠道癌症性病变及其濒危时症状。如胰头癌或胆囊穿孔伴腹水或感染性腹水合并心脏疾病等。

促涩脉：见于毒血症、败血症的心肌损害。

虚促脉：见于危重病人。

细柔促脉：见于虚脱病人。

（八）促脉的鉴别

促脉应同结脉、代脉进行鉴别，这是因为它们同属心律失常的脉象，只是心律失常的类型有所不同。促脉、结脉、代脉共同的特点是脉跳中出现止歇。

结脉：脉率不数，时有止歇，止无常数。脉率不数甚至脉缓、迟是结脉与促脉、代脉的主要区别。

促脉：脉数，时有止歇，止无常数，脉数是促脉不同于结、代脉的主要方面。

代脉：脉来时有止歇，止歇常有规则。但脉势忽大忽小、数疏不定。可以认为：代脉是除结脉、促脉以外的心律失常的脉象，鉴别要点是代脉的脉势不均、疏数不定、止歇有常。

（九）传统医学对促脉脉理的认识

传统医学认为，阳热亢盛，则阴阳失调，可见脉数，时而一止。气血瘀滞，郁而化热，则血行加速，同时实邪又可阻滞气血运行，故脉数时而一止。

（十）促脉示意图

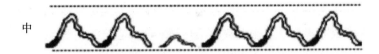

（十一）促脉歌

促脉歌

促脉数而一止歇，止无定数自还来。

炎盛伤心律不齐，促频难医退可医。

缓而一止复来结，止有常数不还代。

滑促咳痰与食厥，浮促肠炎与肺疽。

促沉慢耗气血郁，风湿关节痛难息。

脉促细小脑缺氧，热毒伤津命难长。

脉促而洪毒血症，紫癜瘀斑或癫狂。

脉促左寸浮重染，阴虚血寒心病缠。

脉促浮寸痰咳喘，肺气肿或气管炎。

脉促关力中焦怠，肝肿脾大胆胰腺。

尺浮脉促下焦炎，尿灼下痛衰循环。

二十七、结　脉

（一）概述

结脉是指缓慢性心律失常的复合脉。

（二）结脉的研究

结脉是在脉缓的前提下，时一止复来。结脉早见于《难经·第十八难》，其曰："结者，脉来去时一止，无常数，名曰结也。"至此后人均尊该说。《灵枢·终始》："所谓平人者不病，不病者，脉口人迎应四时也，上下相应而俱往来也，六经之脉不结动也。"这是结脉的初说。

《伤寒论·辨太阳病脉证并治》："伤寒，脉结代，心动悸，炙甘草主之。"

《伤寒论·辨太阳病脉证并治》："脉按之来缓，时一止复来者，名曰结。又脉来动而中止，更来小数，中有还者反动，名曰结，阴也……"这里的"更来小数，中有还者反动"多是指心肌或部分心肌的期前收缩而产生的小波。临床常可见到。

《脉经·脉形状指下秘诀第一》："结脉，往来缓，时一止复来。"又在小注中提到："更来小数……"《诊家枢要·脉阴阳类成》："结，阴脉之极也，脉来缓，时一止复来者，曰结。"

《外科精义》："脉结之诊，按之侧往来迟缓，时一止复来。"

《濒湖脉学》："结脉，往来缓，时一止复来。"

《景岳全书·脉神章》："结脉，脉来忽止，止而复起，总为之结。"

《诊家正眼》："体象，结为凝结，缓时一止徐行而息，颇得其旨。"

《诊宗三昧·师传三十二则》："结脉者，指下迟缓中频见歇止，而少顷复来。"

《脉理求真·新增脉要简易便知》："结迟时一止。"

在临床意义及脉理方面，迟结的意义大于缓结。因而结脉的发展史必然是缓结向迟结过渡，打开历代脉学著作，这种演变已经发生。

（三）结脉的现代生理学、病理学基础

心脏传导阻滞、心律不齐；心脏窦房结病变；严重的心肌病变；药物性干扰。

（四）结脉的特征

结脉的性质：是一种脉率、脉律复合因素不正常性质的脉象。

结脉的指感：①强调在迟、缓脉的基础上的脉率、脉律改变。时一止歇，没有常数等。也可描述为：徐中见蹶，蹶无常数。②止歇时也可见小脉后复搏。

结脉的兼脉：结脉可以兼脉于多种脉象，如构成代脉等，与浮脉、沉脉、细脉、微脉、弱脉等兼脉。《景岳全书》《脉理求真》等脉学著作认为结脉可以兼脉于数脉，但这易混淆于促脉。

（五）结脉分部的现代临床意义

结脉是心率、心节律异常之脉象表现，心统百脉，因而不应当出现分部的独结独不结。所谓分部之结事实上也只是脉位、脉力、脉长短等综合变化而已。详见脉晕点章。

（六）结脉示意图

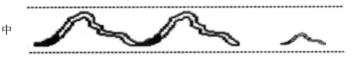

浮

中

沉

（七）结脉歌

结脉歌

结寻迟缓时一歇，阴寒气衰心脉蹶。

结迟促数余统代，求病在心率律裁。

二十八、代　　脉

（一）概述

代脉特指脉象的节律失常，它可以包括除结脉、促脉以外的所有节律失常。

（二）代脉的研究

历代脉学著作中，张仲景的"更变不常则均谓之代"是对代脉的高度概括。近代研究认为：代脉是心跳节律失常的脉象表现形式。心脏的节律失常有各种形式，甚至包括十怪脉，如雀啄脉、虾游脉等都属代脉一类。

代脉可出现成比例的歇止或微小搏动，可出现二联律、三联律、四联律、五联律等。是一种联律性脉象。有时还可出现连续多发的结脉或结代脉互动等。

（三）代脉的现代生理学、病理学基础

心脏本身或机体疾病因素的作用下（如炎症、缺氧、缺血、水电解质紊乱、药物中毒、机械及精神因素等），心搏出现期前收缩，二度传导阻滞或窦性节律呈固定比例出现的联律性改变，如（1：1）（2：1）（3：1）（4：1）（5：1）等形式。由于心脏出现固定性节律的不整，脉搏也出现规律性变化，即脉来时一止，止有定数。

（四）代脉的特征

代脉的性质：代脉是节律不整的脉象，即"更代不常"。

代脉的指感：脉动规律性止歇，不自还，脉气大小疏数不定。

代脉的兼脉：代脉可见与结脉、促脉等混合存在。历代脉学著作中曾见代脉与散脉的兼脉，见于危重病例。笔者认为：代脉不能同结脉、促脉兼脉但可以先后出现。

（五）代脉的三部主病

代脉是心脏疾病的脉象表现形式，因此代脉不应当有分部。所见代脉之部独也仅是脉浮、脉沉、脉晕点的独大独小而已。在代脉中寻找脉晕点是代脉求病的良法，详见脉晕点章。

（六）代脉的现代临床意义

代脉是各种心脏疾病和机体疾病危重时的脉象，因此临床

候得代脉其意义不仅在于诊断疾病而且在于积极地拯救生命，"结生代死"是古训，而现代医学的进步及先进的医疗设备则是打破古训的有力手段，但问题不仅在于打破而更在于古今的汇通与研究。

（七）传统医学对代脉脉理的认识

中医认为脏器衰微，元气虚衰，无力鼓动于脉，脉气时有不继，故脉来出现有规律的止歇。若风证、痛证等实邪阻滞脉道，可出现脉来有力而出现规律性止歇。

（八）代脉示意图

浮

中

沉

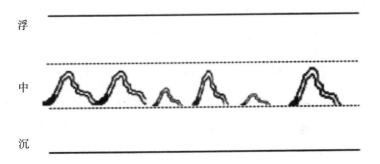

（九）代脉歌

代脉歌

规律止歇不还代，更代不常疏数来。

结迟止歇无定数，促数止歇无定裁。

诸代皆因元气衰，平见妇人百日胎。

结代相间心脏病，多联心律人短命。

二十九、浊　　脉

（一）概述

特指血液有形成分增加导致脉气浑浊的单因素。

（二）浊脉的研究

历代脉学著作中有关浊脉的记载所见不多，宋朝以前基本没有脉学著作提及此脉，以后见于"太素脉"中。太素脉事实上并不是医学概念上的脉学，它是一种被用作算命及预言祸福的"占验"手段。本书以浊脉命名该脉型，实是因为这种脉型用浊脉较合适，又因为"二浊"又有联系与区别。宋朝以后有医者建议将"太素脉"中的浊清二脉纳为医用，代表人物主要有张介宾、吴昆、张璐等。

明代著名医学家张介宾认为："人禀天地之气以生，不能无清浊纯驳之珠。禀之清者，血气清而脉来言清，清则脉形圆净，至数分明，吾诊乎此，但知其主富贵而已，若曰何年登科，何年升授，何年招财，何年得子，吾皆不得而知矣。禀之浊者，血气浊而脉来亦浊，浊则脉形不清，至数混乱，吾诊乎此，但知其主贫贱而已。若曰某时招悔，某时破财，某时损妻，某时克子，吾亦莫得而知矣……"看来张介宾对太素脉颇有研究，对太素脉清浊脉的舍取为后人做出榜样。在古时，劳力者多贫贱而不富贵，由于劳力者肌肉丰满，脉道充盈怒张，脉自见浊。而达官贵族肌肤厚腻，无须劳作，行有车、食有鱼，脉道自然收缩圆净，脉自见清。因此根据脉象的清浊可基本判断人的卑贱、富贵。至于通过候脉，得知人的升官发财，损妻克子，非张太素莫如。

这里张介宾就浊脉的描述有两个脉素，一是脉形不清，二是至数模糊，与本书所指的浊脉不相同。

太素脉法中的浊脉，明代的医学家吴昆认为："脉形散涩，至数模糊。"他认为浊脉的脉形是散脉与涩脉的兼脉，与张介宾的"脉形不清"认识上差别不大，也与本书的浊脉不同。

清代医家张璐对太素脉法有相当的研究，他认为："清脉者轻清缓滑，流利有神，似小弱而非微细之形，不似虚脉之不胜寻按，微脉之软弱依稀，缓脉之阿阿迟纵，弱脉之沉细软弱也。清为气血平调之候，经云：受气者清。平人脉清虚和缓，生无险阻之虞，如左手清虚和缓，定圭清贵仁慈。若清虚流利者，有刚决权变也。清虚中有一种弦小坚实，其人必机械峻刻。右手脉清虚和缓，定然富厚安闲。若清虚流利，则富而好礼，清虚中有种枯涩少神，其人必不适宜。寸口清虚，洵为名裔，又主聪慧。尺脉清虚，端获良嗣，亦为寿征。若寸关俱清，而尺中塞涩，或偏小偏大，皆主晚景不丰，及艰子嗣，似清虚而按之滑盛者，次清中带浊，外廉内贪之应也。若有病而脉清虚，虽剧无害，清虚少神，即宜温补真元。若其人脉素清虚，虽有客邪壮热，脉亦不能鼓盛，不可以为证实脉虚，而失于攻发也。"在论述浊脉时他认为："浊脉者，重浊洪盛，腾涌满指，浮沉滑实有力，不以洪脉之按之软阔，实脉之举之减少，滑脉之往来流利，紧脉之转索无常也。浊为禀赋混浊之象。经云：受谷者浊。平人脉重浊洪盛，垂老不能安闲。如左手重浊，定属污下。右手重浊，可卜庸愚。寸口重浊，家世比卑微。尺脉重浊，子姓卤莽。若重浊中有种滑利之象，家道富饶。浊而兼得塞涩之状，或偏盛偏衰，不享安康，又主夭枉。似重浊而按之和缓，此浊中兼清，外圆内方之应也。大约力役劳勤之人，动彻劳其筋骨。脉之重浑，势所必然，至于市井之徒，拱手曳裾，谋私之重浊也，此非天性使然欤。若平素不甚重浊，因病鼓盛者，急宜攻发以泻其邪。若平昔重浊，因病而得涩之脉，此气血凝滞，痰涎胶固之兆，不当以平时涩浊论也。"张璐论述的浊脉与本书中的浊脉有相似之处，但两者就脉象所主的意义完全不同。我们反对把脉象神化或用于他学，但浊脉用于高脂血症及其并发症的诊断有特异性，这一事实是真实的。

张介宾所论之清脉在生活中常见，特别多见于中学生、大学生、机关公务员、白领阶层等。它是一正常脉的独立脉型，清虚流利，圆净有神，不浮不沉，缓中不失胃气，管壁软细，富有弹性。

清脉是正常脉型的一种，研究它有助于我们了解与理解正常脉象，它的产生机理与人的气血平调，心平气和，富裕安闲有一定关系。事实上人的脉象与人的体质、代谢、环境、季节、精神等都有一定的关系。利用它研究人体疾病的发生、发展、转归有特定意义，而附加以"占验"的内涵不一定是医家所为。

张介宾对太素脉之浊脉的认识中有滑脉、紧脉的成分，与本书中的浊脉不同。滑脉的脉理是微血管的开放、血流运行加速，这与浊脉的脉理不同。浊脉可与紧脉相兼，但不应当把浊脉中添加紧脉的成分。太素脉法的浊脉与本书中的浊有质的不同。

笔者认为：临床上大部分体力劳动者脉象宽大，脉势奔涌，与古人所述浊脉有相似之处。如果该类人，中年富贵（升官、发财、劳动减少、饮食厚腻）则多出现高脂血症的浊脉。近年来高脂血症有年轻化的倾向。

浊脉的产生机理，可能与血液中的脂肪含量高或血液黏稠度过高等有关。脂肪滴增多导致血管微循环通过障碍，而出现脉形宽大，血液通过缓慢的脉象。如果脂肪沉着于脉管壁，轻者出现浊紧脉，重者出现浊弦脉。浊脉的研究提示：近年来部分不典型脑中风疾病的病因与高脂血症有关。浊脉不应该与滑脉、动脉、细脉、微脉、弱脉、濡脉等相兼脉。

有时，浊脉也与糖尿病病人的特异脉象共存。这部分病人以"三高症"居多。即：高血压、高血脂、高血糖。临床还见三高症病人有血尿酸的增高。

张璐不但采用了从浊脉中辨别人体体质的强弱以辨别疾病性脉象与体力劳动者脉象的方法，并且将"占验"的内容也纳入文中，这是医家的业外偏爱。从脉的清浊中的确能辨别体力劳动者及脑力劳动者，这并不是难事。因为体力劳动者脉道粗大，脉力强盛，这样才能适宜体力劳动的需要。而权贵们劳心，无需持重，脉象自然清虚。在旧时劳心者治人，劳力者治于人，自然就有贵贱之分。如果以脉象的清浊论富贵贫贱，则学生、机关工笔者、女性、文教卫生、艺术界人士等显然属于清脉类。"太素脉"的浊脉脉形是：脉见洪盛，腾涌满指，浮沉滑实有力，没有洪脉的软阔，没有弦，不如滑脉的流利。而笔者笔下的浊脉单指因血液有形成分的增加而产生的脉象表现；脉见浮沉充盈浑厚有力，如漆行脉中，有洪脉之软阔但无洪脉之来势，有实脉之长阔但无实脉之弦，无滑及紧。但浊脉可以同弦脉、滑脉、紧脉甚至同虚脉、芤脉等兼脉。

（三）浊脉的现代生理学、病理学基础

浊脉是血液有形成分的增加，如血脂的增高、血红蛋白的增加、真性红细胞增多症、血液黏稠度等原因而导致的血行速

度的缓慢。而血行速度缓慢的原因：一是微循环的通畅度不够；二是血管的堵塞；三是因为心脏的功能减弱（心脏因血液黏稠度高而导致的供血不佳）。

（四）浊脉的特征

浊脉的性质：是血液有形成分的增加，血液黏稠度增加而导致的脉气浑浊的单因素。

浊脉的脉感：浮沉充盈浑厚有力，如漆行脉道，如触怒张的大隐静脉。

浊脉的兼脉：浊脉可同虚脉、弦脉、缓脉、紧脉、涩脉、滑脉、数脉、风脉、边脉、实脉、虚脉、芤脉、促脉、结脉、代脉等兼脉。

（五）浊脉的现代临床意义

浊脉主要见于高脂血症，也见于血红蛋白增多症、血液黏稠度高等疾病。临床上高脂血症多合并高血压、糖尿病，所谓三高症病人。浊脉还见于高血压合并有心脏疾病及脑血管疾病，尤其是寸关脉脉晕点更有临床意义。

（六）浊脉三部的现代临床意义

浊脉是脉体整体的浊，因而浊脉不应有一部独浊之分。但在浊脉上常常出现一些脉晕点。根据脉晕点位置与性质可完成对疾病的诊断。详见脉晕点章。

（七）浊脉兼脉的现代临床意义

浊虚脉：见于高脂血症病人减肥及服降脂药期间。也可见部分消耗性疾病的早期。

浊缓脉：常见于下肢关节的酸痛、功能不良性病变。也见正常体力工笔者冬季脉象。

浊紧脉：见于高血压合并高脂血症病人，常见血压的低压高。

浊涩脉：见于脑心血管疾病。

浊数脉：见于部分发热及心脏病病人。

浊风脉：见于脑中风。

浊边脉：见于高脂血症病人同时伴有肩背部、肋神经等肌肉、筋膜无菌性炎症。

浊实脉：见于神经系统的早期感染性疾病或部分精神病。还见于肥胖合并有腰椎间盘突出症病人。

浊洪脉：见于部分初发高热病人。

浊芤脉：见于过量口服降压药物及减肥病人。

浊弦脉：见于高血压、动脉粥样硬化或糖尿病病人。

浊结脉：见于早期冠心病。

浊代脉：见于晚期冠心病。

浊促脉：见于活动后的隐匿型冠心病。

（八）浊脉的鉴别

浊脉属大脉类，因此，浊脉当与大脉鉴别：

浊脉：脉气浑浊，如漆流管中，脉浊为血液流利度不高的单脉素。

实脉：实脉是五脉的兼脉，见于弦脉、长脉、浮脉、沉脉、强有力之脉。

洪脉：脉的来势强，有波涛汹涌之势，来盛去衰之韵。

"太素脉"中的浊脉：该浊脉是实脉、滑脉、洪脉、数脉的兼脉。

（九）传统医学对浊脉的认识

《内经》云"受谷则浊"，其意是说过量饮食则脉浊。看来古人对浊脉早有研究，只是后人没有进一步认识而已。

（十）浊脉示意图

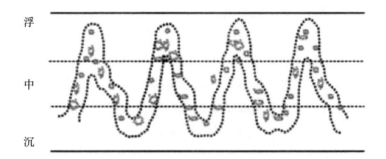

（十一）浊脉歌

浊脉歌

脉浊泥浆管中流，浮沉皆得力浑厚。

贪食厚腻劳作少，三高重症五十愁。

实见浮沉大而长，来盛去盛振幅强。

实为正实和盛邪，脉实管势浊稠血。

血管硬化脉浊紧，高压卒中和冠心。

脉浊紧伴寸豆圆，低头出力破脑管。

脉动而浊脉管硬，不是瘫人也无神。

脉浊关动血压高，多动节食压自小。

高血压人脉浊弦，十之八九是遗传。

左寸浊风右肢残，右寸浊风左身瘫。

左寸无力脉浊实，冠心血少胸压石。

左寸如豆脉浊力，高压脑病衰心巨。

右关豆晕脉力浊，脂肪肝大眼模糊。

左关豆晕脉力浊，食欲旺盛腹腰粗。

浊缓脉见寸豆圆，头脑昏昏下肢颤。

浊而结代或数促，此身命短因口福。

三十、风　　脉

（一）概述

风脉特指脑中风病人所特有的脉象。它的脉理不全是传统脉学的概念，它是一种特异的复合型脉象。

（二）风脉的研究

研究该脉象有利于脑中风的早期诊断、预防和治疗。还有助于加深今人对现代脉象脏腑寸口分属的理解，并为脉象产生原理进一步找到神经学、血液循环学理论依据。

脑中风的病理基础是脑组织的缺血、栓塞、出血并由此而产生一系列中风症候群。由于脑中风的病因很多，其对应的脉象改变也各不相同。因此研究和掌握风脉对于脑中风的诊断治疗、预防、预后都具有十分重要的临床意义。

（三）风脉的原理

寸脉上 1/3 段为脑组织的脉位，左寸上段 1/3 为左脑，右寸上段 1/3 为右脑。当脑组织发生供血不足、萎缩、血管梗死、坏死则其对应寸脉上 1/3 脉象也会出现脉象振幅下降，脉沉、细、微、弱的改变。而脑支配的对侧肢体偏瘫，其寸口脉的关尺脉也会出现脉象振幅的下降，脉沉、细、微、弱的变化。这种寸口交叉性改变又进一步说明神经是制约人体脉象的重要因素，而心血管及其循环学与神经学的有机结合才是脉象产生的重要原理。下面对脑中风的诊断表明人体运动神经的传导是交叉型的。

风脉的基本脉感：

患脑侧寸脉出现阴、阳脉晕点。

患肢关节、尺脉发生脉力减弱，脉管变细，脉位变沉、涩等。

患肢侧寸脉及患脑侧关、尺脉保持与病因学相适应的脉象。

脑中风的病因很多，由此而产生的风脉也相应不同，但总结其类型还是可以以阴、阳两种脉晕点脉象加以总结。我们把寸脉脉象振幅减弱，脉型细，脉位沉，脉气微、弱、涩等阴性脉类称阴性风脉。把寸脉脉力和脉象振幅增强、脉位浮、脉型大、脉气滑等阳性脉类称阳性风脉。阴性风脉多提示脑供血不佳，常见脑供血不足、心脏病及其功能不足、脑萎缩、慢性脑梗死、脑栓塞等。阳性风脉多提示脑组织的充血、占位、大血管的梗阻、脑压的升高、脑出血、炎症等。由于脑中风的病因复杂，有时各种病因混合存在，相互依存，互为因果，临床医生很难及时从临床症状上认识清楚，而脉象多能准确地加以区别，因此研究及掌握风脉极具临床意义。

（四）风脉的类别

根据脑中风的病变部位不同，风脉又可分为左风脉、右风脉、全风脉。

说明：

A. 寸脉短，表现为阳性脉晕或阴性脉晕。

B. 全风脉的寸脉阴性脉晕点和关尺脉的阴性脉应注意与涩、细、微、弱等脉鉴别。

左风脉：提示左侧脑组织病变，临床上出现右侧肢体功能障碍（右偏瘫）。脉象特点是：左寸脉出现阴、阳性脉晕点，右关、尺脉脉力的减退、脉沉、脉细、脉涩，右寸脉、左关、尺脉出现与病因相适应的脉象，例如浊脉等。（见彩图23左风脉示意图）

右风脉：提示右脑组织病变，临床上出现左侧肢体功能障碍（左偏瘫）。脉象特点是：右寸脉及左关、尺脉脉力减弱，沉、细、涩等。左寸脉及右关、尺脉出现与病因相适应的脉象。（见彩图23右风脉示意图）

全风脉：多提示中脑或广泛性对称性病变。病人多昏迷、全瘫或死亡。脉象的特点是：双寸脉出现滑动阳性脉晕点及双关、尺脉的脉力减弱，沉、细、涩等。或出现双寸无脉及双关、尺脉的击脉等。（见彩图23全风脉示意图）

人体运动系统的神经传导是左右交错的模式，一侧大脑的病变将导致对侧肢体的功能障碍。脉象上除全风脉双寸口对称外，一般多呈交叉的脉感。通过这种特征性脉感，多能完成对脑中风的诊断。见各种风脉的示意图。

临床实践证明：风脉可先行于偏瘫，就是说风脉可以在偏瘫发生之前出现在寸口脉上。观察发现：大多数偏瘫病人其风脉可提前3个月甚至2年以上出现。风脉也可提前在病愈前消失，就是说偏瘫病人在康复前其风脉可以提前消失，最长可提前20天左右。这种风脉的预示性具有重大临床价值，它对脑中风提前诊断作用及提前预示康复作用是现代化仪器不易做到的。

（五）风脉的临床意义

阴性风脉，其脉力的减弱程度与病人的偏瘫程度和脑组织的病变程度成正比，与偏瘫的康复成反比。阴性脉晕点多提示脑组织的软化、萎缩、功能的减退或病程的迁延。

阳性风脉，其寸脉脉晕点的脉力强度和大小与脑组织的病变程度（充血、水肿、占位、梗阻）成正比，与疾病的康复成反比。

（六）风脉的兼脉

必须指出的是：风脉必须与其他病脉相兼，否则不能成立，因此可以称它为"寄生脉"。这与脑中风的病因分不开。风脉常见的兼脉形式主要有：浊风脉、弦风脉、心风脉、血风脉、椎风脉、全风脉等，概括如下：

浊风脉：风脉与浊脉的兼脉。其病因主要是血液黏稠度的增加，如血脂的异常并在血管壁形成脂质沉积，导致脑血供的异常及脱落的栓子栓塞。

弦风脉：风脉与弦脉的兼脉。其病因主要是高血压、动脉硬化而导致的心脑血管障碍。

心风脉：因心脏疾病而导致的脑血供障碍或因心脏疾病脱落的栓子栓塞了脑血管。

血风脉：其病因主要是脑出血并由此而产生的特异脉象。

椎风脉：因椎动脉的病变而导致中风并由此而产生的特异脉象。

全风脉：其病因主要是脑干或全脑的病变并由此产生的特异脉象。

以下分述之：

1. 浊风脉

浊脉与风脉的兼脉称浊风脉。浊风脉产生的病理学基础主要是：血液有形成分的增加，导致脑血行速度的缓慢，并导致脑组织供氧量的减少及脑组织的功能下降，由于神经的营养发生了障碍致使其支配的肢体及脏器的功能也发生了障碍。血液有形成分的增加首要以高脂蛋白血症最为多见，其次见红细胞增多症，血小板、白细胞增多症，异常蛋白质血症等。这种脑缺血的现象早期可间断发生，因而其临床症状可出现不典型或很短暂或间断出现。但具有洞察能力的脉象已经显现于寸口。这种风脉时而有时而无的临床现象则是大多数脑中风的早期脉象表现。

浊风脉是临床上最为多见的脑中风脉象形式，这也说明高脂蛋白血症是脑中风的重要致病因素。因此早期积极治疗高脂蛋白质血症是预防脑中风的重要环节。

浊脉为脉型宽大、不浮不沉、应手混浊的脉韵。若一侧寸脉出现阴阳脉晕点或对侧关尺脉脉力明显减弱或沉、涩、细小，另一侧寸脉及患脑侧关尺脉浊则为浊风脉。这种浊脉的交叉型不均等现象与脑神经的交叉传导相辅相成，即病脑侧脉气减弱，其支配的肢体脉气也减弱；健脑侧脉气正常，其支配的肢体脉气也正常。

脉力增强的浊脉是高血压合并高脂血症的脉象，是脑中风最常见的基础脉象形式。浊脉脉体上若出现寸脉张力增强的脉晕点则多是脑中风的脉象表现形式之一，有这类脉象的患者极易出现脑中风。若双关脉或左尺脉各出现脉张力增强、脉如黄豆的脉晕点，则病人多为高血压、高脂血症、糖尿病，也易出现脑中风。该类病人平素多难节食，甚至是暴饮暴食、脾气暴躁、性格豪放、血压极不稳定。血压不稳定表现为情绪高昂时血压升高，情绪低落及安静时血压下降，因而这类病人极易在情绪高昂及情绪低落时出现脑中风。也有部分病人在低头搬重物时发生脑中风。中医的痰浊中阻、肝阳上亢之脑中风与此相似。

年龄与浊脉的关系有统计学意义。浊脉者一般年龄多在40岁以上，多合并有高血压、糖尿病、高脂血症。近年来部分嗜好酒肉的年轻人患高脂血症的现象多有发生。体检时医生的责任不光是完成工作，更重要的是教育那些血脂异常的病人保持良好的饮食、卫生习惯，预防心脑血管疾病的发生，这是预防这类疾病高发的有效途径。生活的改善及牛奶商的片面宣传使消费群体不知如何是好，部分腰腿不好的中老年人一边吃着降脂药，一边喝着牛奶吃着鸡蛋说是补钙，他们进入了怪圈。事实上早在几千年前我们的先人在营养学方面就已经很科学化。《素问》记载有："五谷为养，五畜为益，五果为助，五菜为充。"将人的营养分成四大类，并以"养""益""助""充"来倡导科学的人体营养价值观念。谷类是人体生长、发育的主要营养来源；动物食品可以增进谷类主食的营养价值而有益于人体健康，如果再加上果品的辅助及蔬菜的充实则不可否认是完全性营养。中老年人的活动量减少，机体需要营养的量也少，过多地进补必然导致脂肪的堆积。而患慢性胃炎的老年人很少见三高症。

当代的中老年人应当保持饮食的清淡，注意微量元素及维生素的补充，适当的体能锻炼，这是他们的长生之道。肌肉不锻炼一定会酸软，原因主要是：一是长期不活动，肌肉的酸性代谢产物不能及时地被运走而刺激神经末梢，二是肌肉的废用性萎缩。这种酸软不是通过饮食可以治愈的。适宜地进行体能锻炼才是增加肌肉营养的真正秘方，太极拳爱好者最有心得。

疾病在于预防，有病才去就医，我们的先人在几千年前就对此加以批评。《黄帝内经》曰："夫病已成而后药之……譬犹渴而穿井，斗而铸锥，不亦晚乎？"更有甚者，医生以健康的方法帮助有些患者，甚至告诉其疾病所在，但其仍然不能改变固有的生活方式，这将更具有危险性。关于血脂异常出现早期浊风脉的治疗，笔者的经验方是：黄芪50克，决明子9克，刺五加15克，细辛3克，薤白10克，大黄炭30克，川芎10克，五灵脂10克，何首乌5克，当归15克，山楂15克，鸡内金9克，檀香、降香各10克，余证加减。

浊脉既然是高脂血症的特异脉象，那么合并有冠心病的脉象与浊风脉有相似之处，又怎样鉴别呢？经验是：凡心脏疾病，例如：冠心病、先天性心脏病、心力衰竭、心肌病、心瓣膜疾病、狭窄性心包炎等也可出现以左寸脉张力减弱或脉位沉，血液流速减慢，管径细等改变。鉴别的主要思路应当是：第一，脉体浊（共同特点）。第二，寸脉沉细涩（共同特点）。第三，风脉不典型，这是主要鉴别点（双手关、尺脉无差异）。第四，心脏疾病常见有结、代、促、潮、漾等节律、频率等改变。第五，心脏疾病常见左寸脉的特异改变。第六，双颞、唇、足背动脉左右无明显差异。

应当指出的是，浊风脉在脑中风的早期及脑中风恢复期，尚可出现病脑侧寸脉及患肢侧脉力增强、实大的脉象改变，分析它的病理基础可能是病灶处脑神经受压迫而出现的神经早期异常或激惹现象，这可能如同椎间盘突出症的脉理一样，压迫的早期其对应的脉象将出现脉力的增强、实大等，压迫的后期脉象出现对应的沉、细、涩或无脉的表现形式。还可能是：患者的血压没有得到有效的控制，当患肢的血管失去神经的调控后，短期内其脉管的弹性回缩力丧失，毛细血管床的阻力也将加大，动脉的血流大量灌注到患肢的中动脉脉管中。因此脉力增强的风脉将是一把双刃剑，它提示脑组织已是亚健康的状态。但凡这种风脉出现时，我们应当做好脑组织的康复工作，实践证明此时有效的早期治疗是该病康复的有效手段。发病前病人出现这种脉象时，我们应积极地提示病人加以预防。预防的关键是：①清淡饮食，减少盐、水、食物的供给。那种多饮水借以稀释血液的医嘱是不妥的，加强营养来改善患肢功能的护理是错误的。②降低血压、血脂。一边进食牛奶、红烧肉，一边吃降脂药的做法是徒劳的。"我胃口好什么都好"的想法是危险的。③适宜的体能锻炼。康复期除病前预防三要素以外，康复的治疗方法也非常重要。要知道康复工作应当因人而异，前 6 个月最为重要，应当积极施法。半年后任何一种方法都仅是辅助方法，只能辅助病人康复，任何积极的手段可能仅是欲速则不达。

2. 弦风脉

弦风脉是弦脉与风脉的兼脉。弦风脉的病理基础可能是：脑动脉粥样硬化，高血压小动脉硬化或血管本身的炎性病变使脑动脉管腔狭窄、闭塞，或血栓的形成、脱落形成栓塞导致急性脑供血不足、局部脑组织坏死。临床上出现偏瘫、失语和神经功能的障碍。

脉象表现为：病脑侧寸脉及对侧关、尺脉无力，脉沉、细、涩。健脑侧寸脉及对侧关、尺脉弦。这也是种交叉脉型。

弦风脉按其产生的病理基础可以认为是紧脉、弦脉发展的必然结果。高血压特别是肾性高血压的患者常常持有紧脉、弦脉。而 60 岁以上男性最为多见，但也见于老年糖尿病病人，长期吸烟、红细胞增多症等病人。

弦风脉持有者，其四肢的血供左右两侧不同，患肢的血液循环较健侧血液循环明显差。虽然患侧脉管较弦脉的脉张力有所下降，表面上看这有利于血液的通行，但脉管因失去了神经的营养，其血行的速度将明显减慢，脉管的前阻力也将加大，血管的弹性回缩力也将明显减小，管径并没有明显扩大，这是因为动脉粥样硬化的脉管壁是一种慢性脂质化过程，脉振幅降低，是一种不可逆过程，这些因素均可导致患肢血供的下降。

一般情况下浊风脉、弦风脉患者意识都很清醒。临床上凡是静止状态下出现了突然的意识不清常应考虑为椎—基底动脉系统的栓塞。若为颈内动脉的栓塞，病灶侧单眼可失明，其眼压也下降，对侧足动脉的脉张力也将下降，患肢的功能及感觉也出现障碍。如果仅以面部的感觉及上肢功能障碍为主要症状，同侧颞动脉和上肢桡动脉沉、弱多提示大脑中动脉的栓塞。若一侧上肢的脉搏时有时无或发生了脉涩、脉击等改变，应考虑无名动脉或锁骨下动脉及主动脉分支动脉狭窄、闭塞的可能。颈部大血管的闭塞和粥样硬化性斑块的栓塞在狭窄处可出现击脉。若椎动脉或锁骨下动脉的栓塞可在锁骨上窝候及击脉。这种脉感就如同听诊器听二间瓣狭窄一样，血流在狭窄的通道中急速通过并出现湍流。

临床上脉象与症状的结合对脑中风的诊断有指导意义，如具有以下条件将更有指导意义：

弦风脉，静止时发生较晨起多见，有渐重趋势。

病人意识多清楚，偏瘫、失语等较明显。

有高血压、糖尿病等病史。

年龄在 40 岁以上。

脑脊液正常。

父母有高血压病。

弦风迟脉，对血栓性梗死有诊断意义。

动脉粥样硬化，脑梗死的弦风脉，临床上应当同脑出血、脑挫伤、颅内占位性病变的特异脉象进行鉴别。

脑出血：脑出血病人的脉象多为寸脉滑数或击脉，其脉晕点多见彗尾。

颅内占位性病变：大部分颅内占位性病变，其寸脉的脉晕点多为阳性脉晕点，该脉晕点较孤立，脉力多强，没有彗尾。

脑挫伤：脉晕点多是阳性，有外伤史。

3. 心风脉

因心脏疾病而导致脑血供障碍并由此而产生的风脉称心风脉。心脏疾病类型较多，因而心风脉也各不相同。心风脉所反映的疾病是心脑疾病的脉象表现，它提示脑中风是由心脏疾病为诱发因素的。事实上，心风脉与风脉的鉴别是很困难的，笔者提出心风脉的目的仅是引导广大读者从复杂的风脉脉象中辨别出脑中风的病因并服务于临床。根据心脏疾病种类的不同，心风脉主要见于：

风湿性心脏病、心内膜炎栓子脱落而导致的脑栓塞，脉象多见左弦风数脉。

冠心病，脉象多见左浊风脉或左弦风脉。

心肌的栓塞，脉象多见左边风脉。

心律失常，多出现风结脉、风代脉、风促脉。

心力衰竭及先天性心脏病，多见阴性左风脉。

临床经验告诉我们：所有导致心脏射血功能不足的心脏病，一般均可导致左耳的听力下降或异常，所以临床上但凡左风脉合并有左耳听力下降的病例，首先考虑有心脑供血不足疾病的可能。

总之，当心脏疾病及其脱落的栓子等引起的脑血供障碍并由此而导致脑中风，其脉象简称为心风脉。它的病理基础首先是心脏疾病，其次是脑组织的血供障碍，结果是脑中风。至于单纯的心脏疾病也就是说没有导致脑血供障碍或者更精确地讲，没有脑中风，则此类病人的脉象不属此列。当然临床上单纯心脏疾病也可导致左寸脉沉、细、弱，但这并不是风脉。因为该类疾病虽然也可导致大脑的短暂缺血，但是尚没有导致肢体的功能障碍，因而尚不是风脉。但它是脑中风的亚临床状态。

4. 血风脉

血风脉是指脑出血或蛛网膜下腔出血性脑中风病人的脉象。它的基本脉象是寸脉上出现脉力增强的特异性脉晕点，这种脉晕点的最大特点是存在着彗尾。其彗头部交叉指向病灶，脉象滑数。早期由于病人多处于意识不清状态，病灶侧所支配的肢体及其脉象不但不减弱，反而出现脉象交叉性增强的现象。这可能与颅内压增高，神经系统的严重压迫，脑膜刺激症有关。此类病人的脉力越强，脉晕越大，预后越不良，多提示颅内大面积积血。大面积脑出血病人预后多不良。

5. 颈风脉

颈风脉是指因为颈动脉的闭塞或梗阻而导致脑中风的脉象。其病理基础是颈动脉及其周围组织的占位。

它的脉象特点是：一侧寸脉出现脉力增强的脉晕点（颈部病变处的同侧），对侧关、尺脉的沉、细、弱、涩，呈交叉型的脉象。当一侧颈动脉尚没有完全阻塞时，其病灶处尚可出现同侧寸口为击脉的脉象。

风脉与腰椎间盘突出症的脉症鉴别：风脉有寸脉的两侧不同，椎间盘突出症寸脉多无明显差异。具风脉者多有原发疾病为病因。腰椎间盘突出症可有外伤史，上肢无功能障碍。

（七）风脉歌

风脉歌

心脑瘀阻脉早风，关尺与寸交叉同。

预风提前二三年，残后方尊白衣翁。

浊风寸见阴阳点，关尺脉漾与偏残。

弦风三高平静里，心栓寸阴动后瘫。

颈风寸击病灶击，血风寸晕关尺减。

诸风饮食无节制，童心动体食不贪。

三十一、奇　脉

（一）概述

奇脉特指呼气终时脉搏增强，吸气时脉搏减弱的特异脉象。

（二）奇脉的研究

正常人吸气时胸腔的负压增大，体静脉血液流入右心室及肺的量增加，但肺的功能正常时，其容纳血液的量也增加，因而左心室的回心血量可无明显的变化，脉搏也无明显的改变。但疾病状态下（尤其是心包病变严重并伴有静脉压增高者）深吸气时不能使体静脉的血液回流增加，但肺容纳血液的量仍可增加，结果发生了肺的盗血现象，使肺静脉流入左心室的血液量减少。其结果是左心室搏出的血量也减少，收缩压降低，脉搏变小或难触及。

（三）奇脉的现代临床意义

常见于急性心包积液、心包填塞或缩窄性心包炎，也见微循环的衰竭、严重肺气肿、支气管哮喘等病变。

（四）奇脉的特征

奇脉的性质：特指呼吸时脉搏的强弱呈反常现象的单因素。

奇脉的指感：呼气时脉强，吸气时减弱，直立时不显现。

奇脉的兼脉及其临床意义：奇脉常见与脉节律、频率相兼，脉晕点异常时并存。

奇数脉：见于感染性心包炎、急性心包炎等。

奇迟脉：见于迷走神经高度兴奋。

奇代脉：见于合并严重心脏病患者。

奇涩脉：见于微循环的衰竭性病变。

奇漾脉：见于急性心包填塞。

奇脉左寸脉沉：见于慢性心包填塞，或胸椎右偏。

奇脉左寸边脉合并左寸脉晕点如豆：见于黏连性心包炎等。

（五）奇脉的鉴别

奇脉应当同潮脉进行鉴别，它们共同的特点是脉势强弱交替出现。

奇脉的出现与呼吸有明显的联系，失血及直立时消失。潮脉的脉气强弱交替出现，与呼吸无关联。

（六）奇脉模式图

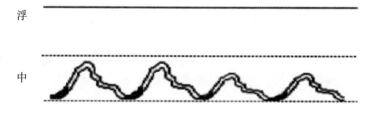

浮

中

沉

（七）奇脉歌

奇脉歌

呼强吸弱反常奇，肺盗心血脉气低。

漾为主波小振幅，潮见强弱脉交替。

奇缓迷走受刺激，奇数感染心包觉。

奇代心肌奇涩瘀，奇漾填塞心包皮。

三十二、漾　脉

（一）概述

漾脉特指脉搏振幅小的单因素。

（二）漾脉的研究

脉动的原动力在心脏，心肌收缩力的强弱、心脏瓣膜的良好、有效循环血量的维持、微循环的正常是脉象维持正常的基石。心肌的收缩力下降，或心脏瓣膜的病变，或有效循环血量的锐减，都是脉搏无力的原因。而导致脉漾的主要原因则首推心脏瓣膜狭窄时心脏输出的血液量减少。如室间隔缺损，左心室收缩时部分血流将溢出并进入右心室，心搏出血量减少，同样可使脉搏的振幅变小。

（三）漾脉的特征

漾脉的性质：特指脉搏的振幅小，主波平坦的单因素。

漾脉的指感：脉平坦且搏动不明显，搏动出现及消失都缓慢（主波升起缓慢并维持一定时间才消失）。俗喻"无风时的秋水"。

漾脉的兼脉及其临床意义：漾脉常见有脉节律或频率的改

变，有脉晕点的出现等。常见与代脉、数脉、弱脉的兼脉等。

漾结脉：见于主动脉瓣狭窄合并有传导阻滞病人。

漾数脉：见于主动脉狭窄，有自汗、心衰等中医阴虚阳越之候。

漾代脉：见于主动脉狭窄及心衰病人。

漾弱脉：见于主动脉狭窄晚期病人。

脉漾左寸脉晕点如豆：见于主动脉狭窄且心脏肥大病人。

脉漾左寸脉沉：见于主动脉狭窄或心脏本身供血不足病人。

漾击脉：见于部分心肌功能尚好的瓣膜狭窄病人。

（四）漾脉的现代临床意义

主要见于主动脉瓣的狭窄及二尖瓣的关闭不全、狭窄，室间隔的缺损等。

（五）漾脉示意图

（六）漾脉的鉴别

漾脉应同濡迟脉鉴别，这是因为漾脉的主波升降都相对缓慢，而濡迟脉浮柔细软，二脉脉韵相仿。

濡脉主波明显，位浮而柔细。漾脉位中，主波不明显。

（七）漾脉歌

漾脉歌

脉漾主波振幅减，一江秋水微波涟。

猫喘寻在胸柄上，主瓣狭窄血难前。

左寸如豆心如靴，猫喘寻在左心尖。

剑下猫喘右心大，寸关如豆非漾观。

左寸凹坑心缺血，漾脉室缺心包炎。

三十三、潮　脉

（一）概述

潮脉特指脉势强弱交替出现，即心搏强弱交替出现。

（二）潮脉的研究

潮脉出现的可能原理是：

左心室的衰竭以其心肌的肥厚、功能失代偿为主要因素。由于心肌的缺血，导致一部分失代偿的心肌不应期延长，在一次心动周期中仅代偿期心肌收缩而失代偿期心肌没有收缩，其结果是心脏搏血量的减少，脉搏变小。在下次心动周期中代偿与失代偿期心肌同时收缩，其结果是心脏搏血量增加，脉搏增强。如此强弱交错，周而复始，形成潮脉。

左心室心肌在一次强收缩后，由于能量、氧的大量消耗和代谢产物的堆积，导致心肌舒张期功能减弱，因而心室充盈度下降，再次收缩时心搏血量减少，如此周而复始，因而脉搏出现强弱交替出现的脉型。

潮脉的性质：潮脉特指脉势强弱交替出现的脉象形式。

潮脉的指感：脉来一强一弱，周而复始，心脏疾病缓解，此脉消失。

潮脉的兼脉：多见与浊脉、数脉、代脉、弦脉或与脉晕点的兼脉等。

浊潮脉：脉体浊，主波强弱交替。多见于高血压、高脂血症、糖尿病患者合并心肌的损害。

潮数脉：见于心肌疾病的患者。

潮代脉：见于严重的心脏病出现心功能损伤的病人。

弦潮脉：见于高血压、动脉粥样硬化性心脏病。

潮脉左寸脉晕点沉：多见于冠心病或心肌缺血性损害。

浊潮脉左寸脉晕点如豆，脉浊潮：多见于高血压、心室肥厚合并有心肌损害的病人。

（三）潮脉的现代临床意义

多见于原发性心肌病，左室流出道梗阻性疾病，严重的高血压、冠心病等。

潮脉：脉型是强弱交替出现的形式，即一个强脉接着一个弱脉，重复出现。

代脉：二联律是代脉的一种形式，与潮脉容易混淆。两主波峰高相似、间隔较短，每对脉搏的间隔时间相等。

（四）潮脉示意图

浮

中

沉

285

（五）潮脉歌

潮脉歌

潮脉强弱交替，寻病多见心肌。

九死见沉左寸，气短胸痛胸闷。

浊见肥厚冠心，弦见高压管硬。

潮代寸涩毙命，潮见脉晕必病。

三十四、边　脉

（一）概述

边脉是脉外有边的复合脉。

（二）边脉的研究

王叔和在《脉经》中云："疟脉自弦，弦数多热，弦迟多寒。微则为虚，代散则死。弦为痛痹，偏弦为饮，双弦则肋下拘急而痛，其人涩涩恶寒。"此语中的"偏弦"及"双弦"即边脉。边脉是脉外加边的复合脉象，这种"边"必须是一种寄生的形式，不能单独存在，单独存在则是弦细脉或细脉之属。它产生的真正原理：一是桡动脉的支配神经（臂丛神经）受病灶刺激而产生牵涉性脉象的结果；二是寸口病理信息的反馈。边脉必须是脉的边缘见边，是脉管两侧的边，即寸口脉尺侧缘或桡侧缘的边，而不是脉的弦。脉的弦是弦脉及含有弦脉脉素的脉，如实脉或其他弦脉的兼脉等。若脉的上弦则是革脉的脉素。若是"边实"即《三指禅》论述的"实而空者为革，革脉唯旁实，形同按鼓皮"。此是对革脉的错误认识，革脉是上弦而中空，不是边（旁）实而中空。不管怎么说，此语也触及

"边"的问题。

（三）边脉的特征

边脉的性质：边脉是脉外有边的复合脉。

边脉的指感：脉道外有一道边，这种边有弦边、细边等。其脉如触指缘。

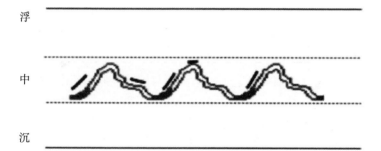

浮

中

沉

边脉的兼脉：边脉的兼脉很多，但临床上求其兼脉的意义是其次，首要是边脉的出现就表示相应的部位出现相应的病变。诸如数脉与边脉的兼脉表示相应部位的疼痛是有感染的可能，迟脉与边脉的兼脉是寒冷、受凉的原因。常见边脉的兼脉有浮脉、沉脉、数脉、迟脉、虚脉、实脉、涩脉、缓脉、濡脉、弱脉、牢脉、促脉、代脉、浊脉、风脉等。

（四）边脉的现代临床意义

多见于各种疼痛、痉挛。

见于肌肉、肌腱、肌膜、神经、神经外膜、骨膜的有菌性炎症性病变或压迫性病变。也见内脏的牵涉性疼痛、肠道的痉挛性疼痛等。还见于部分肝胆疾病。

边脉的出现与躯干皮肤、肌肉、肌腱、筋膜、骨膜的有菌、无菌性炎症有直接的关联。当然不可否认，他还关联到人体内脏的牵涉性疼痛与扩散性疼痛等因素。躯干各组织有菌、无菌性炎症性边脉与人体内脏的牵涉性扩散性疼痛性边脉在脉气上有时难以区别。如临床上，下肢软组织病变与坐骨神经性病变的尺边脉，其脉感上难以区分。但内脏牵涉性疼痛、扩散性疼痛并由此而产生的边脉，有其显著的脉象特点：这就是同时出现的同寸口分属的脉晕点与边脉。这是以脉象鉴别内脏性病变与躯表性病变的有效方法。

内脏疾病在体表有反应区，在脉道的边缘会浮现"边脉"。（彩图 24）

现将人体疾病引起内脏牵涉性与扩散性疼痛而出现的脉晕点、边脉脉象列于下表（见表 13）。

表 13　内脏疾病与边脉对应表

内脏	病变	体表疼痛部位	脉象
心脏	心绞痛、心肌梗死、心包炎	心前区、左肩、左上肢	左寸脉晕点加左寸边脉
胸腔	炎症	胸壁、腋肋	寸桡边脉合并寸中脉晕点
纵隔	肿瘤	前胸	双寸尺缘边脉合并寸中脉晕点、左关脉阳性脉晕点
食道	食道炎	胸骨与左肩前区	双寸尺侧缘边脉或左寸桡、右尺侧缘边脉
食道	食道癌转移	胸骨与左肩前区	双寸尺侧缘边脉加右关脉脉晕点或左寸桡、右寸尺侧缘边脉加右寸脉脉晕点
胃	炎症、溃疡、扩张	上腹及肩部	双关阴性脉晕点加双关尺侧缘边脉
肝	肝炎	右上腹、右肩	亚临床状态：双寸口脉弦如刀刃或双寸口桡边弦脉 肝萎缩：合并阴性脉晕点 肝大：合并阳性脉晕点
肝	肿瘤	右上腹、右肩	双寸关阳性脉晕点合并右寸关桡边脉
肝	结石	右上腹、右肩胛	右寸关边弦脉合并右关芝麻样脉晕点

内脏	病变	体表疼痛部位	脉象
胆囊	炎症	右上腹、右肩胛	右关桡边脉 重症脉数
	结石、胆道炎	右上腹、右肩胛	右关桡边脉合并绿豆样晕点 急性化脓性胆管炎合并脉数
胰腺	炎症	中腹部、腰及后腰	双关尺侧缘边脉，急性重症脉数
	肿瘤	中腹部、腰及后腰	双关尺侧缘边脉合并右关阳性脉晕点，也见双关桡边脉、双关阳性脉晕点
肾脏	炎症	腹部、腹股沟区	关尺、尺侧缘边脉及双关下尺上阳性脉晕点
	结石	腹部、腹股沟区	关尺尺侧缘边脉及双关下尺上芝麻样脉晕点
	肿瘤	腹部、腹股沟区	双寸左关阳性脉晕点、患侧关尺尺侧缘边脉

现代医学认为：内脏疾病牵涉性或扩散性躯表疼痛，是内脏器官的感觉传入神经纤维其后根进入脊髓而上行传导时，与同节段脊髓接受的躯体感觉神经相接近或会聚或易化而导致人体的误感。其脉象上的信息则是相应寸口脉上出现边脉与脉晕点的兼脉，临床上多见脏器的壁层胸、腹膜病变导致体表的牵涉性疼痛。

脉象的信息均源自于人体与脏器，将人体在全息意义上缩小，则人体躯表的脉象信息是脉外的边，人体内脏的脉象信息是脉内的脉晕点。

必须指出的是：脉象虽然对疾病的诊断、辨证、预后、治疗等有指导作用，但脉象在许多情况下仅是临床症状意义上的指标，不是病理学意义上的指标。例如腰椎间盘突出症，脉象的特异诊断是：同侧的关尺脉实。经过保守治疗后病人的临床症状、体征都消失，脉象也转为正常，但这只是临床治愈，不代表病理学意义上的康复，经 CT 检查该病可能仍然存在。许多情况下，脏器手术切除后其对应的脏器脉气明显减弱甚至消失，但一般两年后各脏器的脉气可复旧，这是因为人体有代偿能力。骨骼一般无脉气，但病骨可以在脉气中感知其形象。

（五）边脉兼脉的现代临床意义

浮边脉：见于急性肩部软组织的炎症性病变。也见颈部、胸骨无菌性炎性病变。

沉边脉：见于各种慢性疼痛性病变。

边迟脉：见于受寒而导致的软组织、骨骼、骨膜无菌性病变。

边数脉：见于急性或感染性软组织类炎症性病变。

虚边脉：见于营养性或骨关节保暖度不够而导致的功能减弱性疼痛。

实边脉：见于神经的压迫性病变或急性感染性病变。

边涩脉：见于神经及软组织血供不佳、慢性瘀血等原因而导致的疼痛。

洪边脉：见于急性感染或严重软组织创伤性病变。

边缓脉：见于慢性软组织疼痛性病变。

濡边脉：见于女性胸背部软组织无菌性炎症病变。

弱边脉：见于软组织疼痛的早期，一般病人可以没有临床症状。

牢边脉：见于神经长期压迫而导致其神经的变性。

边促脉：见于心脏疾病而导致的肩背部牵涉性疼痛。

边代脉：见于心脏疾病而导致的肩背部牵涉性疼痛。

浊边脉：见于体力劳动者软组织扭伤及高脂血症病人腰背部陈旧性病变。

风边脉：见于因颈椎病变而导致的脑中风。

（六）边脉分部的现代临床意义

边脉出现在寸口相应部位则人体就会出现相应部位的病变，根据边脉的寸口部位及其兼脉的性质，来了解病变压迫部位及性质，有立竿见影的诊断效果。

左寸桡侧缘边脉：见于左肩周炎、左肩胛区及颈椎病左侧无菌性炎症性疼痛、心绞痛的放射痛等。

左寸尺侧缘边脉：见于胸骨及胸软骨、胸肋神经无菌性炎症性疼痛等。

右寸桡侧缘边脉：见于右肩周炎、右肩胛区及颈椎病右侧无菌性炎症性疼痛等，合并右关脉晕点应排除肝炎。

右寸尺侧缘边脉：见于胸骨及胸软骨、胸肋神经无菌性炎症所致疼痛等。

左、右寸桡侧缘边脉：主要见于颈椎病及肩背部无菌性炎症性病变等。

左、右寸尺侧缘边脉：见于胸骨及胸软骨、胸肋神经无菌性炎症性疼痛等。

左寸桡、右寸尺侧缘边脉：见于左肩周炎、左肩胛区皮肤及神经炎性病变，左胸肋、左胸膜炎症，颈椎病左侧无菌性炎症性疼痛，心绞痛，心肌梗死等。

右寸桡、左寸尺侧缘边脉：见于右肩周炎、右肩胛区皮肤及神经炎性病变，右胸肋、右胸膜炎，颈椎病右侧无菌性炎症性疼痛等。

右关脉桡侧缘边弦：多见于右上腹疼痛、肋神经疼痛、带状疱疹、右肩胛下区软组织撕裂伤、肝胆疾病等。

左关桡侧缘边脉：多见于左上腹疼痛、肋神经疼痛、带状

291

疱疹、左肩胛下区软组织撕裂伤、肝胆疾病、脾周围炎等。

右关尺侧缘边脉：多见于上腹部疼痛、胃部不适等。

左关尺侧缘边脉：多见于上腹部疼痛、胃部不适等。

右关桡侧左关尺侧缘边脉：多见于右上腹疼痛、肋神经疼痛、带状疱疹、右肩胛下区软组织撕裂伤、肝胆疾病等。

左关桡侧右关尺侧缘边脉：多见于左上腹疼痛、肋神经疼痛、带状疱疹、左肩胛下区软组织撕裂伤、肝胆疾病、脾周围炎、胃不适等。

右关桡侧左关桡侧缘边脉：多见于两侧肩胛区中间疼痛、腰区软组织疼痛、胰腺炎、后腹膜病变等。

右关尺侧左关尺侧缘边脉：多见于中、下腹部疼痛、胰腺炎等。

左尺桡侧缘边脉：见于左髂部软组织炎症性病变、左输尿管结石、左坐骨神经痛等。

右尺桡侧缘边脉：见于右髂部软组织炎症性病变、右输尿管结石、右坐骨神经痛、阑尾炎等。

左、右尺侧缘边脉：多见于泌尿系统感染、膀胱结石、前列腺炎症、阴道炎、精索炎、子宫内膜炎等。

左、右尺桡侧缘边脉：多见于尾骨炎症性病变。

左尺桡侧右尺侧缘边脉：见于左髂部软组织炎症性病变、左输尿管结石、左坐骨神经痛等。

右尺桡侧左尺侧缘边脉：见于右髂部软组织炎症性病变、右输尿管结石、右坐骨神经痛等。

左寸左关桡侧缘边脉：见于左肩胛区、腰区软组织、颈椎病左侧无菌性炎症性疼痛。

右寸右关桡侧缘边脉：见于右肩胛区、腰区软组织、颈椎病右侧无菌性炎症性疼痛。

　　左关左尺桡侧缘边脉：见于左腰区、左髂区软组织无菌性炎症性疼痛、左输尿管结石等。

　　右关右尺桡侧缘边脉：见于右腰区、右髂区软组织无菌性炎症性疼痛、右输尿管结石等。

　　左、右寸关尺侧缘边脉：见于食道、胸骨及其软组织、胃肠炎症性疼痛性病变。一般这种情况较少见。

　　左、右关尺侧缘边脉：见于胃肠、泌尿系统炎症性疼痛性病变。一般这种情况较多见。

　　左寸左关桡侧缘、右寸右关尺侧缘边脉：见于左肩胛区、腰区软组织、颈椎病右侧无菌性炎症性疼痛。

　　右寸右关桡侧缘、左寸左关尺侧缘边脉：见于右肩胛区、腰区软组织、颈椎病右侧无菌性炎症性疼痛。

　　左寸左关桡侧缘、右寸右关桡侧缘边脉：多见于颈、胸、腰脊髓炎或腰背部软组织炎症性疼痛。

　　左寸口三部桡侧边脉：少见于左骶棘肌及其筋膜等软组织炎症性病变性疼痛。

　　右寸口三部桡侧边脉：少见于右骶棘肌及其筋膜等软组织炎症性病变性疼痛。

　　双寸口三部侧边脉：多见于骶棘肌及其筋膜等软组织炎症性病变性疼痛，强直性脊椎炎等。

　　双寸三部尺侧边脉：少见。有时见于肝炎病人。

　　右寸口三部桡侧、左寸口三部尺侧边弦脉：多见于重症肝炎病人。

　　总之，边脉在临床上属常见脉象，其寸口脉的分属多能指示病症所在。临床上，如能熟练掌握，并结合于兼脉，其临床诊断，不逊色现代影像学诊断。

三十五、击　脉

（一）概述

击脉是脉气中有湍流，常见寸部尺部脉击，是一种独立的脉型。

（二）击脉的研究

击脉以脉的来势或去势中有如水枪之枪击的脉感，有一种喷射的来势，脉流的中心血流加速而边流缓慢的去势。如需体会此种脉感，可深触髂动脉，借此体会血流过手如枪击的脉势之韵。

该脉的产生必须具备一定的条件，一是生理性击脉：心脏收缩力强（每搏输出量大）；血管通畅；血流加速。该脉多出现在健康的老人。二是病理性击脉：心脏收缩力强；瓣膜狭窄或动脉狭窄；血流相对加速。多见于主动脉瓣狭窄或大动脉狭窄而心脏功能尚好的情况下。还常见于高血压患者。也存在于酒后及情绪过于激动、受到极度恐吓病人的脉象中。个别的妊娠女性，右尺脉有时也有此脉感。

击脉为独立的脉型，它有一定临床意义：第一，高血压的病人如过量服用扩血管药物，可出现击脉合并芤脉的脉象，它提示医生，应减少扩血管药物的用量。第二，尺击脉伴枪击感延续到寸顶端，且寸端膨大如豆，脉力增强，这是高血压危象的脉象学诊断。部分颈部大动脉狭窄或动脉肿瘤也见此脉象，应注意鉴别。必要时借助于听诊。对于伴脉弦、脉紧的病人应防止低头，搬重物，以防止脑出血。第三，右关脉强的病人也应防止脑血管意外（这说明门静脉的压力较高，腹腔动脉的前负荷增大）。第四，但凡健康的老人，尺脉有此脉象多能提示该人的心脏功能良好并有长寿的可能。第五，受到极度恐吓的人常常会出现击脉，这在测谎工作中有一定的意义。第六，双寸击脉多见于脑出血病人或血管性头痛病人以及颈部大动脉狭窄病变、甲状腺功能亢进等病人。第七，胸骨柄触及猫喘、击脉是典型的主动脉瓣狭窄的指标性诊断。

击脉有时也存在一定形式的兼脉，如浊击脉、击代脉、击结脉等，多主老年性心脏病不同的病情。

浊击脉：提示高血压伴高脂血症且心功能尚好，但心脏的前负荷较大。多见于高血压病心脏肥大、心功能的代偿期，还见主动脉瓣的狭窄。

击结脉：见于高血压心脏病传导阻滞病人。

另外，击脉也见分部击脉，限于篇幅不多赘述。

临床上常见：①寸顶击脉，多见脑出血；②寸中击脉，见鼻出血、颈动脉狭窄等；③寸下击脉，见精神病、躁狂症、心肺出血等；④关上击脉，见肝出血、脾出血；⑤关下击脉，见胃出血、肾出血、肠出血；⑥尺击脉，见膀胱出血、子宫出血、肛门出血。

（三）击脉模式图

脉道中的虚线代表着脉搏高峰中出现击脉的振波。

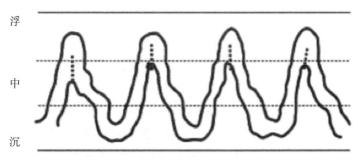

浮

中

沉

图注：脉的高峰有小的湍流

三十六、十怪脉

（一）概述

但凡无胃、神、根的脉象均为病情危重脉象，即死脉。所谓真脏脉、怪脉、败脉、绝脉等均提示是病情危重脉象，如散、涩、代、风脉，及脉弦如刃等。十怪脉是病情危重脉象。由于临床所见不多，许多中医书上多不提及。为防范临床风险，了解此种脉类也有必要。

十怪脉包括：釜沸脉、解索脉、雀啄脉、鱼翔脉、虾游脉、麻促脉、屋漏脉、弹石脉、转豆脉、偃刀脉。多为严重的心律失常、心功能不全，严重的心脏器质性病变，心率的过快过慢等脉象，有的是临床死亡前先兆。一旦诊得此脉，应注意结合临床症状及时采取有效抢救措施，但有时十怪脉也出现于生理状态下。

（二）十怪脉的现代研究

十怪脉虽复杂，但总体是反映心血管疾病的危重脉象为多。不外乎是心率的过快过慢或快慢交替出现，有时是快慢不均，长短不一，脉搏间歇或脉力大小有异的脉象。

脉率的异常：十怪脉中绝大多数为快速心律失常，如釜沸脉、鱼翔脉、虾游脉、麻促脉，其脉率常在 160 次 / 分以上。而解索脉、转豆脉、弹石脉、雀啄脉脉率多在 90 ～ 150 次 / 分。少部分十怪脉为缓慢型心律失常。如屋漏脉，脉率在 20 ～ 40 次 / 分，平均 35 次 / 分钟左右。

脉律的异常：漏脉、弹石脉、转豆脉、偃刀脉脉律多规则，解索脉、麻促脉、鱼翔脉、雀啄脉、虾游脉脉率多不规则。但解索脉、麻促脉、雀啄脉更有其不规律性，解索脉脉来散乱无序，雀啄脉脉来乱如雀啄谷粒，为频发在一个正常脉搏之后，接连出现 3 次以上快速而稍弱的搏动，有时是 5～6 次快速搏动，甚至可出现较长时间的歇止，而釜沸脉脉律基本规则。

出现的特征：釜沸、雀啄二脉均具有突发、突停的特点。解索脉可阵发也可持续性发作，短则数秒，长则持续数月数年。虾游脉持续时间较短，常数秒、数分钟，但极易出现心室颤动，心搏停止。鱼翔脉发作后很快转化为麻促脉、虾游脉。而麻促脉、虾游脉往往是心搏停止的前兆，也是临终前的脉象。

（三）十怪脉的指感

釜沸脉：脉位浮而无力，如水开之沸腾。

解索脉：如解乱绳，脉力不等，快慢无常。

鱼翔脉：浮而无力，似有似无，如鱼之翔水。

雀啄脉：三五不调，阵发如鸟雀啄食。

虾游脉：浮弱无力，时隐时现，如虾之游水。

麻促脉：极细如麻，微弱如风卷残烛。

弹石脉：脉管坚硬，甚者迂回曲长，指若弹石。

屋漏脉：充盈有力，脉缓如雨后屋漏滴水。

偃刀脉：脉坚管细、弦紧如刀刃。

转豆脉：应指圆滑流利，旋转如豆粒。

就脉诊的指感来说，古人对十怪脉的描述比较混乱，如果一时难以掌握，笔者建议认真掌握结、代、促、奇、疾脉的指感标准。十怪脉虽复杂但也不外乎是结、代、促、奇、疾脉的不同组合形式而已。

（四）十怪脉产生的原理

釜沸脉：产生于阵发性室上性（含部分室性）心动过速。

雀啄脉：产生于短暂的阵发性、房性心动过速和室性心动过速。

鱼翔脉：产生于室性心动过速。

虾游脉：产生于扭转型室性心动过速。

麻促脉：产生于多源性室性心动过速。

解索脉：产生于心房纤维颤动。

弹石脉：产生于桡动脉硬化及重要脏器的动脉粥样硬化。

偃刀脉：产生于重症高血压合并动脉硬化。

屋漏脉：产生于完全性或高度房室传导阻滞，心房静止、病态窦房结综合征。

转豆脉：产生于严重贫血、恶性肿瘤或变态反应性疾病等。

（五）十怪脉的现代临床意义

十怪脉多见于心脏的严重器质性病变，如高血压性心脏病、冠心病、肺心病、风湿性心脏病、先天性心脏病、病毒性心肌炎、甲亢性心脏病、心肌病、心肌梗死、缩窄性心包炎、克山病等。

十怪脉也见于严重的水、电解质紊乱，如低血钾或高钾血症；临床上多见于某些药物中毒或过量，如去甲肾上腺素、异丙肾上腺素过量，奎尼丁过量，洋地黄、锑剂、氯奎及中药附子、夹竹桃、洋金花中毒等。有时由于人的情绪过分激动、过度紧张，惊恐、激怒、噩梦，过度疲劳、过度刺激，偶有釜沸脉、雀啄脉、解索脉的发生，但多为一过性，待致病因素解除，脉象即可转为正常。

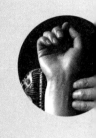

脉诊临证案例

医生是世上最智慧生命的守护神，而中国 5000 年中医文化中的岐伯、俞跗、扁鹊、华佗、张仲景则是大医的代表。他们的上工技能，具体体现在针药并举、脉诊"知垣一方人"的临床实践中。

下文有关笔者在临床实践中的技法，均来自于笔者对前辈医学家临床经验的学习与模仿，限于篇幅，信手写来仅供参考。

一、三高症

患者朱某，男，53 岁，省直机关干部。

1. 脉诊

（1）血甘油三酯高（脉浊而涩）。

（2）血压 145/95mmHg，血压不稳（关动脉）。

（3）脂肪肝（右关脉肝脉晕浊涩）。

（4）心影偏大，特别是左心偏大，心的脉晕桡骨侧偏厚，局部脉张力增强。

（5）双冠脉硬化，左降支梗死，右心尖处心肌缺血（双冠脉如树枝状，左降支局灶性硬节，右心尖处心肌硬化）。

（6）右心肌硬化、缺血（右心肌指下有条索样肌肉的感觉，范围 2cm × 4cm）。

（7）心前区有心绞痛（左寸尺侧缘，边弦并伴有涩气）。

（8）左颈动脉斑块（有三枚并列的小结节，占颈动脉管腔的 2/3 范围，堵塞 60%）。

（9）左耳听力下降（左寸脉中上脉气沉弱）。

（10）左脑梗死（右关尺脉沉无力，脉势漾）。

（11）食欲旺盛（左关脉高鼓有力）。

（12）血糖偏高（左尺脉浮，脉涩明显）。

2. 图示（彩图 25）

3. 病案分析

患者为省直机关干部，饮食多厚腻，体能锻炼少，出现三高症，这是一个慢性发展的病理过程。临床治疗中控制血甘油三酯和血糖，搜刮瘀滞在脉道中的粥样硬化性斑块最为重要。

4. 治疗思路

（1）快速降血脂、血糖。

（2）搜刮瘀滞成形之物。

（3）缓解脉道张力。

（4）增加脾胃运化机能。

（5）适当利湿。

5. 治法

（1）淡盐水饮 300mL。

（2）在右上肢肘窝处，消毒后以 9 号注射针放血 200mL，边放血边诊脉，脉见微芤为佳。

（3）针刺左合谷、三间穴，提升左侧脉势缓解脑供血不佳。

（4）中药维持疗效

桂枝 10g，干姜 2g，香白芷 15g，川芎 10g，决明子 15g，首乌 6g，山楂 15g，鸡内金 15g，地龙 10g，橘核 30g，大黄炭 10g，降香 10g，厚朴 12g，茯苓 20g，元胡 12g。煎服 30 剂。

嘱：清淡饮食，忌食动物油脂，适量运动。

方解：桂枝、干姜、川芎、地龙、橘核、降香温化血滞。决明子、首乌、山楂、鸡内金、地龙、橘核、大黄炭搜刮有形之物，大黄炭、茯苓开门逐寇。

二、胸闷

患者张某，男，43岁，乒乓球运动爱好者。

1. 脉诊

（1）血压，血脂，血糖正常范围（脉平）。

（2）右腰肌筋膜偏紧（右关尺脉出现张力性条索）。

（3）右胸、颈椎右侧弯曲（右寸脉力大于左寸）。

（4）右颈侧筋膜炎（右寸桡侧缘有收敛的条索）。

（5）左寸沉无力，心晕小无力。

2. 图示（彩图26）

3. 脉案分析

①爱好乒乓球运动，右手持拍，久之右手和右胸、颈肌群过发达，肌张力偏大，右肩下垂。脉象会出现右寸脉高而有力的现象。

②右腰肌筋膜过紧，可以导致右骨盆上抬，脉象中可以感知右关尺脉弦而有力。

③由于胸、颈椎间盘的左移，脊柱右曲，心脏的神经根受挤压，出现心动无力，胸闷等临床症状。

4. 治疗

（1）整脊，刃针松解紧张的筋膜。

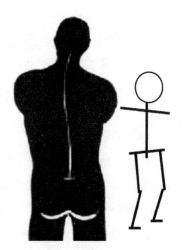

（2）九味羌活汤维持疗效。

注：上述①②两种因素可以出现腰、胸、颈椎间盘向左侧挤压，临床上轻则出现椎间盘不固定性偏移，或者说椎间盘随上肢的运动而摆动，笔者将这种临床现象称之为"胸椎间盘漂移症"。临床上病人常常出现胸闷，心阳不足，懒惰，嗳气，心有余力不足，低血压，头晕等症候群，而药物治疗效果不理想。

附：微信截图

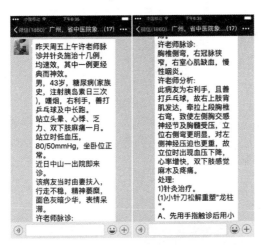

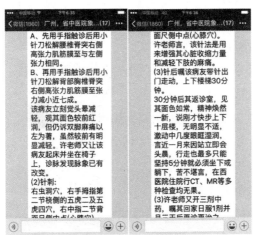

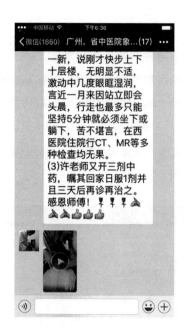

一新，说刚才快步上下十层楼，无明显不适，激动中几度眼眶湿润，言近一月来因站立即会头晕，行走也最多只能坚持5分钟就必须坐下或躺下，苦不堪言，在西医院住院行CT、MR等多种检查均无果。

（3）许老师又开三剂中药，嘱其回家日服1剂并且三天后再诊再治之。感恩师傅！🙏🙏👍👍👍

三、抑郁症

患者姚某，女，36岁。

1. 脉诊

（1）心理压力大，遇事紧张（双寸口脉弦，管壁微颤）。

（2）心胸小，妒忌人（心晕小，搏动稍快，左心有力）。

（3）手厥冷（尺细无力）。

（4）抑郁症（双寸脉脉气上冲，寸顶脉大如豆）。

（5）失眠（寸大而脉冲）。

（6）左肩周炎（左寸中桡侧缘边脉）。

（7）左偏头痛（左寸上1/3边脉向寸顶延续）。

（8）过敏体质（脉弦无力）。

（9）食欲差（关脉无力）。

（10）鼻窦炎（寸中鼻晕混沌感）。

2. **脉图**（见彩图 27）

3. **脉案分析** 寸脉弦除肝病以外，主要与人体情志相关联，寸脉因久思而活跃，因心气小胆怯而脉数，左寸弦边脉到寸顶则见于偏头痛、过敏体质伴鼻窦炎。

4. **治疗思路** 将寸顶上冲脉势降到关脉，可以迅速改变抑郁症、神经衰弱、失眠，同时可以增加关脉之气而食欲有所恢复。

5. **治疗** 上下双虫洞穴针刺，留针 40 分钟。双寸脉上冲之势消失为有效，左关脉脉力恢复为食欲增加。脉弦改为脉缓软为病愈。

6. **中药维持疗效** 龙齿 30g（先煎），水牛角 30g（先煎），山萸肉 45g，焦三仙各 10g，檀降香各 10g，生薏苡仁 65g，蝉蜕 15g，蒸附片 15g，干姜 30g，独活 15g，炒小茴香 12g，甘草 10g。煎 10 剂复诊。

方解：龙齿、水牛角、山萸肉潜阳，蒸附片、干姜、独活、炒小茴香、甘草温里，焦三仙、檀香、降香芳化中焦，生薏苡仁、蝉蜕调节免疫功能。

附：微信截图

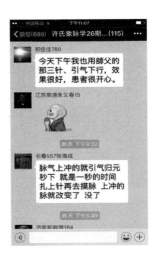

说明：用药前，采用潜阳针法：将病人上冲的脉势潜下来。选印堂、双合谷留针 30 分钟。

四、男性不育症

患者李某，男，婚后五年不育。化验：精子成活率低。

1. 脉诊

（1）体质不厚实（脉轻弦无力）。

（2）性功能差，早泄（关尺脉沉无力）。

（3）右侧精索静脉曲张，右腹股沟韧带过紧。

（4）胃纳欠佳（左关脉无力）。

2. 图示（见彩图 28）

3. 病案分析

患者素日体质较差，睾丸精索静脉曲张多年，中西医没有认真检查，尤其右侧髂腹股沟韧带过紧为病因。右侧睾丸长期受到右侧髂腹股沟韧带过紧的卡压，导致精子成活率低而不育。

4. 治疗

腹股沟区消毒，以小刃针松解过紧的右腹股沟韧带。指下有曲张静脉脉气消失感为愈。临床类似病症 5 例，女方均在 2～3 月内怀孕。

5. 中药调理

桂枝 9g，干姜 15g，蒸附片 15g，山萸肉 45g，焦三仙 15g，炒小茴香 15g，肉桂 9g，独活 12g，菟丝子 10g，莱菔子 10g，车前子 10g，枸杞 30g，覆盆子 10g。煎服 30 剂。

方解：桂枝、干姜、蒸附片、山萸肉、焦三仙、炒小茴香、肉桂、独活温煦相火，菟丝子、莱菔子、车前子、枸杞、覆盆子养精活子。

五、女性不孕症

李某，女，29岁，婚后五年不孕。

1. 脉诊

（1）血糖高（尺脉桡侧缘浮位脉涩）。

（2）血脂高（脉浊缓）。

（3）脂肪肝（肝晕涩而混浊）。

（4）脐下寒，月经不规律（脉缓迟，尺脉沉无力）。病人自述：基本闭经。

（5）多囊卵巢（尺脉下 1/3 处候及右卵巢多囊），面部小胡须明显。

（6）腰椎间盘膨出（右关尺沉位脉有力于左关尺）。

（7）子宫大小正常范围，输卵管通畅。

（8）未候及卵泡。

2. 脉图（见彩图 29）

3. 病案分析

（1）指下候及多囊卵巢，结合小胡须和月经不正常体征，已经确定诊断为多囊卵巢综合征。

（2）病人体肥，血脂高，血糖高增加了治疗难度，单纯中药调理怕是延误病情，决定中西合治，病人求子心切欣然同意。

4. 治疗

（1）口服黄体酮，5mg 连续服 10 天停，待月经来潮。

（2）同时中药调理：桂枝汤合五子衍宗丸加减。

葵花盘 90g，车前草 30g，桂枝 12g，干姜 30g，蒸附片 15g，菟丝子 10g，覆盆子 10g，车前子 10g，枸杞子 30g，莱菔子 10g，肉桂 9g，炒小茴香 15g，炒吴茱萸 9g，地鳖虫

10g，炒蒲黄 10g，煎服 10 剂。

医嘱：节食，适量运动。

（3）二诊：月经来潮。

①月经第五天，口服达英（炔雌醇环丙孕酮片）连服 23 天停药，停药第二天口服黄体酮 10mg，连续服 5 天停。

②继续口服前方。

（4）三诊：月经来潮，自感身体无不适。

①继续用上方 14 天。

②月经第五天，口服达英（炔雌醇环丙孕酮片）连服 23 天停药，停药第二天口服黄体酮 10mg，连续服 5 天停。

（5）四诊：月经第 14 天。脉诊：右卵巢较治疗前缩小，小胡须稀疏，有优势卵泡 10 天大小。继续上述治疗。

（6）第五诊：

①月经来潮。

②口服达英连服 23 天停药，停药第二天口服黄体酮 10mg，连续服 5 天停。

③继续服上方。

④嘱月经第 13 天来诊。

（7）第六诊：

①脉诊：左卵巢候及符合天数的优势卵泡。右卵巢大小如常。

②前中药方加皂刺 30g，橘核 30g，三剂。后继续服第一方。

③口服达英连服 10 天停药。再服黄体酮 10mg，服 4 天来诊。

④嘱：连续三晚夫妻同房。

（8）第七诊：

①脉诊：宫颈中间候及清晰涩线，涩线向子宫内延续，宫内候及具有脉动的囊胚。脉诊诊断为早孕，胎盘位置后位。（见彩图 30）

②上方加减：葵花盘 10g，车前草 6g，桂枝 12g，干姜 30g，蒸附片 9g，菟丝子 10g，覆盆子 10g，车前子 6g，枸杞子 30g，莱菔子 10g，肉桂 9g，炒小茴香 15g，桑寄生 15g，阿胶 10g（烊化），蒲黄炭 10g，煎服 10 剂。

③黄体酮每 3 天减 1/5 片，直至停药。停服达英。

④每月复诊，至第四月，脉诊发现胎气正常，无不适。停用诸药。后顺产女婴。

六、遗尿症

患儿 5 岁，男（父亲参加脉诊学习班）。父亲代诉：遗尿多年。

1. 脉诊 右关尺脉稍有力于左脉，余无异常。

2. 治疗 在左手上虫洞穴一针，速拔针移至头部人字缝针刺，留针 30 分钟。

3. 穴位（见彩图 31）

结果一次治愈。

注：用该针法治愈四例遗尿症，均为一次针刺，原理不明。

附：微信截图

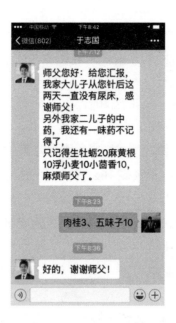

七、偏头痛

师承班 26 期的最后一天上午，为脉学与临床的示范课，演示临床改脉治病的技法。学员江荣江（学员号 731）爱人（名不知）患右偏头痛多年，尝试各种方法治疗不效，经班长认可，随机来到台前。

1. 脉诊　右颈肩筋膜炎和额顶筋膜炎（右寸边脉上牵右额顶）。

2. 图示：（见彩图 32）

3. 治疗

（1）右颈直到右侧额顶部以碘伏消毒，笔者右手持小刃针，左手循膀胱经，直至前额但见瘀阻成条索者均松解之，五分钟后结束。

（2）再候脉：右寸桡侧边脉消失，于是说已经治愈。

（3）附微信截图

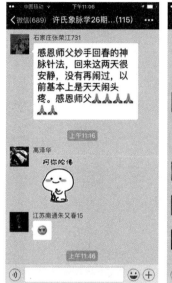

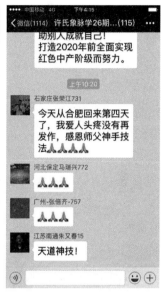

跋

　　网上《中华脉神》一书被敛财者炒作得很贵，这是令笔者十分心疼的事情。故特将老酒装新坛，以表达笔者对脉学的放飞思维。

　　网上大量的许氏脉学录像和偷窥镜头都是违背笔者意愿的，期望广大同仁和脉诊爱好者不要盲从。脉学的学习是一种逐渐积累的过程，脉诊技艺的掌握绝非一蹴而就。要掌握这种绝技只有潜下心来，慢慢与"老师"对话，而"老师"就是您的病人。当然案前肘后有本书的陪伴或许您与众不同。

　　脉学是看不见的学问，得到真传才可以目视。书中有笔者的微信，加入者可以联系到笔者，可以听到老师的脉学见解，学到老师真实的脉诊技法。

　　每年许氏脉学仅有四期：初级班，针对初学者和有一定基础的爱好者，学习内容为脉诊疾病和脉象辨证。中级班、治疗班各一期，针对有一定水平的师承者，学习内容为：识别人体外因干预机体的信息，学习改脉治病的技法。高级班：针对老师认可的弟子而设，感恩众多弟子、学员的真爱，感恩家人的生活料理，感恩编辑与印刷此书的朋友。谢谢！

许跃远

2019. 1

彩色图示

寸
关
尺

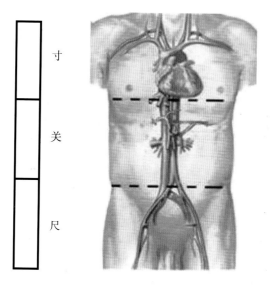

彩图1

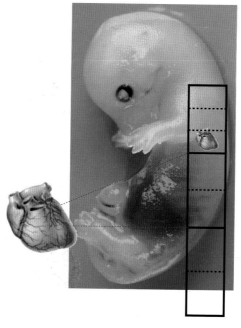

彩图2

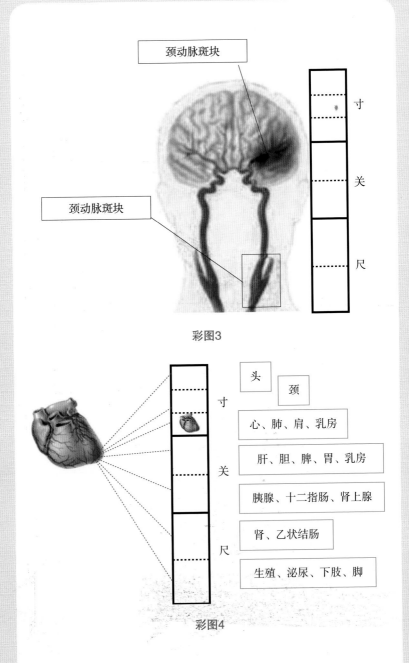

颈动脉斑块

颈动脉斑块

寸

关

尺

彩图3

寸

关

尺

头

颈

心、肺、肩、乳房

肝、胆、脾、胃、乳房

胰腺、十二指肠、肾上腺

肾、乙状结肠

生殖、泌尿、下肢、脚

彩图4

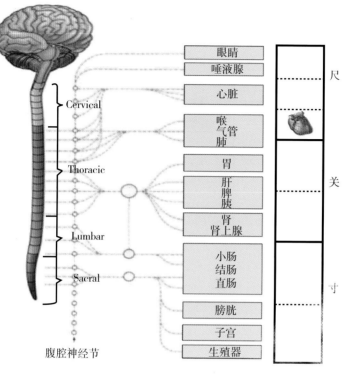

眼睛
唾液腺
心脏
喉
气管
肺
胃
肝
脾
胰
肾
肾上腺
小肠
结肠
直肠
膀胱
子宫
生殖器

Cervical

Thoracic

Lumbar

Sacral

腹腔神经节

尺

关

寸

彩图5

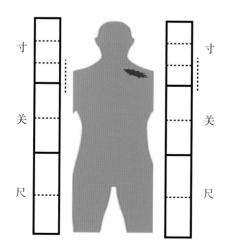

寸

关

尺

寸

关

尺

彩图6

317

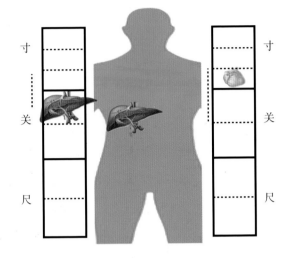

彩图7

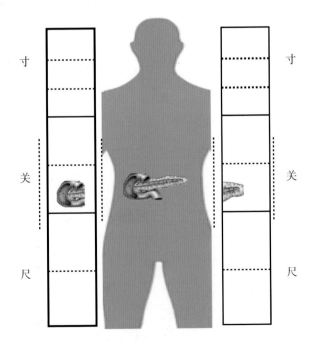

彩图8

脑中风的诊断

出血性脑卒中　缺血性脑卒中

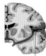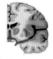

血液堵塞血管
引起大脑组织缺血坏死

血液溢出到脑组织

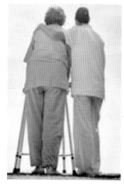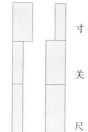

寸

关

尺

脑中风：

双寸口脉的X形交叉性改变

①一侧寸脉顶端沉细；

②双侧关尺脉的沉细，脉动

幅度减弱明显；

③病侧寸脉与健侧关尺脉无

改变。

彩图9

右　　　　　　　　　　　　　左

寸　　　　　　　　　　　　　寸

关　　　　　　　　　　　　　关

尺　　　　　　　　　　　　　尺

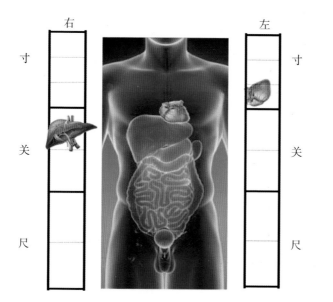

彩图10

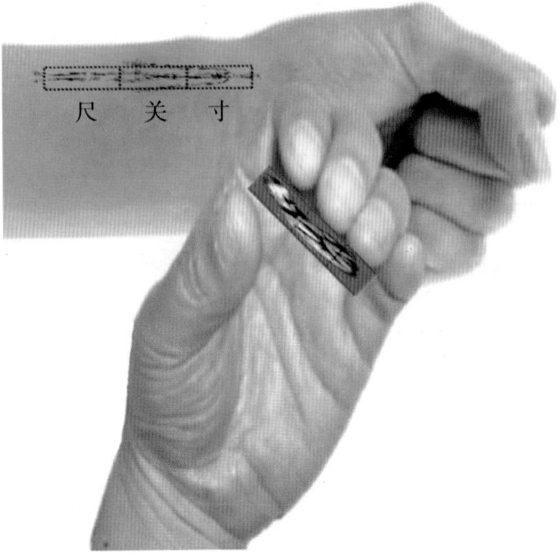

尺　关　寸

彩图11

脏腑脉象图
自己看自己

左　　　　　　　　　　　　　　　　右

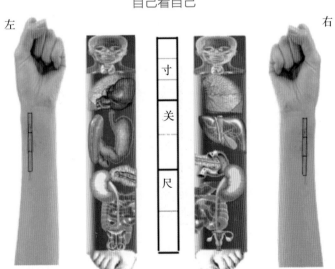

寸	
关	
尺	

彩图12

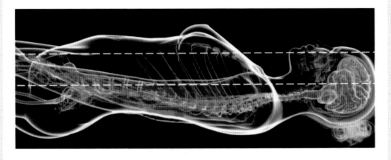

彩图13

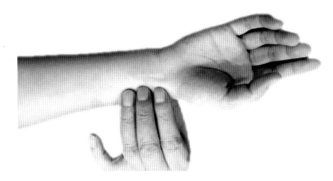

彩图14

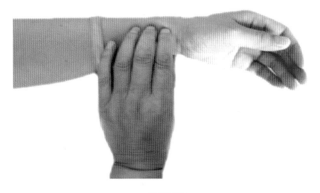

彩图15

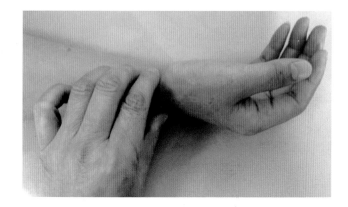

彩图16

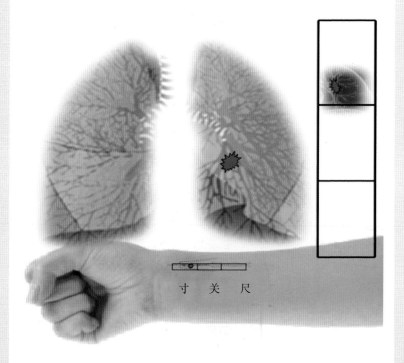

寸　关　尺

彩图17

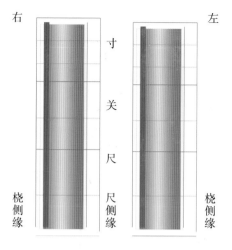

彩图18

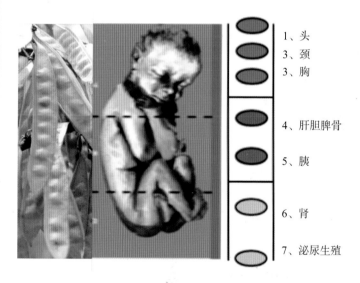

1、头
3、颈
3、胸

4、肝胆脾骨

5、胰

6、肾

7、泌尿生殖

彩图19

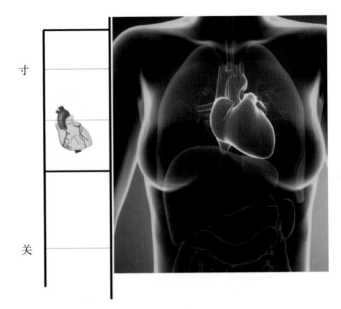

寸

关

彩图20

寸

关

彩图21

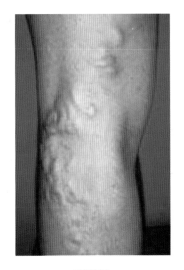

彩图22

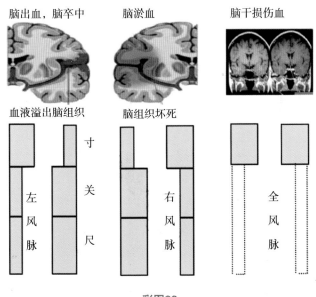

彩图23

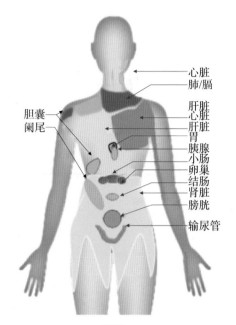

心脏
肺/膈
肝脏
心脏
肝脏
胃
胰腺
小肠
卵巢
结肠
肾脏
膀胱
输尿管

胆囊
阑尾

彩图24

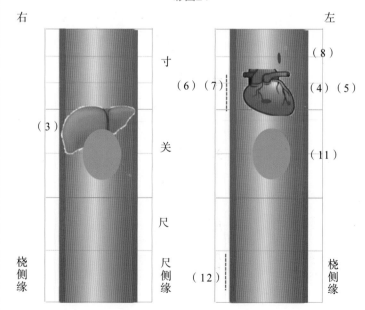

右　　　　　　　　　　　　　　　左

寸

（6）（7）

（3）

关

尺

桡侧缘　　　尺侧缘

（8）

（4）（5）

（11）

（12）

桡侧缘

彩图25

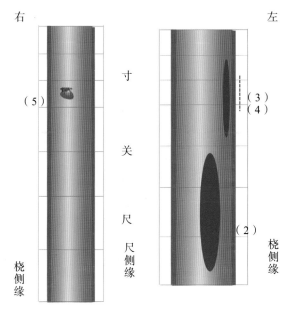

彩图26

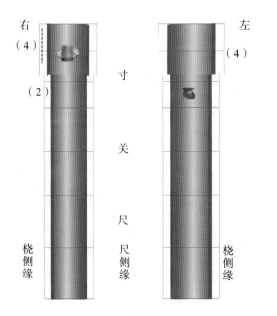

彩图27

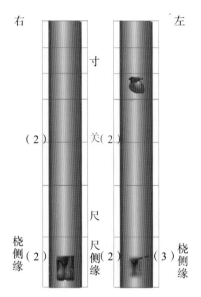

彩图28

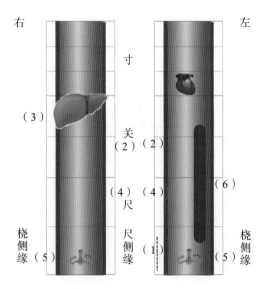

彩图29

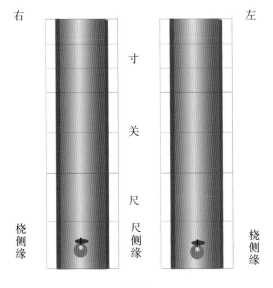

右　　　　　　左

寸

关

尺　尺

桡侧缘　　　尺侧缘　　　桡侧缘

彩图30

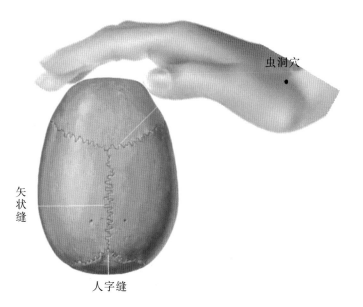

虫洞穴

矢状缝

人字缝

彩图31

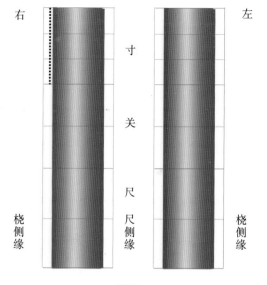

右　寸　左

关

尺　尺
侧
缘

桡　　桡
侧　　侧
缘　　缘

彩图32